临床口腔诊疗技术

主　编　阴绪超　李春燕　吕海秀

吉林科学技术出版社

图书在版编目（CIP）数据

临床口腔诊疗技术 / 阴绪超，李春燕，吕海秀主编
. -- 长春 ：吉林科学技术出版社，2021.7
ISBN 978-7-5578-8343-0

Ⅰ．①临… Ⅱ．①阴… ②李… ③吕… Ⅲ．①口腔疾
病—诊疗 Ⅳ．①R78

中国版本图书馆 CIP 数据核字(2021)第 125655 号

临床口腔诊疗技术

主　　编	阴绪超　李春燕　吕海秀
出版人	宛　霞
责任编辑	刘健民
封面设计	长春美印图文设计有限公司
制　　版	长春美印图文设计有限公司
幅面尺寸	185mm×260mm
字　　数	295 千字
印　　张	13
印　　数	1—1500 册
版　　次	2021 年 7 月第 1 版
印　　次	2022 年 5 月第 2 次印刷

出　　版　吉林科学技术出版社
发　　行　吉林科学技术出版社
地　　址　长春市净月区福祉大路 5788 号
邮　　编　130118
发行部电话/传真　0431-81629529 81629530 81629531
　　　　　　　　　81629532 81629533 81629534

储运部电话　0431-86059116

编辑部电话　0431-81629518

印　　刷　保定市铭泰达印刷有限公司

书　　号　ISBN 978-7-5578-8343-0
定　　价　60.00 元

编 委 会

主 编　阴绪超（兖矿新里程总医院）

　　　　李春燕（山东聊城市退役军人医院）

　　　　吕海秀（济南市莱芜区口镇街道社区卫生服务中心）

前　言

　　口腔医学是一门发展迅速的医学临床学科,同样也是实践性、操作性很强的学科。它不仅包含重要的基础理论,又有多种诊治技术。所以作为一名口腔科医生,不仅要具备医学的基础理论和知识、良好的临床医学理论和技能,同时还必须具备口腔疾病诊断和治疗的知识和技能,特别是将其较好的运用到临床也是一件特别困难的事。

　　全书在编写过程中,参阅了大量相关专业文献书籍,力图将口腔医学领域的最新理论知识和技术呈献给广大读者。书中简单介绍一些基础理论以及临床上已属成熟的新疗法,重点介绍了口腔医学常见病和多发病的临床诊断技术和治疗方法。本书内容丰富,语言简明扼要,实用性强,能反映当前口腔医学的最新进展,可供口腔医师、进修医师和实习医师参考。

　　本书编写过程中,编者付出了大量心血。但由于编写经验不足,加之时间仓促,疏漏或不足之处恐在所难免,希望诸位同道不吝批评指正,以期再版时予以改进、提高,使之逐步完善。

目　　录

第一章　牙体牙髓疾病

研究牙体硬组织及髓腔内软组织疾病的学科。牙体牙髓病学是一门跨度较大、涉及范围广泛的学科，包括龋病学、牙体硬组织非龋性疾病、牙髓病学、与牙髓病密切相关的根尖周组织疾病的发生与转归以及牙体组织修复等内容。

(1)简史：包括以下方面。

牙髓病学的真正发展起始于18世纪中叶，随着临床医学专业各学科的发展与分化，牙髓病学学科开始形成。美国牙髓学家路易斯·格罗斯曼于1976年将西方社会自1976年往前推200年的牙髓病发展史，以50年为一期分为4个阶段。

由于牙髓病与根尖周病病因相近，其疾病过程可视为同一疾病发展的不同阶段。在西方国家，牙髓病学是一门独立的学科，涵盖牙髓病学和根尖周病的基础与临床。

牙髓病学在中国的形成过程经历了一些曲折。20世纪50年代，中国全盘学习苏联教育体系，将牙髓病学与口腔预防医学、儿童口腔学、牙科手术学、龋病学等全部包含于口腔内科学。1978年后，牙髓病学又开始从口腔内科学中分离出来，20世纪80年代中期，正式开始组织编写牙体牙髓病学教材，在本科院校开设牙体牙髓病学课程。在西方国家有一门独立学科称为牙科手术学，其主要内容是介绍牙体充填、桩冠、嵌体和冠的修复技术。中国由于历史原因，从实际出发，综合分析了国外教学体系分科的优势与不足，创建了牙体牙髓病学学科。

(2)研究范围

牙体硬组织非龋性疾病涉及牙着色、牙发育异常、牙外伤、牙慢性损伤和牙本质敏感症等。

牙髓病学介绍牙髓及根尖周组织的形态及组织结构、牙髓的功能、牙髓增龄性变化，同时阐述根尖周组织的生理学特点。许多根尖周病实际上是牙髓疾病的发展与延伸或是并发症。牙髓病学研究牙髓病和根尖周病的病因与发病机制、检查方法，牙髓病和根尖周病的分类、临床表现及诊断，牙髓病的治疗方法，如活髓保存、应急处理、根管治疗、根管外科手术等。

牙体牙髓病学还包括牙体病学内容，这里的牙体病学限指对牙体硬组织损伤的修复。牙体硬组织可因龋病、外伤、慢性损伤如磨损等造成牙体硬组织缺损。缺损部位可采用复合树脂、银汞合金、烤瓷、陶瓷等材料修复。

(3)研究方法

采用微生物学、分子生物学、生物化学等方法，对龋病、牙髓病及根尖周病病因进行研究。对于一些牙体非龋性疾病，特别是一些与遗传相关的疾病如遗传性牙本质发育不全、釉质发育不全等疾病，则需通过遗传学研究方法寻找致病基因。牙体牙髓病治疗涉及大量的高分子材料，因此高分子化学手段也常用于牙体牙髓病的研究。

（4）与邻近学科的关系

由于牙体牙髓病学是在牙体解剖学、口腔生物学、口腔内科学、口腔材料学、口腔放射诊断学等学科的基础上发展起来的，因此与这些学科具有密切联系。此外牙体修复咬合力的分布、外形的修复过程还涉及生物力学、美学、心理学、精密工艺等学科。现代生物技术、新材料技术、信息技术的发展促进了牙体牙髓病学的进步，诊疗技术逐渐实现信息化、修复材料向生物医学渗透等。

第一节　龋病学

研究龋病的临床特征、流行病学、病因学、疾病过程、病理特征、诊断和治疗等的口腔临床学科。

（1）简史

龋病学科的形成经历了漫长的历史进程。龋病是人类最古老的疾病之一，其历史可追溯至数万年前。考古中曾发现一人类头颅证实有龋病。实际上自有文字以来即有关于龋病的记载，在中外历史文献中均有关于"虫牙"的记录。公元前14世纪的殷墟甲骨文中已发现将龋病象形文字的"虫"字和"齿"字合并组成"龋"字。

虽然在古代还没有龋病学称谓，但涉及龋病治疗的医书并不罕见。公元655年唐代苏恭《新修本草》中已有用银膏补牙的记载，其配方与临床使用的银汞合金成分类似。汉代张仲景（公元2世纪）所著《金匮要略》中已有用雄黄治疗小儿龋病的论述，而欧洲在19世纪始用砷剂治疗牙髓炎。明代薛己出版了中国第一部口腔医学专著《口齿类要》，其中已涉及龋病学的内容。

公元16世纪荷兰人发明显微镜后才真正推动了现代口腔医学的发展。1889年美国牙医师米勒对龋病细菌学病因进行了深入研究，他针对龋病病因提出了化学细菌学说，是龋病发病四联因素学说的基础。

20世纪初有关龋病学的研究不断发展，60年代对龋病致病菌的研究得到较大突破，尤其是对龋病致病菌——变异链球菌的研究不断深化，同期还就氟素与龋病的关系进行了大量研究。20世纪龋病学学科逐渐形成，成为口腔医学（牙科学）院校学生必修科目。在发达国家，龋病学已经成为一门独立的学科，但在中国则归属于牙体牙髓病学，牙体牙髓病学学习内容涉及龋病、牙体硬组织非龋性疾病和牙髓病、根尖周病，这些内容在西方教育体系中分别称为"龋病学""口腔医学"和"牙髓病学"。

（2）研究范围

龋病流行病学需要用现代流行病学方法和统计学方法评价龋病流行情况及发展趋势。随着人类的进化、饮食结构的精细化，龋病发病率持续上升。进入20世纪50年代后，在发达国家采取了综合预防措施，使龋病流行出现下降趋势；但在发展中国家，由于饮食结构的改变，龋病发病率仍呈上升趋势。龋病学需要对这些资料进行深入分析研究。

龋病学有关龋病病因学研究涉及致病微生物、宿主抗龋能力、环境因素、社会因素、遗传因素等。龋病学研究的另一重要内容是龋病发生的动力学过程,从牙釉质的化学组成到釉质结构,从牙釉质溶解的化学反应、龋损各阶段的化学变化到牙体崩解过程均进行了深入研究。

龋病早期诊断是受到特别关注的问题,许多过去需手术治疗的牙,现在可以通过再矿化恢复,证实了龋病并非是不可逆的过程。

在龋病学中还包括了对氟化物的应用研究。由于氟素防龋的显著效果,在发达国家,近数十年来龋病发病率下降了50%,其作用机制至今仍不断有新的发现。

龋病学的内容也涵盖了龋病治疗,在牙科学分科中有牙科手术学,实际上大多数牙体缺损是由龋病造成的,因此这部分内容也可归为龋病学范畴。

(3)研究方法

涉及微生物学、生物化学、生理学、分子生物学等。这些研究深化了对疾病的认识,对细菌糖代谢、细菌附着的分子机制、细菌代谢产物对牙面的破坏作用、唾液生化变化及其对牙面的影响等诸方面研究均取得显著进展。此外,还运用了分子生物学理论和技术对致龋菌重组,改变其遗传性状,来预防和治疗龋病;以免疫学方法和遗传工程技术制备防龋疫苗等也在探索之中。

(4)与邻近学科的关系

与龋病学关系最密切的学科是牙髓病学,其次为牙周病学。龋病若不经治疗,任其发展,其损害可涉及牙髓。细菌及其代谢产物进入牙髓,可造成牙髓感染,进而可致牙髓炎症,严重者感染可通过根管扩展至根尖孔外,形成根尖周炎。牙髓感染也可来自牙周,因此与牙周病学也有密切关系。当牙髓感染形成蜂窝织炎时还可造成颌面部感染,因此龋病学与口腔颌面外科学亦有密切关系。

龋病学的基础研究涉及的学科更为广泛,包括口腔生物学、微生物学、生物化学、分子生物学、生理学等。利用这些基础医学和生物学手段对龋病学进行研究,深化了对龋病发病机制的认识。与龋病学科有关还有牙科手术学,它主要介绍龋洞形成后的治疗方法。

一、致龋菌

导致人类产生龋病损害的细菌。口腔中存在天然的菌群,在人类进化过程中,这些微生物与人体相互适应,基本上处于共生状态。1954年首次用悉生动物进行龋病研究,结果表明单纯使用高碳水化合物饮食,无菌鼠并不产生龋病。但是在同样饮食条件下饲养的动物,在其饮食中加入细菌后,动物口腔就具有代谢单糖和双糖而产酸的能力,并造成磨牙龋病。由无菌鼠的实验研究证实,没有微生物存在,牙面就不会发生龋病;龋病损害只在饲以碳水合物饮食的动物中发生;凡是能造成龋病损害的微生物均能代谢蔗糖产酸。

1960年,使用田鼠进行龋病研究获得重大突破。研究证实,致龋微生物具有可传播性。此后学者按德国细菌学家罗伯特·科赫原则在动物实验中证实一些可以产生龋病的致龋微生物。

与人类龋病发病关系密切的细菌为变异链球菌组、乳杆菌属和放线菌属。

（一）变异链球菌组

链球菌科革兰染色阳性，能发酵葡萄糖产生乳酸。细胞排列成对、成链或正方形四联球状，有时呈椭圆形球杆状或短杆状。包括5个属，其中链球菌属是链球菌科中最大的属，与人类关系最密切，直径<2μm，呈链状排列。口腔天然菌群中链球菌属所占比例很大，在菌斑内占28％，龈沟中占29％，舌面占45％，唾液中达46％。常见的口腔链球菌包括变异链球菌、血链球菌、轻链球菌、米勒链球菌和唾液链球菌。其中与人类龋病关系密切的链球菌是变异链球菌组中的部分成员。变异链球菌组包括8种血清型链球菌，与龋病发病关系最为密切的链球菌是变异链球菌和表兄链球菌。变异链球菌于1924年首先被描述为致龋菌，但在1960年以前，其致龋作用并未受到学术界注意。直至1960年学者在田鼠实验性龋中证实了某些链球菌具有致龋作用及传播性后，该菌才受到关注。1967年确认这种链球菌就是40年前所描述的同类细菌，并称其为变异链球菌。

经反复研究证实，变异链球菌可以造成啮齿类动物和灵长类动物实验性龋，同时也有证据表明该菌与人类龋病密切相关。

基于变异链球菌细菌壁抗原成分的差异，学者们将其分为8种血清型亚种（a～h）。虽然细胞壁碳水化合物抗原具有血清型特异性，但其中一些血清型可发生交叉抗原反应。有的学者提出根据生化反应的生物分型方法，将变异链球菌分为Ⅰ～Ⅴ共5种生物型。

在深入进行基因分析和分子杂交研究的基础上，通过对变异链球菌碱基（G＋C）成分分析，提出了新的分类概念。但由于各型变异链球菌之间又具有同源性，因此可将变异链球菌视为变异链球菌组，并进一步将其分为若干菌种。在人类中普遍流行的血清型c，以及与其具有血清交叉反应的e和f型称为变异链球菌，这三型的人类检出率近90％。其他各种血清型均应视为另外的独立菌种，d、g、h血清型被命名为表兄链球菌，该菌种在人类检出率达60％以上。除此以外的同种血清型变异链球菌很少在人类中检出，如a血清型主要在仓鼠中检出，命名为仓鼠链球菌；b型主要在大鼠中检出，称为鼠链球菌。

（二）乳杆菌属

包括一些革兰阳性兼性厌氧和专性厌氧杆菌。能将其分为2组：一为同源发酵菌种，将葡萄糖发酵后主要产生乳酸，比例超过65％，这一类乳杆菌的代表为干酪乳杆菌和嗜酸乳杆菌，这两种乳杆菌与龋病密切相关；另一类为异源发酵菌种，发酵后产生乳酸和较大量的乙酸、乙醇和CO_2，该菌种的代表为发酵乳杆菌。在唾液样本中最常分离到的菌种为嗜酸乳杆菌，在牙菌斑中最常见者为发酵乳杆菌。

由于在龋活跃者的口腔中乳杆菌数量很大，且能在血液中产生针对乳杆菌的抗体，同时，随着龋患严重程度的加重，乳杆菌数量亦随之迅速增加，因此多年来一直认为乳杆菌是龋病的主要致病菌。但它们对牙面亲和力甚低，在牙菌斑中所占比例不大，常低于培养总数的0.01％～1％。虽然乳杆菌能产酸，但其总量甚微，难以造成大范围脱矿破坏。进一步研究发现，当饮食中蔗糖含量增高，口腔中有蔗糖滞留的部位或有龋洞存在的部位，乳杆菌数量增多。当龋洞经过修复处理，滞留乳杆菌的部位消除后，其数量减少。某些乳杆菌在动物实验中具有致龋性，但致龋能力次于变异链球菌，且仅能导致窝沟龋。因此认为，乳杆菌对人类的致龋作用较弱，它更多地涉及牙本质龋，在龋病发展过程中作用较大。多数学者认为，乳杆菌数量增多不是导致龋病开始的原因,而是龋病进展的结果。

(三)放线菌属

放线菌是一种革兰阳性、不具动力、无芽孢形成的微生物,呈杆状或丝状,其长度有显著差异。丝状菌通常较长、较细并可能出现分枝。在口腔中发现的放线菌种可分为两类。其一为兼性厌氧菌,包括内氏放线菌和黏性放线菌;另一类为厌氧菌,包括衣氏放线菌、迈氏放线菌和溶牙放线菌。

所有的放线菌均能发酵葡萄糖产酸,主要产生乳酸,还产生少量乙酸、琥珀酸以及痕量甲酸。在悉生动物试验中证实,接种黏性放线菌和内氏放线菌后,可在实验动物中造成根部龋、窝沟龋和牙周组织破坏,因此有关放线菌的研究多集中在这两种细菌。黏性放线菌可分为2种血清型,内氏放线菌可分为4种血清型。在离体研究中发现,放线菌容易在钢丝表面形成菌斑,并能在被感染动物的牙面形成黏性沉积物。在龈下菌群和人类根面龋的牙菌斑中最常分离到的微生物是放线菌。同时,在所有的龈上菌斑中也均能发现放线菌,其数量占细菌总数的50%。内氏放线菌主要分布在舌背、唾液和少儿的菌斑中。而青年和成年人的牙菌斑中黏性放线菌的比例较高;成人牙面彻底清洁后,黏性放线菌是在牙面龈上部分早期定居的菌群之一;黏性放线菌形成胞外果聚糖和杂多糖,其主要成分为己糖胺和己糖,这些多糖仅具低度致龋性。

二、牙菌斑

由细菌和有机基质组成的牙面沉积物。也称牙菌斑生物膜或牙菌斑生态系统。牙面清洁、抛光一段时间后,在牙表面可形成一层柔软、黏稠的非钙化性沉积物,其中含有有机基质和大量的细菌,为牙菌斑。牙菌斑是造成人类两大口腔疾病——龋病和牙周病的主要因素。

牙菌斑可视为口腔细菌的微生态环境,菌斑中细菌成分占70%,细菌数可高达$2 \times 10^{11}/g$,其余30%为菌斑基质。依其所在部位可分为龈上菌斑和龈下菌斑。龈上菌斑位于龈缘上方,革兰阳性菌占61.5%;龈下菌斑位于龈缘下方,革兰阴性菌占52.5%。龈上菌斑实质上是未矿化的细菌性沉积物,它能牢固地附着在口腔硬组织如牙表面或修复体表面,由黏性基质和嵌入其中的细菌构成。基质的主要成分是唾液糖蛋白和细菌的胞外聚合物,一般清洁措施如含漱不能将其清除。在不同的牙菌斑部位有不同的细菌附着,龈上菌斑中的细菌代谢糖类产酸,造成牙面脱矿;龈下菌斑中厌氧菌的代谢产物,破坏牙周组织结构,致牙周袋形成、局部骨质吸收,造成牙周病。依菌斑分布部位又可将其区分为平滑面菌斑和窝沟菌斑,前者分布于龈上牙面部位,后者则居于牙面沟裂之中,两者环境不同,因此细菌种类和排列亦各异。

(一)形成过程

可分为以下3个阶段。

1.牙面获得性膜形成

由唾液中的糖蛋白吸附至牙面形成。清洁并抛光牙面后,数十分钟内即可由无结构物质在牙面形成拱形团块,厚度$5 \sim 20 \mu m$,这便是牙面获得性膜。获得性膜在电镜下可分为两层,外面为表面膜,其下方为表面下膜。表面下膜由树枝状突起构成,扩散至釉质晶体间隙,可进入釉质 1～3μm 深。

获得性膜由蛋白质、碳水化合物和脂肪组成,已鉴定出 10 余种不同类型的蛋白质。获得性膜同时也能影响微生物对牙面的附着,作为菌斑微生物底物,为细菌提供营养。

2.细菌附着

牙面获得性膜形成后,很快便有细菌附着。细菌附着至获得性膜的时间,各研究报道结果不一,由数分钟至数小时不等。不同菌种以不同速率吸附至获得性膜上,最初附着至牙面的细菌为球菌,主要是血链球菌。细菌选择性吸附的部分原因是细菌与口腔中各类型表面结构之间有识别系统,即配位体,在微生物表面有一些附着体,而牙面相应部位存在着受体。附着体和受体之间的结合形成较为牢固的附着。

由于变异链球菌在龋病发病过程中具有重要性,故对变形链球菌的附着过程进行了大量研究,认为初期时变异链球菌细胞壁蛋白与获得性膜的唾液糖蛋白之间产生微弱吸附,这一吸附过程以静电作用为主。此后葡聚糖与细胞表面受体以配位体形式结合。口腔链球菌的选择性附着开始是非特异性、低亲和力、非常迅速的结合反应,继之才是特异性高、亲和力强、缓慢而强有力的附着。

3.菌斑成熟

8 小时至 2 天内细菌迅速生长,并在获得性膜上牢固附着、迅速繁殖。此后菌斑逐渐增厚,7～9 天时局部细菌密集,丝状菌比例增加,2 周后菌斑发育成熟。成熟的牙菌斑中丝状菌与牙面垂直排列,形成栅栏状,有些局部以丝状菌为核心,周围聚集大量球菌,形成典型的玉米棒形状。

(二)菌斑微生物与致龋性

由于口腔中有唾液存在,具有缓冲作用,一般情况下唾液保持为中性,在这种情况下细菌难以发挥致龋作用。但是处于牙菌斑这一生态环境中的细菌,由于有牙菌斑黏性基质的存在,使局部扩散作用缓慢,因此可以在较长时间内维持局部低 pH 值,使釉质脱矿能够开始。

牙菌斑中微生物种类繁多,但与龋病关系密切的主要是变异链球菌组、乳杆菌属和放线菌属。变异链球菌组中以变异链球菌和表兄链球菌致龋能力最强,可以导致龋病过程开始。乳杆菌属在龋病进展过程中发挥重要作用。放线菌属与根面龋关系密切。部分学者认为这些细菌的致龋作用来自其产酸及耐酸能力。但也有一些学者认为,龋病并非简单地由上述细菌所致。部分产酸耐酸能力并不很强的细菌如血链球菌、轻链球菌等也在龋病发病过程中发挥重要作用,在逐渐适应了环境中的酸度变化之后,也可产酸耐酸;在釉质脱矿与再矿化平衡失调时,亦可造成龋病开始。

(三)防治

通过洁治、刮治,保持牙面清洁,使用抗生素、氟化物制剂及植物提取物可以控制菌斑聚集。

牙菌斑的前身获得性膜的形成实际上是人体的一种防御机制,它在清洁抛光后的牙表面迅速形成,以抵御细菌入侵。

三、龋病病因学说

解释龋病发病原因的理论。在不同历史时期,医学家对龋病发病的原因有不同的解释和阐述。

东西方古代医学论著中均有"虫牙"学说的论述,印度和埃及的早期论著中认为蠕虫是牙病的病因。有许多经典的学说对龋病的病因进行解释,比较著名的理论有内源性学说、外源性学说、蛋白溶解学说、蛋白溶解-螯合学说、化学细菌学说以及现代四联因素学说等。

(一)内源性学说

包括体液学说和活体学说。体液学说认为,人体有 4 种基本液体,为血液、痰液、黑胆汁和黄胆汁,此学说认为龋病是由于这些体液失调及辛辣和腐蚀性液体的内部作用而发生。希波克拉底也赞成体液学说。而活体学说则认为龋病和骨疡都是由牙内部开始病变,特别是潜行性龋、隐匿性龋。这种观察显然失之偏颇,将现象看成了本质,但当时观察到的临床现象仍有助于加深对龋病的认识。

(二)外源性学说

包含化学学说和寄生腐败学说。一些学者发现牙的破坏是口腔中形成的酸所致,且认为是无机酸,但对酸的来源却无法解释。化学学说显然忽视了微生物的作用,但其毕竟推动了以后的龋病学研究。

1954 年提出的寄生腐败学说考虑到了微生物产酸的影响,但重点在观察一些丝状微生物的作用。虽然其观察对象与近代研究结果不符,但这类学说已开始触及龋病发病的本质。

(三)蛋白溶解学说

理论基础是基于在牙釉质中发现了有机物质,认为损害是在轻度碱性条件下通过蛋白溶解活动造成的。微生物通过釉质的有机途径侵入使龋病损害开始,此后才有无机盐溶解。但这一学说无法得到实验证实。

(四)蛋白溶解-螯合物学说

有学者在蛋白溶解学说的基础上,观察到釉质无机成分可以在中性或碱性条件下被排除,提出了蛋白溶解-螯合物学说。认为牙的有机成分首先被微生物降解,其产物如氨基酸、有机酸类具有螯合特性,可溶解釉质中的矿物质如羟基磷灰石晶体,形成龋病损害。然而在天然条件下,釉质中有机基质含量少于 1%,不可能使高达 96% 以上的矿物质溶解,同时此学说也缺乏实验支持。但这一生物学现象仍为后续深入研究打下了基础。

(五)化学细菌学说

对龋病病因学贡献较大的解释来自米勒的化学细菌学说。米勒通过一系列实验研究,认为口腔中微生物通过酶的分泌和自身代谢,降解碳水化合物而产酸。牙面和牙间的食物碎片是碳水化合物产酸的源头物质,酸可使牙脱矿,龋病损害过程开始。酸穿透釉质之后,微生物沿牙本质小管进入牙本质,造成牙本质溶解,最终使牙本质崩解,形成龋洞。此学说是现代龋病病因学说的基础。但该学说也存在若干不足,如未提出牙菌斑的概念,是否有特异性致龋菌介入未做研究,为什么在同一条件下生活的个体并非人人患龋,对静止龋未做解释等。

(六)四联因素学说

龋病病因比较完整的解释为四联因素学说(见四联因素学说)。但是也有部分学者对四联因素学说提出了质疑。他们认为龋病发生并非是少数几种致龋菌作用的结果,菌斑生物膜的形成是一个细菌交替的动态过程,其综合影响才能导致龋病发生,因此提出了广义龋病生态学假说。此学说认为龋病发病过程经历了 3 个阶段,即动态稳定阶段、产酸阶段、耐酸阶段。多种细菌均参与了产酸过程,并导致自身适应。一些不能产酸耐酸的细菌逐渐适应了酸性环境。只有到了耐酸阶段,即 pH 值降至 5.0 以下时,少数几种细菌如变异链球菌、乳杆菌等能生存下来,使龋病过程加速。因此认为龋病是一种内源性疾病,牙面生态系统中共生和寄生的微生物通过产酸和耐酸的适应及选择而发生变化,龋病过程在多种微生物的综合作用下开始。

由于对龋病病因的认识逐渐深化,人们可以从不同角度预防龋病的发生。涉及龋病病理过程的因素较多,从糖代谢至酸形成,从蛋白溶解到脱矿,从脱矿到龋洞形成,每一个过程均涉及许多学科的知识,如微生物学、生物化学、化学等,关于其病因的探索仍在继续中。

四联因素学说:解释龋病发生过程中微生物、食物、宿主、时间 4 种相互关联因素的理论。龋病是一种多因素性疾病,有多种学说对龋病病因学进行解释,其中最为关注的是四联因素学说。

早期学者们认为 3 种相互作用的主要因素在疾病过程中发挥主要作用,即宿主、微生物和饮食,认为只有当这 3 种因素同时存在的条件下龋病才会发生,即有敏感的宿主,有致龋微生物及其生存环境,有足够的碳水化合物作为致龋菌营养来源并能形成生物膜基质,在这 3 项因素并存时龋病过程才能开始。但是在口腔卫生措施非常及时的情况下,牙菌斑在牙面滞留时间不足时,很难维持局部长时间的低 pH 值,所以另一条件是细菌停留牙面要有足够的时间,因此增加了第 4 个因素即时间因素。

1.微生物因素

细菌的存在是龋病发生的先决条件。口腔中主要的致龋菌主要包括变异链球菌、乳杆菌、黏性放线菌等。这些致龋菌可以产生有机酸,在牙菌斑存在的条件下,使牙面局部 pH 值可降低至 5.5 以下,导致釉质脱矿。大多数致龋菌都具有一些必需的酶系统,它们能利用饮食中的蔗糖合成大量的细胞外多糖,主要是葡聚糖。由葡聚糖构成牙菌斑基质,其黏性胶体性质有助于细菌对牙面的附着及细菌间的相互附着。细菌在龋病发生过程中的作用是非常肯定的,然而从流行病学资料中却发现,即使为同一家庭成员,进食完全相同的饮食,生活在同一环境,但相互间龋病发病模式不尽相同,甚至差异很大。这表明其他因素如宿主的个人因素也会具有重要影响。

2.食物因素

食物与龋病关系十分密切。粗制食物不易附着在牙面,同时纤维性食物还具有自洁作用,因此粗制食物具有一定抗龋能力。但随着人类进化,食物越来越精细,精细的碳水化合物和食糖摄入量的增加使龋病发病概率大为增加。诱导动物龋病的食谱中,蔗糖含量已超过 50%。碳水化合物的致龋作用与其种类、摄入量和摄入频率密切相关。单糖和双糖易被致龋菌利用产酸,而多糖的影响较弱。牙菌斑中糖的代谢过程就是细菌糖酵解的过程,其终末产物是各种类型的酸,如乳酸、甲酸、乙酸、丙酸、丁酸、琥珀酸等。其中乳酸含量较高也是牙面局部 pH 值下降的主要因素。蔗糖的致龋作用远胜葡萄糖，虽然二者扩散进入牙菌斑和细菌利用其产酸的能力相似，但致龋菌利用蔗糖合成胞外多糖的速度较等价果糖和葡萄糖要快，其原因是致龋菌的葡糖基转移酶能断裂双糖链，并利用其释放的能量合成葡聚糖。牙菌斑中细菌还能利用饮食中的糖产生并储存糖原型的细胞内多糖，在碳水化合物缺乏时细胞内多糖与胞外多糖一样亦可被细菌利用产酸。

但有了致龋菌和蔗糖是否就一定患龋，结论是否定的。个体因素如牙的质量、唾液成分等均能对龋病发生产生影响。因此，宿主因素也是影响龋病发生的主要因素之一。

3.宿主因素

宿主对龋病的敏感性涉及多种因素，如唾液流速、流量、成分，牙的形态、结构和排列，机体的全身状况等，这些因素又受到遗传、环境等因素的影响。牙的矿化程度、蛋白质含量、一些微量元素均能影响其抗龋能力。唾液是一种成分十分复杂的分泌液，其缓冲能力可中和细菌所产生的酸；唾液中 SIgA 等抗菌物质有对抗致龋菌的作用；唾液中所含无机盐特别是钙、磷、氟等可通过离子交换使釉质中某些脱矿区域发生再矿化，从而中止早期的龋病进程。机体全身状况受到营养、内分泌、遗传、环境等因素影响。只有在宿主防御机制存在某种缺陷的前提下，加之有细菌存在、蔗糖底物丰富，此时龋病才易于发生。

4.时间因素

影响龋病发病的诸因素都需要延续一定时间才能完成。从牙面上清除附着物到获得性膜的再附着，再到牙菌斑形成；从细菌代谢碳水化合物产酸到釉质脱矿；从碳水化合物沉积在牙面到被致龋菌利用，均需要一定的时间。若前述三种因素同时存在，又具有代谢产酸的时间，龋病即可开始发生。因此中断四联因素中的任何一种因素，均可预防或降低龋病发病率。

四、龋病

在以细菌为主的多种因素影响下，牙体硬组织发生慢性进行性破坏的疾病。龋病是人类的常见病、多发病之一，在各种疾病的发病率中，龋病位居前列。龋病发展可引起牙髓病、根尖周病、颌骨炎症等一系列并发症，严重影响全身健康。随着龋病的发展与牙体硬组织的不断破坏，逐渐造成牙体缺损，终至牙缺失，破坏了咀嚼器官的完整性，这不仅影响消化功能，还影响牙颌系统的生长发育，且由于影响面容和语言，也可能导致患者心理异常。

龋病患龋率随着人类的进化及经济活动的发展，特别是食物中糖摄入量的增加而上升。20 世纪 70 年代以来，发达国家龋病患龋率处于下降趋势，但与此同时，一些发展中国家，由于糖消耗的增加和防龋措施的不完善，龋病患龋率呈缓慢上升趋势。龋病流行病学的评价方法包括患龋率和龋均。龋均即每个受检人群所患龋齿的均数，包括正在发生的龋牙、已充填过的龋牙和因龋已经拔除的牙。常用反映龋均的指数是龋失补（DMF）指数，即龋齿数、因龋失牙数、因龋补牙数的总和。

在恒牙列中，下颌第一磨牙患龋率最高，其次是下颌第二磨牙，以后依次是上颌第一磨牙、上颌第二磨牙、双尖牙、第三磨牙、上颌前牙，患龋率最低的是下颌前牙。在乳牙列中，患龋率最高的牙是下颌第二乳磨牙，其次是上颌第二乳磨牙，以后依次为第一乳磨牙、乳上颌前牙、乳下颌前牙。龋损的好发牙面以咬合面居首位,其次是邻面,再次是颊面。

(1)病因

龋病的病因学说经历了内源性学说、外源性学说、蛋白溶解学说、蛋白溶解-螯合学说、化学细菌学说等。现代龋病病因的四联因素学说认为龋病是一种多因素性疾病,4 种相互作用的因素,宿主、微生物、饮食和时间在疾病发生过程中共同发挥作用,只有 4 种因素并存的前提下龋病才有可能发生。即龋病的发生要求有敏感的宿主、口腔致龋菌群的作用以及适宜的底物,而以上三个因素又必须同时存在足够的时间。

(2)发病机制

龋病的牙体硬组织病理改变涉及牙釉质、牙本质和牙骨质,基本变化是无机物脱矿和有机物分解。龋损的形成不是一个简单的持续性脱矿过程,而是脱矿与再矿化的连续性动力学反应。牙再矿化现象不仅发生在龋病的早期,而是贯穿龋病发展的全过程。再矿化使钙、磷和其他矿物离子沉积于正常或部分脱矿的牙釉质中或牙釉质表面,这些离子可以来自唾液或合成的再矿化液等;也可能是牙源性的,由牙组织早期脱矿溶解的矿物质再沉积。局部钙离子和氟离子浓度可促进再矿化。通过去除致龋因素、仔细刷牙、局部和全身用氟,可阻止龋病发展,促进牙的再矿化。

(3)临床表现

牙体硬组织在色、形、质各方面均发生变化,包括牙颜色、光滑度和硬度的改变,随着病程进展,可逐渐出现组织缺损。龋病初期首先累及牙表层牙釉质,表现为硬组织脱矿,微晶结构改变,牙釉质透明度下降,致使牙釉质呈白垩色。继之病变部位有色素沉着,局部可呈黄褐色或棕褐色。牙体硬组织(包括牙釉质、牙骨质和牙本质)在受累后都会出现硬度下降。随着组织脱矿、有机质破坏分解的不断进行,牙釉质和牙本质会逐渐软化。釉质龋损变色区有粗糙感,失去原有的光滑度。随着牙体组织进行性脱矿和溶解,出现由表及里的牙体缺损。早期龋在牙釉质表层造成微小的损害,然后逐步形成龋洞。龋损由小到大,由浅入深,逐渐破坏牙体组织,患牙最终成为残冠、残根。在牙体组织遭受破坏的同时,牙髓组织也会遭受到侵犯,出现牙髓炎症,甚至牙髓坏死,进而导致根尖周病变。

在龋病的早期阶段,患者无自觉症状。当龋损涉及牙本质时,患者在进食冷、热及酸性食物时可出现患牙的不适或酸痛。当龋损累及牙本质深层、接近牙髓时,上述症状进一步加剧。由于深龋时往往形成龋洞,食物的压迫亦可导致患牙的疼痛。但在未合并牙髓及根尖周围感染的情况下,龋病仅导致刺激性疼痛,无自发痛,当刺激消除后疼痛即停止。

依据龋病累及的牙体组织,可以分为釉质龋、牙本质龋及牙骨质龋;根据龋病发生的部位不同,可以分为光滑面龋及窝沟龋;根据龋损病变程度,可以分为浅龋、中龋及深龋;根据龋损进展速度,可以分为急性龋、慢性龋。

(4)诊断与鉴别诊断

龋病的诊断主要依靠观察牙的色、形、质的变化,探诊及 X 线检查,必要时辅以牙髓活力测验以判断牙髓状态。

龋病的早期阶段无自觉症状,主要在口腔检查中发现;龋病的中期阶段患牙遇冷、热、酸或进食时出现不适或酸痛,此时患牙表现出牙色泽变化、缺损,探诊时出现酸痛,X 线检查可见患牙牙体组织缺损。

在龋病的诊断中，对患牙牙髓状态的判断十分重要，是与不可复性牙髓炎鉴别的依据，也是选择治疗方法的依据。牙髓状态的判断通常采用探诊、温度（冷、热）或电测验，当龋病未波及牙髓时，牙髓呈正常活力或轻度激惹状态，无自发痛，探诊或温度（冷、热）、电刺激可产生酸痛，当刺激停止后疼痛立即消失。当龋病波及牙髓导致不可复性牙髓炎时，可出现自发性疼痛且疼痛剧烈，在探诊或温度（冷、热）、电刺激时，疼痛显著，停止刺激后疼痛往往持续。

（5）治疗

治疗目的是改善口腔健康状态，终止病变发展，保护牙髓，恢复牙的形态和功能，维持与邻近软硬组织的正常生理解剖关系。龋病的治疗包括非手术治疗和窝洞充填术。

①非手术治疗：早期釉质龋未出现牙体组织缺损时可采用非手术治疗，采用药物、再矿化或窝沟封闭等技术终止或消除龋病。

②窝洞充填术：龋病发展一旦造成牙体组织的实质性缺损，是不能自行恢复的，只能采用充填术进行治疗，即用手术方法去除龋损组织，制备窝洞，选择适宜的充填材料修补组织缺损，终止龋病发展，恢复牙的形态与功能。深龋接近牙髓组织时，应首先判断牙髓的活力状态，采取保护性治疗措施，再进行修复治疗。牙体修复的基本原则：a.去净龋损牙体组织及感染牙本质，消除感染源。b.尽可能保留健康的牙体组织，在保护牙髓-牙本质复合体的前提下开展手术治疗。c.预备抗力形和固位形，防止充填体的松动脱落或牙折裂。正确选择和使用充填材料是牙体修复治疗的关键。用于牙体修复的材料种类很多，有银汞合金、复合树脂、玻璃离子等。临床上根据牙部位、窝洞位置、材料性能及患者口腔状况等多种因素，选择适当的材料，恢复牙的形态与功能。复合树脂是在丙烯酸酯基础上发展起来的新型修复材料，主要由树脂基质和无机填料组成，是较为理想的牙色修复材料，其最突出优点是美观，可提供与牙最佳的颜色匹配。复合树脂通过粘接技术实现了修复材料与牙体组织的化学粘接，使其洞形预备较银汞合金修复简单，能保存更多的健康牙体组织，广泛应用于临床。

在进行患牙修复的同时，应评估患者口腔健康状况，指导患者建立餐后刷牙、降低食糖摄入量、定期进行专业口腔护理的良好习惯。对于急性龋，特别是猖獗龋患者还应分析病因，及时诊治相关疾病，必要时采用专业用氟防龋治疗。

（一）釉质龋

仅累及釉质的龋损。光镜下观察光滑面釉质龋纵磨片，病损呈三角形，三角形的顶部向着釉牙本质界，基底部向着釉质表面。由深层至表层病变可分为4层，即透明层、暗层、病损体部、表层。窝沟釉质龋的病变过程、组织学特征与光滑面龋相似，其龋损形态也呈三角形，但由于窝沟龋的解剖特点、釉柱排列方向与光滑面釉质不同，其基底部向着釉牙本质界，顶部向着窝沟壁，即口小底大的三角形潜行性龋。与光滑面釉质龋比较，窝沟釉质龋进展快、程度严重，更容易造成大面积的牙本质病变。

（二）牙本质龋

已累及牙本质的龋损。牙本质龋多是由釉质龋进一步向深层发展所致，部分也可能由牙根部牙骨质龋发展而来。牙本质龋发展过程较釉质龋迅速，龋损可沿牙本质小管进展，在牙本质中形成锥形损害，其基底在釉牙本质界处，尖指向牙髓。按病变的组织形态、脱矿程度、细菌侵入情况的不同,牙本质龋由深部至表面病变可分为 4 层,即透明层、脱矿层、细菌侵入层、坏死崩解层。牙本质龋早期阶段,在成牙本质细胞层下方能观察到炎症细胞浸润。龋病损害的前沿产生脱矿,进而有细菌入侵。当牙本质龋达深层且进展较慢时,成牙本质细胞在损害持续的刺激下形成修复性牙本质。

(三)牙骨质龋

仅累及牙骨质的龋损。多发生于牙龈萎缩、牙根面暴露后,牙骨质表面牙菌斑沉积,继而导致龋损,临床上以老年人根面龋多见。早期病变为表层下脱矿,随着病变进一步进展,病变沿生长线及层板状结构向牙骨质上、下扩展,牙骨质无机和有机成分进一步破坏,造成牙骨质剥脱,最终牙骨质结构崩解,龋洞形成。由于牙骨质生长线是围绕牙根呈同心圆排列,因此形成环绕牙根的龋损病变。由于牙骨质龋进展较快,且颈部牙骨质很薄,所以病变很快进展到牙本质。

(四)光滑面龋

发生于牙光滑面的龋损。光滑牙面上的早期浅龋一般呈白垩色斑点,随着龋损继续发展,可变为黄褐色或褐色斑点。光滑面龋可分为两类:①发生于相邻牙近远中接触点的龋损称为邻面龋。邻面龋早期不易察觉,用探针仔细检查,配合 X 线检查可做出早期诊断。②发生于牙的颊或舌面、靠近釉牙骨质界处的损害为颈部龋,又称根面龋。在儿童,特别是幼儿期,新萌出牙矿化不足,同时食糖频率高,口腔卫生习惯尚未建立,易发生颈部龋,或多发生于牙龈退缩、根面外露的老年人牙列。由于牙颈部牙骨质矿化程度低且较薄,牙颈部龋很快就达牙本质,因此,较浅的龋损即可出现自发症状。颈部龋常发于前牙,因此在修复治疗中应选用与牙色一致的充填材料以显美观。邻面龋在做修复治疗时由于操作入口的需要,有时须从牙殆面备洞,形成跨越邻面与殆面的Ⅱ类洞。

(五)窝沟龋

发生于牙面点隙裂沟的龋损。包括后牙殆面窝沟、上前牙舌面和磨牙颊(舌)面点隙处发生的龋损。牙面的点隙裂沟,由于解剖特征,食物残屑及细菌易滞留其中,缺少自洁作用,对龋病更具敏感性,是最常见的龋。早期表现为龋损部位色泽变黑,黑色色素沉着区下方可呈脱矿特征性白垩色改变,用探针检查时有粗糙感或能钩住探针尖端,进一步发展即可形成龋洞。由于殆面承担主要咬合力,在窝沟龋修复时应选择高强度、耐磨的修复材料。

(六)浅龋

在牙冠部仅累及釉质,而在牙颈部累及牙骨质和牙本质浅表层的龋损。浅龋患者一般无主观症状,冷、热、酸、甜刺激时亦无明显反应。临床检查时可见白垩色脱矿区或在窝沟点隙区有黑褐色色素沉着,探针探查时局部可有轻度粗糙感,或探窝沟时能钩住探针尖端。早期诊断疑为浅龋时,可定期复查,必要时行 X 线检查,有利于发现隐蔽部位的龋损。

浅龋的治疗包括非手术治疗与充填修复治疗。部分浅龋仅有牙釉质或牙骨质脱矿,没有形成硬组织缺损,故可通过药物、再矿化治疗或窝沟封闭治疗而逆转和控制龋病。对于已产生硬组织缺损的龋病,则通过充填修复治疗以恢复牙的形态与功能。

(七)中龋

进展至牙本质中层的龋损。龋病进展到牙本质时,由于牙本质中所含无机物较釉质少,而有机物较多,同时牙本质存在牙本质小管,有利于细菌入侵,因此龋病进展较快,容易形成龋洞。牙本质因脱矿而软化,随色素侵入而变色,呈黄褐或深褐色,同时出现主观症状。中龋时患牙对酸甜饮食敏感,过冷过热饮食也能产生酸痛感觉,冷刺激尤为显著,但刺激去除后症状立即消失。龋洞中除有病变的牙本质外,还有食物残渣、细菌等。由于个体反应的差异,有的患者可以完全没有主观症状。由于牙颈部牙骨质及牙本质较薄,颈部牙本质龋的症状较为明显。中龋主要通过充填修复治疗以恢复牙的形态与功能。

(八)深龋

龋病进展到牙本质深层,但尚未并发牙髓炎的龋损。临床上可见较深的龋洞,易于探查。但位于邻面的深龋洞以及隐匿性龋,外观仅略有色泽改变,洞口很小但病变进展深入,临床检查较难发现,需结合 X 线检查。

深龋无自发痛,若深龋洞口开放,常有食物嵌入洞中,食物压迫使牙髓内部压力增加,产生疼痛。冷、热和化学刺激产生的疼痛较中龋明显,刺激去除后症状并不持续。根据患者主观症状、体征,结合 X 线检查易于确诊,但应注意判断牙髓状况,以与可复性牙髓炎和不可复性牙髓炎相鉴别。可复性牙髓炎患牙正常牙面以及深龋洞内接触温度或化学刺激均诱发疼痛,而深龋患牙正常牙面冷刺激反应与对照牙相同。不可复性牙髓炎患者一般有自发痛史,而且温度刺激激发的疼痛反应程度重,持续时间长,有时出现轻度叩痛。

深龋除应与不可复性牙髓炎相鉴别外,还应与牙釉质发育不全及氟牙症相鉴别。牙釉质发育不全呈现牙釉质缺损或钙化不全,也表现为白垩状斑块,但其表面坚硬、光洁,可出现于牙釉质任何部位,常呈对称分布,而龋病具有好发部位。氟斑牙受损牙面呈白垩白至深褐色,表面坚硬,在牙列中呈对称分布,在牙发育期有在高氟区生活史。

深龋通过充填修复治疗,以达到保护牙髓、恢复牙外形与功能的目的。由于深龋破坏已接近牙髓,所以在治疗中应特别注意以下原则:①保护牙髓:在窝洞预备过程中一方面要尽量去除感染与腐败的牙本质,防止残留细菌"死灰复燃",另一方面在接近牙髓区域操作时应尽量减少对牙髓的机械、温度刺激,宜用挖器或在保持降温条件下用慢速手机磨除,在易穿髓区域可保留部分软化牙本质。②促进牙髓修复性防御反应:窝洞预备完成后,视牙髓反应情况可先行安抚治疗或间接盖髓术以安抚、镇痛、消炎及促进牙髓修复。

(九)急性龋

发生和进展快速的龋损。急性龋常有明确的致病因素,如未建立很好的口腔卫生习惯,或频繁食糖,特别是睡前食糖;少数患者因患其他疾病,或长期服药,导致唾液分泌减少,口腔自洁功能低下所致。龋病发生和进展迅速,数月即可出现牙体缺损。急性龋多发生于儿童和青少年。龋损组织颜色较浅,呈浅黄或淡棕色,质地软而湿润,易于被挖器整块去除,又称湿性龋。患急性龋时,由于病变进展较快,牙髓组织的修复反应不足,来不及形成足够的修复性牙本质,因而牙髓组织容易受到感染,产生炎症反应。

急性龋除常规进行患牙充填修复治疗外,还要针对急性龋发生的原因进行纠正。

(十)猖獗龋

特殊的快速进展型的急性龋。曾称猛性龋,龋病发生突然,进展迅速,在短期内新增加几个或十几个龋齿。全口多颗牙、多个牙面同时发生,甚至牙尖及在正常情况下极少累及的下前牙也可受累,迅速形成龋洞或大范围表层龋损。龋损组织质地较软,釉质表面有多处弥散性白垩色病变。猖獗龋常见于头颈部接受放射治疗而造成唾液腺被破坏的患者,也称放射性龋。此外,有严重全身系统疾病的患者,如舍格伦综合征患者,唾液腺被破坏,唾液分泌量显著减少或缺乏,也可能发生猖獗龋。

治疗应首先识别和分析致病原因,治疗或缓解唾液分泌障碍,限制食糖频率,局部用氟控制龋病发展,其次才是针对龋损进行充填修复治疗。

(十一)慢性龋

发生和进展缓慢的龋损。是临床最常见的龋病类型,多发生于成年人。临床表现为龋损组织颜色较深,呈棕褐色或黑褐色,,病变牙本质较为干硬,探针不易探入,用牙钻去除龋损时,呈粉屑状,又称干性龋。由于病程进展缓慢,牙髓组织有足够时间形成具有一定厚度的修复性牙本质。

早期慢性龋可采用药物疗法;当牙体组织存在实质缺损时,则通过充填修复治疗。

(十二)静止龋

停止进展的特殊类型的慢性龋。龋病发展过程中,由于环境条件的改变,原来牙面的隐蔽区被暴露出来,细菌和食物碎屑易于被清洗,牙面致龋菌斑生态环境受到唾液冲刷和缓冲作用的影响而改变,龋病病变进程自行停止。临床表现为龋损局部逐渐成为褐色斑块,质地较硬而光滑。常见于邻牙被拔除后的邻面釉质龋,还见于咬合面的龋损,由于咀嚼的作用,可将龋损区部分磨平,使菌斑不易堆积,病变停止发展,成为静止龋。静止龋无须治疗,但应定期复诊,观察其发展状况。

(十三)继发龋

龋病经充填治疗后,在其充填物边缘或底部再次发生的龋损。由于充填物边缘和窝洞周围牙体组织破裂形成裂隙,或修复材料和牙体组织不密合产生缝隙,或治疗时龋损未完全去净等原因,产生新的致病条件,菌斑滞留,导致修复体与窝洞界面再度发生龋损。继发龋相对隐蔽,不易查出。在多数情况下继发龋需去除原充填物,重新备洞充填或修复。

第二节　牙体硬组织非龋性疾病

因某些全身或者局部因素、物理或化学等因素引起的牙体硬组织疾病。

牙是人类赖以生存的咀嚼系统的重要组成部分,在个体发育及行使咀嚼、吞咽和表情等功能的过程中不断接受物理和化学因素的作用。适度的作用是维系功能的必要条件,但不利因素或过度作用则会造成牙体硬组织的损伤,并可继发牙髓和根尖周组织的疾病。造成牙体硬组织非龋性疾病的原因很多,如各种物理和化学因素造成的牙体组织缺损及与牙磨损、楔状缺损等非龋性疾病并存的、受到外界刺激会发生酸痛症状的牙本质敏感症。

牙体硬组织非龋性疾病是牙体牙髓常见病,包括牙发育异常、着色牙、牙外伤、牙慢性损伤和牙本质敏感症。

一、牙发育异常

从牙胚发育完成到牙萌出口腔生理过程中出现的异常。如牙结构异常、牙形态异常、牙数目异常和牙萌出异常,其中多数发育异常有遗传倾向。

人类牙的发育是一个长期而复杂的过程,机体内外各种不利因素作用于牙发育的不同阶段可以造成不同类型的发育异常。造成牙发育异常的原因很多,既有外部因素也有内部因素,既有全身因素也有局部因素。牙在结构、形态、数目和萌出方面出现异常,且常同时伴有牙的颜色改变,使牙出现着色异常。

二、着色牙

由内部或者外部原因引起的牙颜色改变的发育异常。着色牙是口腔常见疾病,各个年龄组人群均可发生,既可以发生在乳牙,也可以发生在恒牙。

根据病因的不同,可以分为外源性着色牙和内源性着色牙两大类。

(一)外源性着色牙

进入口腔的外来色素(如药物、食物、饮料中的色素)或口腔中细菌产生的色素沉积在牙表面或修复体表面引起着色的牙。外源性着色牙内部组织结构完好,只影响牙的美观、不影响牙的功能。

1.病因与临床表现

包括以下几方面。

(1)饮食

长期饮用有色饮料(如茶、咖啡、红酒、可乐等)、吸烟或嚼槟榔的人,牙面会有褐色或黑褐色着色,刷牙不能除去。以牙的舌、腭面多见,窝沟及牙面粗糙处也易有着色。

(2)药物

长期使用氯己定(洗必泰)漱口或用药物牙膏(如氯己定牙膏),可在牙面形成浅褐色或深褐色着色;局部使用硝酸银或氨硝酸银治疗后,相应部位牙面变成黑色;此外,抗生素(如米诺环素)或其他药物(如补铁制剂),也可引起牙着色。

(3)口腔卫生不良

口腔卫生不良者,菌斑滞留处易有色素沉着,如近龈缘处、邻接面是经常着色的部位。随着菌斑下方牙面脱矿,色素也可渗入牙体组织内。

(4)职业性接触某些矿物质

接触铁、硫等,牙面可着褐色;接触铜、镍、铬等,牙面易出现绿色沉着物。

(5)其他因素

唾液的黏稠度、酸碱度及口腔内产色细菌的生长,均与外来色素沉积有关。

2.诊断

牙的表面,如牙颈部、牙近远中邻面、下颌牙舌面和上颌牙腭面有条状、线状或块状色素沉着。存在导致牙外源性着色的病因。

3.防治

一般采用常规口腔卫生清洁措施,包括超声波洁牙、喷砂洁牙均可去除,严重者可能需经过多次反复清洁才能去除,注意术后牙面的抛光。保持口腔卫生,每日早晚2次正确刷牙,注意刷净各个牙面。

(二)内源性着色牙

受病变或药物的影响,牙内部结构包括釉质、牙本质等均发生着色的牙。常伴牙发育异常。

1.病因与临床表现

包括以下几方面。

(1)牙髓出血

牙外伤或使用砷剂失活牙髓时牙髓血管破裂,或因拔髓时出血过多,血液渗入牙本质小管,血红蛋白分解为有色化合物使牙变色。血液渗入牙本质小管的深度和血红蛋白分解的程度直接影响牙变色的程度。外伤牙髓出血近期,牙冠呈粉红色,随血红蛋白分解逐渐变成棕黄色。如果血液仅渗入髓腔壁牙本质浅层,日后牙冠呈浅灰色;若已渗入牙本质外层,则牙冠呈浅棕或灰棕色。

(2)牙髓组织分解

是个别牙变色最常见的原因。坏死牙髓产生硫化氢,与血红蛋白作用形成黑色的硫化铁。黑色素也可来自产色素的病原菌。黑色物质缓慢渗入牙本质小管,牙呈灰黑色或黑色。

(3)食物

在髓腔内堆积和(或)在产色素细菌作用下,产生有色物质进入牙本质使牙变色。

(4)窝洞和根管内用的药物和充填材料

如碘化物、金霉素,可使牙变为浅黄色、浅褐色或灰褐色。银汞合金和铜汞合金可使充填体周围的牙变为黑色。酚醛树脂使牙呈红棕色。

(5)牙本质脱水

无髓牙失去来自牙髓的营养,牙本质脱水致使牙面失去原有的半透明光泽,而呈晦暗的灰色。唾液的黏稠度、酸碱度及口腔内产色细菌的生长,均与外来色素沉积有关。

2.诊断

牙面因不同原因呈粉红色、灰色、棕色、褐色或黑色。存在导致牙内源性着色的病因。

3.鉴别诊断

应与潜行龋、严重牙内吸收的患牙鉴别。

(1)潜行龋

患牙冠部可呈墨浸状,似内源性着色,但去净龋损组织后,牙组织色泽正常。

(2)严重牙内吸收

牙冠也可呈粉红色,但其原因为髓腔扩大,牙体硬组织吸收变薄,透出牙髓组织的颜色所致。

4.防治

(1)牙体牙髓病治疗过程中预防牙变色:除净牙髓,尤其是髓角处的牙髓;前牙禁用失活剂失活牙髓;牙髓治疗时,在拔髓后彻底清洗髓腔,尽快封闭髓腔,选用不使牙变色的药物和材料等。

(2)已治疗的无髓牙变色:用30%过氧化氢溶液从髓腔内漂白脱色。

(3)脱色效果不佳者:用复合树脂修复或者桩冠修复。

(三)氟牙症

由于慢性氟中毒所引起的牙釉质发育异常。是地区性慢性氟中毒早期、最常见且突出的症状,又称氟斑牙或斑釉。氟牙症集中分布的地区称为氟牙症流行区。氟牙症在世界各国均有报道。在中国,公元200年时就有"齿居晋而黄"的记载。根据近代的报道,几乎全国各省区都有氟牙症流行区或慢性氟中毒区,其中山区和某些沿海地区较为严重。

正常人体每日需氟量仅为0.5～1.5mg。氟摄入量过高可引起氟牙症,严重者可同时合并全身性氟骨症。氟的致死量,体重70kg的成年人为2.5～5g,小儿仅为0.5g。服用致死量的氟化物后,2～4小时内可发生死亡。

1.病因

1931年有学者首先提出饮水中氟含量过高是氟牙症的病因。同年有学者用氟化物做大鼠实验,证明氟含量过高可产生此症。人体对氟的摄入量受以下许多因素的影响。

(1)氟进入人体的时期

氟主要侵害釉质发育期间牙胚的成釉细胞,过多的氟只有在釉质发育期进入体内,才能引起氟牙症。若在6～7岁之前,长期居住在饮水中含氟量高的流行区,即使日后迁往他处,也不能避免以后萌出的恒牙受累;反之,如7岁后才迁入高氟区者,则不出现氟牙症。

(2)饮水中含氟量过高

是人体氟摄入量过高的主要来源。综合氟牙症发病的调查报道,牙发育期间饮水中含氟量高于1ppm(1mg/L)即可发生氟牙症,且该病的发生及其严重程度随该地区饮水中含氟量的升高而增加。一般认为,水中含氟量以1ppm(1mg/L)为宜,该浓度既能有效防龋,又不致发生氟牙症。

(3)饮食

不同地区居民的生活习惯和食物种类不一样,各种饮食的含氟量也不相同,而且饮食中的含氟量又受当地土壤、水和施用肥料中的含氟量及食物加工方式的影响,如茶叶的含氟量可有5～100ppm的差别。有些地区饮水中含氟量低于1ppm,但当地居民的主食和蔬菜中含氟量高,也能影响牙的发育,发生氟牙症。食物中氟化物的吸收,取决于食物中无机氟化物的溶解度及钙的含量。如果钙含量高,则氟的吸收就显著减少。动物实验证实,充足的维生素A、维生素D和适量的钙、磷,可减轻氟对机体的损害。

(4)温度

高温地区,人体饮水量大,对氟的摄入量也相应增加。

个体差异:个体的全身情况及生活习惯不同,对氟化物的敏感性也不一样。部分激素如促甲状腺激素分泌的变化可引起个体对氟中毒敏感性的差异。个体差异可用以解释生活在同一高氟地区的人,不一定都患氟牙症或严重程度不一样的现象。

(5)其他因素

由于使用含氟量高的燃料(如石煤),空气中的氟化物通过呼吸进入人体,影响氟的总摄入量。

2.发病机制

碱性磷酸酶可以水解多重磷酸酯,在骨、牙代谢中提供无机磷,作为骨盐形成的原料。当氟浓度过高时,可抑制碱性磷酸酶的活性,从而造成釉质发育不良、矿化不全和骨质变脆等疾病。

3.病理

表现为釉柱间质矿化不良和釉柱的过度矿化。这种情况在表层的釉质更显著,表层釉质含氟量是深层釉质的10倍左右,所以氟牙症的表层釉质呈多孔性,易于吸附外来色素(如锰、铁化合物)而产生氟斑。重型氟牙症的微孔量可达10%~25%,位于釉柱间,并沿横纹分布。如果这种多孔性结构所占的体积大,釉质表面就会塌陷,形成窝状釉质发育不全。

4.临床表现

(1)特点是同一时期萌出牙的釉质上有白垩色到褐色的斑块,严重者还并发釉质的实质缺损。常按其程度分为白垩型(轻度)、着色型(中度)和缺损型(重度)3种类型。

(2)多见于恒牙,发生在乳牙者甚少,程度亦较轻。这是由于乳牙的发育分别在胚胎期和婴儿期,而胎盘对氟有一定的屏障作用。但如氟摄入量过多,超过胎盘清除功能的限度时,也能不规则地表现在乳牙上。母亲乳汁中的氟含量较稳定,并不因母体摄氟量高而增高。

(3)氟牙症患牙对摩擦的耐受性差,但对酸蚀的抵抗力强。

(4)严重的慢性氟中毒患者,可有骨骼的增生性变化,骨膜、韧带等均可钙化,从而产生腰、腿和全身关节症状。急性中毒症状为恶心、呕吐、腹泻等。由于血钙与氟结合,形成不溶性的氟化钙,可引起肌痉挛、休克和呼吸困难,甚至死亡。

(5)氟牙症指数:氟牙症的分类由美国流行病学家迪恩于1934年提出,1942年进行了改良,具体评分体系见表。

5.鉴别诊断

主要与釉质发育不全相鉴别。

(1)釉质发育不全白垩色斑的边界比较明确,而且其纹线与釉质的生长发育线相平行吻合;氟牙症为长期性的损伤,故其斑块呈散在的云雾状,边界不明确,并与生长发育线不吻合。

(2)釉质发育不全可发生在单个牙或一组牙;而氟牙症发生在多数牙,尤以上颌前牙为多见。

(3)氟牙症患者有在高氟区的生活史。

6.防治

(1)改善不利条件,降低氟摄入量。如选择含氟量适宜的水源、去除水源中过量氟、调查导致氟摄入量过高的因素并加以改进。

(2)轻症者无须处理。

(3)着色较深而无明显缺损的患牙用漂白术脱色。

(4)重度有缺损的患牙用复合树脂、贴面或冠修复。

(四)四环素牙

牙发育、矿化期间，由于使用四环素族药物引起牙的颜色、结构发生改变的疾病。四环素是由金霉素催化脱卤生物合成的抗生素，1948年开始用于临床。1950年，国外开始有四环素牙的报道，其后又陆续报道四环素可以沉积于牙、骨骼及指甲等，且还能引起釉质发育不全。中国直至20世纪70年代中期才注意到四环素族药物，导致牙病变。调查研究发现国内不同地区的发病率自4.9%～31.3%不等。80年代以后，医务界对孕妇和儿童基本不使用四环素类药物，因而该类疾病的发生大为减少。

1.病因与发病机制

在牙的发育、矿化期，服用的四环素族药物可被结合到牙组织内，使牙着色。初呈黄色，在阳光照射下则呈明亮的黄色荧光，以后逐渐由黄色变成棕褐色或深灰色。这种转变是缓慢的，并能被阳光促进，所以切牙的唇面最先变色。一般说来，前牙比后牙着色明显；乳牙着色又比恒牙明显，因为乳牙的釉质较薄、较透明，不易遮盖牙本质中四环素结合物的颜色。牙着色程度与四环素的种类、剂量和给药次数有关。一般认为，去甲金霉素、盐酸四环素引起的着色比土霉素、金霉素明显。在恒牙，着色程度与服用四环素的疗程长短成正比关系，但是短期内的大剂量服用比长期服用相等总剂量的损害更大。

四环素分子有螯合性质，它与钙离子有亲和作用，与其结合成稳固的四环素钙复合物。四环素对骨骼和牙都有毒性作用，对骨组织发育的影响是可逆的，因为骨组织有活跃的矿物质交换作用，停药后可逐渐消失。而四环素钙复合物对矿物质沉积的抑制，及对牙髓细胞合成胶原的抑制则是不可逆的。所以在牙发育、矿化期间若每天服用$0.25～1g$四环素族药物，连续数日，四环素分子即可与牙中的羟磷灰石晶体密切结合，形成四环素钙正磷酸盐复合物，使牙变色。这种复合物主要存在于牙本质中，这是因为牙本质中的磷灰石晶体小，总表面积比牙釉质晶体的大，从而使牙本质吸收的四环素量较釉质吸收的多。由于着色层呈波浪形，似帽状，大致相似于牙的外形，所以一次剂量引起的着色能在一颗牙的大部分表面看到。

在服用一定量的四环素族药物后，不但能引起四环素牙，还可伴发程度不同的釉质发育不全。妊娠4个月以后服用四环素族药物，四环素可通过胎盘屏障而与胎儿发育中的牙矿物质结合，使乳牙变色和牙发育障碍。幼儿期短时间服用即可引起乳牙及恒牙的变色或伴有釉质发育不全，其牙的色泽深浅、明暗程度与服药的剂量、浓度、持续时间有关。四环素也可沉积在骨组织内，使骨组织着色，还可使骨的生长缓慢。骨着色可随骨组织的生理代谢活动而逐渐消退，然而牙的着色却是永久的。

2.临床表现

四环素对牙着色和釉质发育不全的影响，与下列因素有关：

(1)四环素族药物本身的颜色：如去甲金霉素呈镉黄，土霉素呈柠檬黄。

(2)降解而呈现的色泽：四环素对光敏感，可以在紫外线或日光下变色。

(3)四环素在牙本质内，因结合部位的深浅而使牙本质着色的程度有所不同，当着色带越靠近釉牙本质界时，越易着色。因而在婴儿早期形成外层牙本质时，用药影响最大。

(4)与釉质本身的结构有关：在严重釉质发育不全、釉质完全丧失时，着色的牙本质明显外露;若轻度釉质发育不全,釉质丧失透明度而呈白垩色时,可遮盖着色的牙本质,反而使牙色接近正常。

根据四环素牙形成阶段、着色程度和范围,四环素牙可分为 4 个阶段:第一阶段(轻度四环素着色):整个牙面呈黄色或灰色,且分布均匀,没有带状着色。第二阶段(中度四环素着色):牙着色的颜色由棕黄色至黑灰色。第三阶段(重度四环素着色):牙表面可见到明显的带状着色,颜色呈黄灰色或黑色。第四阶段(极重度四环素着色):牙表面着色深,严重者可呈灰褐色,任何漂白治疗均无效。

四环素引起的牙着色和釉质发育不全,都只在牙发育期才能显现出来。一般说来,在 6~7 岁后再给药,不致引起引人注目的牙着色。

3.防治

为防止四环素牙的发生,妊娠和哺乳的妇女以及 7 岁以下的小儿不宜使用四环素族药物。对四环素牙可通过漂白、复合树脂修复或冠修复等方法进行治疗。

三、牙外伤

牙受到各种机械外力作用所发生的牙体硬组织、牙髓组织和牙周组织的急剧损伤。

牙外伤常发生于直接或间接的外力作用下,可单独发生,亦可同时出现。牙外伤包括牙周膜的损伤、牙移位、牙脱位、牙体硬组织损伤以及牙折等。常见的牙外伤有牙震荡、牙脱位、牙折。

牙外伤多为急诊,处理时应首先注意患者的全身情况,查明有无颅脑损伤和其他部位的骨折等重大问题。牙外伤也常伴有牙龈撕裂和牙槽突的折断,应及时诊断处理。

(一)牙震荡

较轻外力引起的牙周膜的轻度损伤。又称为牙挫伤或外伤性牙周膜炎。通常不伴牙体组织的缺损,无牙移位现象。

1.病因

较轻外力,如进食时骤然咀嚼硬物所致。

2.病理

牙周膜充血、渗出,甚至轻微出血。常伴有牙髓充血和水肿。

3.临床表现

伤后患牙有伸长不适感、轻微松动和叩痛,龈缘还可有少量出血,说明牙周膜有损伤。若做牙髓活力测验,其反应不一。通常受伤后无反应,而在数周或数月后反应开始恢复。3 个月后仍有反应的牙髓,则大多数能继续保持活力。伤后即刻牙髓活力测验有反应的患牙,若后来转变成无反应,则表示牙髓已发生坏死,同时牙可变色。

4.治疗

1~2 周内应使患牙休息。必要时降低咬合以减轻患牙的𬌗力负担。松动的患牙应固定。受伤后 1、3、6、12 个月应定期复查。观察 1 年后,若牙冠不变色,牙髓活力测验正常,可不进行处理;若有牙髓坏死的迹象,应行根管治疗术。需注意的是,年轻恒牙的活力可在受伤 1 年后才丧失。

(二)牙脱位

牙受外力作用而脱离牙槽窝的疾病。由于受外力的大小和方向不同,牙脱位的表现和程度不一,轻者偏离、移位,称为部分脱位、不全脱位或半脱位;重者可完全离体,称为全脱位。

1.病因

碰撞是引起牙脱位的最常见原因。在个别情况下,也可以由于拔牙时操作不当导致邻牙脱位。

2.临床表现

根据外力方向,常可见以下 3 种类型的部分脱位。

(1)侧向脱位

患牙向唇、舌或近远中方向移位。常有疼痛、松动临床表现,X 线片上可见移位方向侧牙周膜间隙变窄或消失。

(2)拾向脱位

患牙向冠方部分脱出牙槽窝,常有疼痛、松动表现,同时由于患牙伸长可出现咬合障碍。X 线片示牙根尖与牙槽窝的间隙明显增宽。

(3)嵌入性脱位

患牙嵌入牙槽窝中,可见牙冠变短,其拾面或切缘低于正常。有时患牙嵌入较深,易误认为冠折或牙已缺失。严重的上前牙嵌入性移位,牙可穿入鼻腔底,甚至出现于鼻孔处。X 线片可见牙周间隙变窄或消失。

牙完全脱位者,则可见牙完全离体或仅借少许软组织相连,牙槽窝内空虚。牙脱位不论是部分还是完全性者,常伴有牙龈撕裂和牙槽突骨折。

3.并发症

牙脱位后,可发生各种并发症。

(1)牙髓坏死

其发生率占牙脱位的 52%,占嵌入性脱位的 96%。发育成熟的牙与年轻恒牙相比,前者更易发生牙髓坏死。

(2)牙髓腔变窄或闭塞

发生率占牙脱位的 20%～25%。牙髓腔内钙化组织加速形成,是轻度牙脱位的反应,严重的牙脱位常导致牙髓坏死。牙根未完全形成的牙受伤后,牙髓常能保持活力,但也更易发生牙髓腔变窄或闭塞。嵌入性脱位牙,其牙髓坏死发生率很高,故很少出现牙髓腔闭塞。

(3)牙根外吸收

有学者认为坏死牙髓的存在能促使牙根的吸收。牙根外吸收最早在受伤 2 个月后反生,有的则需几个月才被发现。此外,约有 2% 病例并发牙内吸收。牙根外吸收最常发生于嵌入性脱位牙,其次是拾向脱位牙。

(4)边缘性牙槽骨吸收

嵌入性和拾向脱位牙特别易丧失边缘牙槽突。若牙复位不及时,则会增加对牙支持组织的损伤。

4.治疗

保存患牙是治疗牙脱位应遵循的原则。

(1)部分脱位牙

应在局麻下复位固定1～2周,有牙槽突骨折时,固定时间应延长到4周。复位应争取在伤后90分钟内进行,以防止牙根发生吸收和牙周组织丧失。轻度部分脱位牙在复位固定后,应于伤后第1、3、6、12个月进行复查。对于牙根尚未发育完全的年轻恒牙,复位固定后牙髓常能正常存活,且保存活髓有利于牙根继续发育完成,因此不应贸然行牙髓拔除。但应密切观察牙髓活力情况,因为年轻恒牙牙髓坏死后发生炎症性牙根吸收也较迅速。若发现牙髓坏死,如出现牙叩诊敏感、牙冠变色、牙髓温度测验及电活力测验不敏感,以及X线片上有异常表现时,应及时行根管治疗术。

(2)嵌入性脱位牙

嵌入性脱位或部分脱位范围在5mm以上的成熟恒牙,应在复位后2周内做根管治疗术,因为这些牙通常伴有牙髓坏死,而且容易发生牙根吸收。对于嵌入性脱位的年轻恒牙,不可强行拉出复位,以免造成更大的创伤,诱发牙根和边缘牙槽突的吸收。因此,对症处理,继续观察,任其自然萌出是最可取的处理方法,一般在半年内患牙能萌出到原来的位置。

(3)完全脱位牙

处理原则应是立即做牙再植术,再植时间越早,患牙预后越好。研究显示,脱位半小时以内进行再植,90%的患牙可避免牙根吸收;而在口外停留2小时以上的患牙,95%的病例发生牙根吸收。牙再植后,可有牙周膜愈合、骨性粘连或炎症性吸收3种愈合方式。因此,牙脱位后,应立即将牙放入原位。如牙已落地污染,应就地用生理盐水或无菌水冲洗,以去除牙根表面的碎屑及异物,但注意避免擦拭患牙,以免损害牙周膜,然后将患牙放入牙槽窝内,使患牙位于正常或者接近正常位置。如果无条件即刻复位,应将患牙放于盛有牛奶、生理盐水、唾液或自来水的杯子内,切忌干藏,并尽快到医院就诊。对完全脱位牙,还应根据患者年龄、离体时间,做出具体的处理方案。①根尖发育完成的脱位牙:若就诊迅速或复位及时,应在术后3～4周再做根管治疗术。因为这类牙再植后,牙髓不可能重建血液循环,势必坏死,进而形成炎症性的牙根吸收或根尖周病变。如果再植前做根管治疗术,延长了体外时间,将导致牙根吸收。一般牙再植后3～4周,松动度减少,而炎症性吸收又正好于此时开始。所以再植后3～4周做根管治疗是最佳时机。如果脱位在2小时以后就诊者,牙髓和牙周膜内细胞已坏死,不可能期望牙周膜重建,因而只能在体外完成根管治疗术,并经根面和牙槽窝刮治后,将患牙植入固定。②年轻恒牙完全脱位:若就诊迅速或自行复位及时者,牙髓常能继续存活,不要贸然拔髓,一般疗效良好。若就诊不及时或拖延复位时间,则只能在体外完成根管治疗术,搔刮根面和牙槽窝后再植,预后欠佳。

(三)牙折

由于外力直接撞击或咀嚼时咬到砂石等硬物而造成的牙体折裂。

1.病因

外力直接撞击是牙折的常见原因,也可因咀嚼时咬到沙石或碎骨等硬物而发生。

2.临床表现

牙折多见于上颌前牙,后牙少见。由于所受外力的大小和方向不同,折断的部位和范围也不相同。按牙的解剖部位可分为冠折、根折和冠根联合折;按是否露髓,牙折又可分为露髓和未露髓两大类。

(1)冠折

仅涉及牙冠部的折裂。按折裂的范围可分为釉质不全折裂、釉质折裂、累及牙本质的冠折、累及牙髓的冠折。釉质不全折裂及无牙体组织缺损的牙釉质裂纹,牙折线不超过釉牙本质界,患者可能出现牙过敏症状;釉质折裂多见于前牙近、远中切角或切嵴中份;累及牙本质的冠折涉及牙釉质、牙本质,但牙髓未暴露,可能伴有牙过敏症状或牙髓炎症状;累及牙髓的冠折牙髓暴露程度可从针尖大小到全部冠髓暴露不等。

(2)根折

较冠折少见,多见于牙根完全形成的牙。按部位可分为颈侧 1/3、根中 1/3 和根尖 1/3 根折。最常见者为根尖 1/3 根折。根折时可出现牙松动、叩痛,如冠侧断端移位可有龈沟出血、根部黏膜触痛等。X线片可显示折裂线,但不能显示全部根折病例。部分患者就诊时牙髓电活力测验无反应,但 6～8 周后可出现反应。根折恒牙的牙髓坏死率为 20%～24%。

(3)冠根联合折

占牙外伤总数的一小部分,常损害牙釉质、牙本质和牙骨质,一般可累及牙髓。以斜行冠根折多见。患牙常出现叩痛明显、牙折片移位、牙周膜出血、牙髓堆积于牙折线处。

3.诊断

(1)有外伤史或咬硬物史。

(2)临床检查发现冠部折裂痕可明确冠折,或出现牙松动、叩痛、龈沟出血、根部黏膜触痛等,牙髓活力测验无反应时应怀疑根折。

(3)X 线片显示折裂线,CT 发现牙折线可明确诊断。

4.治疗

不同部位的牙折治疗方法不同。

(1)冠折

部分釉质折断者可将锐缘磨光,牙本质暴露伴轻度敏感者可行脱敏治疗。敏感较重者用氢氧化钙垫底后行复合树脂修复牙冠形态。未露髓而牙髓有活力者应在治疗后定期复查,以判明牙髓的活力状况。对于牙髓暴露者,牙根发育完成者应行根管治疗术后冠修复,而年轻恒牙应根据牙髓暴露和污染的程度做活髓切断术。

(2)根折

根折的患牙应促进其自然愈合,尽早采用夹板固定。一般认为根折越靠近根尖其预后越好,折裂累及龈沟或发生龈下折时预后较差。对于根尖 1/3 折断者,在许多情况下只上夹板固定,无须牙髓治疗,并观察牙髓活力,一旦出现牙髓坏死应迅速行根管治疗。根中 1/3 折断可行复位并夹板固定,定期复查,若复查时出现牙髓炎症或牙髓坏死则应行根管治疗。颈侧 1/3 折断者预后较差。若折断线在龈下 1～4mm,断根不短于牙冠,牙周情况好者可保留,并可通过切龈术、正畸牵引术和牙槽内牙根移位术等做根管治疗后行桩冠修复或做覆盖义齿修复。

（3）冠根联合折

去除松动断片后,视情况决定治疗方案。若不具备桩冠修复适应证者应拔除患牙;若可做根管治疗,又具备桩冠修复适应证的牙应保留并治疗。

四、牙慢性损伤

牙在长期行使功能的过程中,不断接触不利的或过度的物理和化学因素而导致的牙体硬组织损伤。表现为牙体硬组织的渐进性丧失、劈裂、折断和吸收等,并可继发牙髓和根尖周疾病。

（1）病因

包括以下方面。

①酸性物质

a.饮食中的酸性物质:主要来源于 pH 值低于 5.5 的酸性饮料（如果汁和碳酸饮料等）。b.职业相关的酸性物质:因职业接触酸性物质的时间愈长,牙破坏愈严重。如职业品酒员因频繁接触葡萄酒（pH 3～3.5）而发生牙酸蚀症。c.酸性药物:口服药物如补铁剂、咀嚼型维生素 C、咀嚼型阿司匹林和胃酸缺乏症患者长期服用替代性盐酸等均可造成牙酸蚀症。d.胃酸:胃病患者长期反酸、呕吐以及慢性酒精中毒者的胃炎和反酸均可形成后牙舌面和腭面的牙酸蚀症。

②宿主因素

a.唾液因素:正常分泌的唾液对牙表面的酸性物质有缓冲和冲刷作用,可阻止牙酸蚀症的发生。如果唾液流率和缓冲能力降低,如头颈部化疗、唾液腺异常或长期服用镇静药、抗组胺药等,则牙面接触酸性物质发生牙酸蚀症的可能性增大。b.生活方式:嗜食酸性饮食或睡前饮用酸性饮料是牙酸蚀症发生的主要危险因素。剧烈的体育运动会导致脱水和唾液流率下降,此时饮用酸性饮料可对牙体硬组织造成双重损害。c.刷牙因素:过度频繁刷牙的机械摩擦作用会促进牙面因酸脱矿造成的牙体硬组织缺损,是牙酸蚀症形成的因素之一。d.其他因素:咬硬物或夜磨牙等与酸性物质同时作用,可加重牙酸蚀症的症状。

③物理因素

包括牙接受的𬌗力和在𬌗力作用下食物与牙面之间的摩擦力,还有其他外来的机械摩擦力,如横刷牙对牙颈部的机械摩擦力。𬌗力为上下牙咬合时,牙周组织所承受的力量。𬌗力如果超过牙周膜的最大耐受力,牙会感到不适或疼痛。𬌗力导致牙体硬组织损伤的机制:a.应力集中是牙体硬组织承受较大𬌗力时造成疲劳破坏的最主要因素:牙颈部为应力集中区,长期咀嚼使牙颈部硬组织发生损伤,造成楔状缺损;腭侧根的应力集中部位是根颈 1/3 与中 1/3 交界处,与临床𬌗创伤性根横折患牙牙体硬组织受损的部位一致。b.牙体硬组织结构缺陷是硬组织损伤的内在条件:牙体硬组织中有一些结构缺陷,这些结构在牙承担𬌗力时是应力集中区,且抗压强度最小,是牙体硬组织首先发生微裂和裂纹延伸发展直至劈裂或折断的部位。c.𬌗力与其他有害的因素协同作用导致牙体硬组织损伤。d.某些口腔疾病可导致和加重𬌗力对牙体硬组织的损伤:如缺失牙未及时、合理修复会造成牙对𬌗力的负担不均衡,部分牙负担过重,成为创伤性𬌗力。

（2）临床表现

包括以下方面。

①牙酸蚀症

最初仅有牙感觉过敏，以后逐渐产生实质缺损。

②牙磨损

釉质部分磨损，露出黄色的牙本质或出现小凹面。当釉质全部磨损后，咬合面除了周围环有半透明的釉质外，均为黄色光亮的牙本质。

③牙楔状缺损

好发于前磨牙。楔状缺损的两个斜面光滑，边缘整齐，一般均为牙本色，有时可有不同程度的着色。可伴牙本质过敏，深及牙髓时可引起牙髓和根尖周病，缺损过多可导致牙冠折断。

④牙咬合病

与牙咬合不协调相关的一组牙慢性损伤，主要有牙隐裂、牙根纵裂和𬌗创伤性根横折等。

（3）诊断

根据病史及患者的临床表现做出诊断。

（4）治疗

包括对症和对因治疗两部分，两者缺一不可。

①对症治疗

解决该类患者就诊时的主诉问题，包括脱敏治疗、修复缺损、牙髓和根尖周病的治疗。在制订治疗计划时应增强"保护牙冠、防止劈裂"的意识，常采用高嵌体、全冠和桩核冠的修复。

②对因治疗

针对不同疾病的病因和发病机制，提出具体的治疗方法。包括改变不良的饮食习惯和生活方式、检查和调整患牙的咬合接触、诊治全口其他患牙、修复缺损的牙列、均衡全口牙的咀嚼压力负担。

（一）牙磨损

主要由机械摩擦作用造成的牙体硬组织渐进性丧失的疾病。在正常生理咀嚼过程中，随年龄的增长，牙咬合面和邻面由于咀嚼作用而发生的均衡的生理性的硬组织丧失称为生理性牙磨损；而非正常咀嚼所致的可能损害牙髓存活或引起其他并发症的磨损称为病理性牙磨损。

1.病因

包括以下方面。

（1）牙体组织结构缺陷

发育和矿化不良的牙釉质和牙本质容易出现磨损。

（2）咬合关系不良，𬌗力负担过重

无𬌗关系的牙不发生磨损；深覆𬌗、对刃𬌗或有𬌗干扰的牙磨损重；缺失牙过多或牙排列紊乱可造成个别牙或一组牙负担过重而容易发生磨损。

（3）饮食习惯

多食粗糙、坚硬食物的人，如古代人、某些少数民族人群，全口牙磨损较重。而现代人食物精制，如无其他因素作用，全口牙的磨损一般较轻。

（4）不良习惯

工作时咬紧牙或磨牙等不良习惯可以造成局部或全口牙的严重磨损；以牙咬物等不良习惯可造成牙特定部位的过度磨损。

（5）全身性疾病

胃肠功能紊乱、神经官能症或内分泌紊乱等导致的咀嚼功能失调而造成牙磨损过度。唾液减少或唾液内蛋白含量减少，降低了对牙的润滑作用而使牙磨损增加。磨牙症患者在非生理状态下咀嚼肌不自主收缩，不分昼夜磨牙或紧咬导致全口牙严重磨损。

2.临床表现

牙磨损程度包括牙的咬合面、颊（唇）面、舌面、切缘及牙颈部的磨损程度，用牙磨损指数表示。

（1）0度：牙面特点未丧失，牙颈部外形无改变。

（2）1度：牙面特点丧失，牙颈部外形丧失极少量。

（3）2度：釉质丧失，切缘釉质丧失刚暴露牙本质，牙颈部缺损深度在1mm以内。

（4）3度：釉质大片丧失，切缘釉质和牙本质丧失，牙本质暴露多，但尚未暴露继发牙本质和牙髓，牙颈部缺损深达1～2mm。

（5）4度：釉质完全丧失，牙髓暴露或继发牙本质暴露，牙颈部缺损深达2mm以上。

牙磨损从表面向深层进行，在牙外观发生变化的同时陆续出现不同的并发症。釉质部分磨损，露出黄色的牙本质或出现小凹面。当釉质全部磨损后，咬合面除周围环有半透明的釉质外，均为黄色光亮的牙本质。一些磨损快、牙本质暴露迅速的病例可出现牙本质敏感症。磨损达牙本质中层后，牙髓可因长期受刺激而发生渐进性坏死或髓腔闭塞。牙本质继续迅速磨损，可使髓腔暴露引起牙髓病和根尖周病。

因磨损不均还可形成锐利的釉质边缘和高陡牙尖，如上颌磨牙颊尖和下颌磨牙舌尖，使牙在咀嚼过程受到过大的侧方咬合力，产生咬合创伤；或因磨损形成充填式牙尖造成对颌牙食物嵌塞，发生龈乳头炎，甚至牙周炎；过锐的牙尖和边缘还可能刺激颊、舌侧黏膜，形成黏膜白斑或创伤性溃疡。全口牙磨损严重，牙冠明显变短，颌间距离过短者可出现关节后压迫症状，并导致颞下颌关节病变。

3.诊断

根据病史及临床表现可明确诊断。

（1）病史

①吃粗糙、坚硬食物的饮食习惯。②工作时紧咬牙或磨牙等不良习惯。③全身性疾病：如磨牙症、咀嚼功能失调等。

（2）临床表现

牙体硬组织不同程度丧失，可伴有牙本质敏感症等并发症。

（3）治疗

①去除病因：恢复正常𬌗关系、纠正不良习惯和治疗引起磨损的全身疾病等。②对症治疗：磨损引起的牙本质敏感症可行脱敏治疗；个别牙重度磨损，与对颌牙之间有空隙的、深的小凹面用充填法治疗恢复咬合接触；对磨损不均造成的高陡牙尖和楔形牙尖进行调磨；引起牙

髓、根尖周疾病或牙周疾病者做相应的牙髓治疗或牙周治疗；牙组织缺损严重者,可在牙髓治疗后用高嵌体或全冠修复；多个牙重度磨损,可以用咬合垫恢复颌间垂直距离。

（二）磨牙症

人在非生理状态下咀嚼肌产生不自主的收缩,使上、下牙产生磨动和紧咬,并使下颌正常生理位中断的现象。发生磨牙症后,上、下颌牙接触时间长,受力过多,对牙体、牙周、颞下颌关节、咀嚼肌等组织均可引起损害。

1.病因

包括以下方面。

（1）心理因素

情绪紧张是磨牙症最常见的发病因素。惧怕、愤怒、敌对、抵触、焦虑及其他各种情绪难以及时发泄时,试图通过磨牙的方式来表现出来。据观察,在精神病患者中,磨牙症是常见的现象。小儿的磨牙症,可能与长期咬玩具有关。

（2）𬌗因素

神经紧张的个体中,任何𬌗干扰均可能是磨牙症的触发因素。磨牙症患者的𬌗因素多为正中关系与正中𬌗之间的早接触,以及侧方𬌗时非工作侧的𬌗干扰。调𬌗的方法也成功地治愈部分磨牙症。

（3）全身因素

与寄生虫有关的肠胃功能紊乱、儿童营养缺乏、血糖与血钙浓度异常、内分泌紊乱、变态反应、尿酸增多症、甲状腺功能亢进症、膀胱应激症等可能与磨牙症有关系。有些病例表现有遗传因素。

（4）职业因素

汽车驾驶员、运动员,要求精确性较高的工作如钟表工,均有发生磨牙症的倾向。

2.临床表现

可分为3型：

（1）磨牙型：常在夜间入睡以后磨牙,又称夜磨牙。睡眠时患者做磨牙或紧咬牙动作,并可伴有磨牙的声响。患者本人多不知晓,常为别人所告知。

（2）紧咬型：常在白天注意力集中时不自觉地咬紧牙,但没有上下牙磨动的现象。

（3）混合型：兼有夜磨牙和白天紧咬牙的现象。

磨牙症可导致牙的病理性磨损,导致牙冠变短,有的仅为正常牙冠长度的1/2。此时可出现牙本质敏感病、牙髓病、根尖周病以及牙折等。由于牙周组织承受异常咬合力,常可引起咬合创伤而出现牙松动、食物嵌塞。长期夜磨牙还可引发其他的并发症,如长期磨牙可造成咀嚼肌的疲劳和疼痛、下颌运动受限、颞下颌关节弹响等症状；严重时引发头痛、颈背部阵痛等；还会导致睡眠质量下降、记忆力减退,引发口臭或口腔异味,损伤听力和味觉,导致心理抑郁和悲观。

3.诊断

睡眠时患者有典型磨牙或白昼也有无意识磨牙习惯。顽固磨牙症者,其𬌗面、邻面重度磨损,可伴有牙槽骨、牙龈萎缩,牙松动、移位,颞下颌关节功能紊乱等改变。

4.防治

治疗方法有多种,主要以减轻磨牙给牙咬合面带来的破坏、减轻肌肉、关节的症状为目的。防治原则是阻断病因,减少损害。

(1)去除致病因素

特别是消除心理因素和局部因素,以减少紧张情绪。施行自我暗示,进行放松肌肉的训练。

(2)应用𬌗垫

其目的是为了隔断𬌗干扰的始动因素、减低颌骨肌张力和肌电活动、保护牙免受磨损。目的不同,𬌗垫的设计也不尽一样。

(3)调磨咬合

戴用𬌗垫显效后,可以检查咬合,分次调磨。

(4)修复治疗

为患者做修复时,要使𬌗关系达到理想状态,使正中𬌗与正中关系一致,前伸和侧向𬌗有平衡接触。

(5)肌电反馈治疗

对磨牙症患者应分为两期训练,第一期通过肌电反馈学会松弛肌肉。第二期用听觉反馈,在一级睡眠期间可告诫磨牙症的发生。

(6)并发症治疗

治疗因过度磨损引起的各种并发症。

(三)牙楔状缺损

牙的唇、颊侧颈部硬组织发生缓慢消耗所致的缺损。由于这种缺损常呈楔形因而得名。

1.病因

包括以下方面。

(1)横刷法刷牙

唇(颊)侧牙面的横刷法是最先被提出的导致楔状缺损发生的因素,是发生楔状缺损的主要原因。其依据:①不刷牙者很少发生楔状缺损,而刷牙的人,特别是用力横刷的人常有典型的楔状缺损。②不发生在牙的舌面。③唇向错位的牙楔状缺损常比较严重。④楔状缺损的牙常伴有牙龈萎缩。⑤实验证明,横刷法刷牙作为单一因素,即可发生牙颈部缺损。

(2)酸的作用

龈沟内的酸性环境可使牙颈部组织脱矿,受摩擦后易缺损。唾液腺的酸性分泌物、喜吃酸食、反酸等均与缺损的发生有关。

(3)牙颈部结构的薄弱环节

牙颈部釉牙骨质交界处是整个牙中釉质和牙骨质覆盖量最少或无覆盖的部位,为牙体结构的薄弱环节;牙龈在该处易发生炎症和萎缩致根面暴露,故该部位耐磨损能力最低。

(4)牙体组织的应力疲劳

研究表明,颊侧牙颈部是咬合时应力集中的部位。长期咀嚼力使牙颈部硬组织内应力疲劳性微小损伤不断积累发生疲劳微裂,这种内部变化极大地降低了牙颈部硬组织的抗机械磨损和化学腐蚀能力。因此,牙颈部的应力疲劳被认为是楔状缺损发病的内在因素。应力疲劳损伤的积累作用解释了楔状缺损好发于中、老年人,承受咬合力大的牙位和牙应力集中部位等现象。

(5)殆力

患错殆畸形、磨牙症时,殆力负荷于牙上,使牙弯曲,支点位于牙颈部,弯曲面受压产生压应力,侧面受牵拉产生拉应力,这些力集中于牙颈部,使牙组织断裂产生裂纹。

横刷牙、酸蚀、殆力、应力疲劳的综合作用可导致实验性楔状缺损发生,其中殆力因素对缺损的形成和加深起了重要作用。

2.临床表现

(1)好发部位多见于中年以上患者的前磨牙,其次是第一恒磨牙和尖牙,有时涉及第二恒磨牙以前的全部牙。牙颈部楔形缺损多发生在颊、唇侧,少见于舌侧。

(2)楔状缺损由浅凹形逐渐加深形成楔形缺损。楔形的 2 个斜面光滑,边缘整齐,一般均为牙本色,有时可有不同程度的着色。

(3)根据缺损的程度,可分为浅形、深形和穿髓形 3 型。浅形和深形可无症状,也可发生牙本质敏感症。深及牙髓时可引起牙髓和根尖周病,缺损过深可导致牙冠折断。

(4)随年龄增长,楔状缺损有加重的趋势,年龄越大,楔状缺损越严重。

3.诊断

患者常用横刷法刷牙、喜吃酸食或有胃反酸等。临床检查可见牙颈部楔状缺损,伴有或不伴有牙本质敏感症、牙髓病、根尖周炎等。

4.防治

包括以下几个方面。

(1)消除病因

使用正确刷牙方法;调除患牙的咬合干扰,纠正偏侧咀嚼习惯,均衡全口咬合力负担;纠正口腔内的酸性环境,改变饮食习惯,治疗胃病,用弱碱性含漱液漱口。

(2)修复缺损

应尽早粘接修复以改善该处的应力集中状况,一般用与牙本质粘接性能好的树脂材料修复缺损。

(3)治疗并发症

若患牙出现并发症,及时进行相应的治疗。有牙本质过敏者,应用脱敏疗法;有牙髓感染或根尖周病时,应行根管治疗;已导致牙折时,根据病情,行根管治疗术后予以桩冠修复,无保留价值者则拔除。

(四)牙酸蚀症

在无细菌参与的情况下,由于接触牙面的酸或其螯合物的化学侵蚀作用而引起的病理的、慢性的牙体硬组织表面浅层丧失的疾病。是制酸工人和常接触酸的人员的职业病。

1.病因

确切的病因尚未明确,但研究认为,它是一种多因素作用下发生的疾病,来自体内、体外的酸作用于易感的牙是引起酸蚀症最基本的原因。此外,生活方式、口腔卫生习惯及唾液的缓冲能力等均会影响到牙酸蚀症的发生与发展。

（1）体内的酸影响

最常见的原因是患有某些疾病使胃内容物反流入口腔,胃酸长时间定期地作用于牙体硬组织使其患酸蚀症,如胃食管反流疾病。

（2）体外的酸影响

主要包括饮食、药物中酸的影响以及接触酸性环境。

（3）行为因素

不适当的饮食方式如在睡前喝饮料等,均有可能增加酸蚀症的发病率。饮食结构及口腔卫生习惯不同也与酸蚀症发生有关。

（4）宿主因素

牙的易感性及牙的矿化程度、牙及口腔软组织的解剖结构等与酸蚀症的发生有关。唾液的流量、缓冲能力、组成成分等也在发病中起一定作用。

2.临床表现

开始阶段患者无自觉症状,随后有牙过敏症状,患者可自觉牙冷热刺激不适。严重酸蚀症可引起牙本质和牙髓暴露导致牙髓炎、根尖周炎,甚至牙折。

由于酸蚀症来自直接接触酸雾或酸酐,因此,病变多发生在前牙唇面。光滑牙釉质表面呈浅碟状缺损,前牙切嵴呈槽状缺损且切缘变薄而呈半透明状,后牙面呈杯状凹陷,乳牙呈特征性丧失釉质表面。

酸蚀的形式因酸而异。由盐酸所致者常表现为自切缘向唇面形成刀削状的光滑斜面,硬而无变色,因切端变薄而易折断;由硝酸所致者,主要发生在牙颈部或口唇与牙面接触易于形成滞留的地方,表现为白垩状、黄褐或灰色的脱矿斑块,质地松软,易崩碎而逐渐形成实质缺损;胃酸经常反流的患者,可引起牙舌面或后牙𬌗面损害。

与职业有关的严重患者,牙感觉发木、发酸,并可伴有其他口腔症状,如牙龈出血、咀嚼无力、味觉减退及出现全身症状如呼吸道炎症、食欲缺乏等。

根据损害程度不同,酸蚀症可分为4度,0度为正常,Ⅰ度损害局限于牙釉质,Ⅱ度损害在牙本质,Ⅲ度损害到牙髓。

3.诊断

病史的搜集是很重要的诊断依据。要询问患者是否经常喝酸性饮料,以及是否有经常呕吐、反酸等现象,还要询问其口腔卫生习惯、工作环境等。口腔检查前、后牙是否存在特征性酸蚀改变。

4.预防

治疗可以引起酸蚀症的疾病,减少饮食中酸对牙的侵蚀,避免与酸的接触,增强牙对酸的抵抗力,改变不良的饮食习惯及口腔卫生习惯等。如减少酸性食物和饮料的摄入量及摄入频率,尽量用吸管饮用,最好不要在两餐之间及晚上睡觉前摄入酸性饮食,用酸性饮食后不要马上刷牙,平时最好用含氟牙膏刷牙,用含氟漱口水漱口。咀嚼无糖口香糖等促进唾液分泌从而发挥唾液的缓冲作用。与职业有关的患者可使用口罩,定时用2%苏打液漱口。避免口呼吸等对预防发生亦有一定作用。

5.治疗

可以局部用药物脱敏处理,缺损严重者可根据情况采用充填法或修复法予以治疗。并发牙髓病变者,应先治疗牙髓病,再做修复治疗。

(五)牙隐裂

牙冠表面出现非生理性细小裂纹的疾病。又称不全牙裂或牙微裂。常不易被发现,裂纹常深入到牙本质,是引起牙痛的原因之一。

1.病因

包括以下方面。

(1)牙结构的薄弱环节

牙𬌗面的发育沟是牙发育钙化缺陷区,抗裂强度低,而且也是牙承受正常𬌗力时应力集中的部位。

(2)牙尖的斜度

牙尖斜度越大,产生的水平分力越大,越易发生牙隐裂。

(3)创伤性𬌗力

当病理性磨损出现高陡牙尖时,牙尖斜度也明显增大。正常咬合时所产生的水平分力也增加,形成创伤性𬌗力,使窝沟底部的釉板向牙本质方向加深加宽,这就是隐裂纹的开始。在𬌗力的继续作用下,裂纹逐渐向牙髓方向加深,所以创伤性𬌗力是牙隐裂的致病因素。

(4)牙髓的状态和窝洞的处理

失去牙髓营养的牙脆性增加,对𬌗力的耐受能力大为降低;洞型的制备,可使牙结构薄弱。所以死髓、大面积龋损的患牙容易隐裂甚至折裂。

2.临床表现

(1)好发于中老年患者的磨牙𬌗面,以上颌第一磨牙最多见。

(2)裂纹位置与𬌗面某些窝沟的位置重叠并向一侧或两侧边缘延伸。上颌磨牙隐裂线常与𬌗面近中舌沟重叠,下颌磨牙隐裂线常与𬌗面近远中发育沟重叠,并越过边缘嵴到达邻面,但亦有与𬌗面颊舌沟重叠的颊舌面隐裂,前磨牙的隐裂常呈近远中向。

(3)牙隐裂的裂纹深度和范围的不同,其临床症状也不尽相同。裂纹较浅时通常没有临床症状,用肉眼在牙面上往往观察不到明显的裂纹,只是在口腔检查时偶然发现。随着裂纹的加深,逐渐开始出现临床症状,从咀嚼硬或韧性粗纤维性食物时出现短暂而模糊的不适感,至冷、热刺激敏感甚至在咬硬物时出现定点的尖锐而短暂的疼痛。凡出现上述症状而未能发现患牙有深的龋洞或深的牙周袋,牙面上探不到过敏点时,应考虑牙隐裂存在的可能性。

(4)一般可用尖锐的探针检查,如隐裂不明显,可涂以碘酊,使隐裂线染色而将其显示清楚。有时将探针置于疑似隐裂处加压或用力撬动,可有疼痛感。沿隐裂线磨除,可见裂纹已达牙本质深层。将棉签置于可疑牙的牙尖上,嘱患者咬合,如出现短暂的撕裂样疼痛,则该牙可能已有隐裂。

(5)有学者提出隐裂牙综合征的概念,即累及前磨牙或磨牙牙本质的不完全折裂,有时折裂会扩展到牙髓,伴随临床症状。

3.诊断

包括以下方面。

（1）病史及早期症状

较长期的咬合不适和咬在某一特定部位时的剧烈疼痛。

（2）叩诊

各个牙尖和各个方向的叩诊有助于诊断，叩痛明显处为裂纹所在。

（3）温度测验

当患牙对冷敏感时，裂纹处最明显。

（4）临床检查

如咬合试验引起疼痛、染色试验发现裂纹、显微镜检查发现裂纹等可明确诊断。

4.预防

牙隐裂的预后通常是不肯定的，所以牙隐裂的预防尤其重要。预防的方法有口腔卫生宣教，避免经常性地咀嚼过硬的食物，避免偏侧咀嚼；分期调𬌗排除𬌗干扰。降低牙尖斜度以减小劈裂力量。牙隐裂发生的第 1 年内是对侧同名牙发生隐裂的主要时期，应加强此期间的预防工作，及时对牙隐裂的对侧同名牙进行干预，可以显著降低其隐裂的发病率。

5.处理

应根据裂纹的深度和范围而定。隐裂仅达釉牙本质界，着色浅而无继发龋损者，用酸蚀法和釉质粘接剂光固化处理并调𬌗；有继发龋或裂纹着色深，已达牙本质浅层、中层者，沿裂纹备洞；用氢氧化钙糊剂覆盖，氧化锌丁香酚粘固剂暂封，2～4 周后无症状后再行光固化复合树脂充填。较深的裂纹或已有牙髓病变者，在牙髓治疗的同时调整牙尖斜度，彻底去除患牙承受的致裂力量，治疗后及时用全冠修复。为防止治疗过程中牙体裂开，牙髓治疗前可粘上带环以保护牙冠。

（六）牙根纵裂

发生在牙根的从根管延伸到牙周膜的纵向折裂。又称根裂。是一种未波及牙冠的病因复杂的非龋性牙体疾病。

1.病因

与很多因素有关。

（1）医源性因素

是最常见的致病原因。多见于无髓牙，其发生牙根纵裂的内因是牙本质脱水、牙变脆致牙抗折性降低及根管预备过度，外因有侧向填压牙胶尖压力过大、根管充填后不合适的桩或桩核修复等。

（2）慢性持续性𬌗创伤

其发生与侧方𬌗创伤、牙尖高耸、磨耗不均、根分叉暴露等有关。在全口牙中，承受𬌗力最大的第一磨牙牙根纵裂发生率最高。

（3）牙根发育缺陷

磨牙近中根发生牙根纵裂的比例明显超过其他牙根，估计与近中根在解剖结构缺陷有关。

（4）牙周炎

可能导致牙根吸收，牙根抗折性下降，从而容易引发牙根纵裂。

2.临床表现

（1）多发生于中老年人的磨牙，以下颌第一磨牙的近中根最多见。可单侧或双侧对称发生。

（2）创伤性𬌗力引起的牙根纵裂早期有冷热刺激痛、咀嚼痛，晚期出现自发痛、咀嚼痛，并有牙龈反复肿胀、牙叩痛和松动。多数牙有牙周袋和牙槽骨吸收。

（3）根管充填后引起的牙根纵裂无牙髓症状，早期也无牙周袋或牙槽骨的破坏，随着病程延长，感染通过折裂处损伤牙周组织，可使牙周病变加重，骨质吸收。

3.影像学检查

X线检查对诊断牙根纵裂有重要意义。X线片显示根管下段、中下段甚至全根管增宽，折裂线边缘整齐，通过根尖孔，至根尖处变宽，折裂方向与根管长轴一致，严重者纵裂片横断分离。源于牙周病者，X线片上可见牙槽骨吸收；源于根管治疗后者，早期无牙槽骨的破坏，晚期可见牙周膜间隙增宽，牙槽骨的垂直或水平吸收。

4.诊断

（1）中老年人牙冠完整的磨牙，有长期的咬合痛，并出现牙髓、牙周炎症状，应考虑牙根纵裂。

（2）磨牙一侧有叩痛，叩诊浊音，有深及根尖的细窄牙周袋。

（3）患牙根管特有的X线片表现是诊断牙根纵裂的主要依据。如X线片上根管管腔的下段、中下段甚至全根管增宽，边缘整齐。

（4）注意对照同名牙的检查与诊断。

5.鉴别诊断

（1）牙根纵裂X线片显示起自根尖部的呈窄条形增宽的根管影像可与因牙髓肉芽性变造成的牙内吸收相鉴别，后者X线片表现为髓室或根管某部分呈圆形、卵圆形或不规则、膨大的透射区。

（2）牙根纵裂患牙牙冠完整无任何裂损，可与牙冠劈裂导致的冠根联合折裂相区别。

6.防治

预防牙根纵裂的措施：避免经常性地咀嚼过硬的食物、维护口腔卫生、防治牙周病、医生在治疗无髓牙中应避免过度预备根管以及用力侧向充填牙胶尖。在治疗方面，对于松动明显、牙周袋宽而深或单根牙根管治疗后发生的牙根纵裂，保守治疗无效，均应拔除；对于牙周病损局限于折裂线处且稳固的磨牙，可在根管治疗后行牙半切除术或截根术。

五、牙本质敏感症

牙在受到生理范围内的温度、化学、机械以及渗透压等刺激时出现短暂、尖锐的疼痛或不适现象的症状。又称过敏性牙本质、牙感觉过敏症。牙本质过敏不是一种独立的疾病，而是各种牙体疾病共有的症状，发病的高峰年龄在40岁左右，男女发病率相当，成人发病率为4%～74%。

（一）病因

通常情况下，牙本质被釉质和牙骨质严密覆盖，不会发生牙本质敏感，凡是能引起牙本质直接暴露于口腔环境中的因素都可能是该病的病因。

1.牙体硬组织疾病

如龋病、磨耗、磨损、楔状缺损、牙折、牙隐裂，因可破坏釉质的完整性而使牙本质暴露。

2.牙周组织疾病

可引起牙龈萎缩，致牙颈部及牙根部暴露，多见于食物嵌塞所致的并发症。此外，约10%的釉牙骨质界无牙骨质覆盖，加之刷牙等机械作用破坏牙根表面的牙骨质，导致牙本质暴露。

3.医源性因素

如牙经过充填治疗后，修复体与牙之间不密合使洞壁牙本质与口腔环境直接接触，引起牙本质敏感；经牙龈下刮治术及根面平整后的患牙根部暴露，根周牙骨质和牙本质在牙刷磨损作用下很快破坏，造成牙本质暴露而敏感；酸蚀粘接术中，酸处理不当造成活髓牙釉质、牙骨质崩解而导致牙本质暴露。

4.饮食习惯

如常吃酸性食物，喜食醋、酸果汁等，加上不良的刷牙方法或喜好硬性食物，使后牙咬合面磨损严重，或使暴露的牙根表面部分脱矿，导致牙本质暴露。

5.全身应激性增高

当患者身体处于特殊状态时，如神经官能症患者、月经期和妊娠后期妇女或患者抵抗力降低时，神经末梢的敏感性增高，使原来一些不足以引起疼痛的刺激也会引起牙本质敏感症；当身体恢复正常之后，敏感症状消失。

（二）发病机制

发病机制尚不十分清楚，有以下3种假说。

1.神经学说

认为牙本质中存在着牙髓神经末梢，故感觉可由牙本质表层传至牙髓。但从形态学和功能方面的观察，尚未取得一致的见解。不少学者认为：在牙髓的成牙本质细胞层内的无髓鞘神经，仅有一部分进入前期牙本质和牙本质内层，而其外2/3并未见神经结构。许多实验结果也不支持"神经对各种刺激的反应是直接的"观点。

2.牙本质纤维传导学说

认为成牙本质细胞的原浆突中含有乙酰胆碱酶，它在受刺激后能引起神经传导，产生痛觉。持反对意见者认为，实验性的干扰人成牙本质细胞，并未降低牙本质的敏感性，说明成牙本质细胞并不具有感觉器的特性，可能在牙本质过敏中仅起被动作用。

3.流体动力学理论

认为作用于牙本质的外部刺激引起了牙本质小管内容物向外或向内的流动，这种异常的流动被传递到牙髓，从而引起牙髓神经纤维的兴奋，产生痛觉。成牙本质细胞下层、成牙本质细胞层和牙本质内层小管内的神经纤维对液体的流动或突然的压力变化均非常敏感，这也是发生牙本质过敏的原因。该学说在牙本质过敏的发病机制中被广为接受。

（三）临床表现

主要表现为刺激痛,当刷牙,吃硬物,受酸、甜、冷、热等刺激时均可发生疼痛,尤其对机械性刺激最敏感,如吃硬物咀嚼时酸软无力,但刺激去除后,症状可立即消失。可通过探诊、温度试验以及主观评价等3种手段检查有无牙本质敏感症,其中探诊是临床检查牙本质敏感症最常用的方法。牙本质敏感症可能只对一种刺激敏感,也可能对多种刺激敏感,因此,多数学者认为在临床检查过程中要使用多种手段,其中至少有一种可定量的试验。

用锐探针检查暴露的牙本质或用三用气枪在距牙面2cm处吹气,均可引起患牙酸痛不适,其过敏程度可分为4级:0级,无不适;1级,轻微不适;2级,中度不适;3级,重度不适;4级,不能容忍的不适。可用尖锐的探针在牙面轻轻划过,以准确定位过敏区。

（四）治疗

根据流体动力学说原理,对牙本质敏感症的有效治疗是必须封闭牙本质小管,以减少或避免牙本质内的液体流动。常用的治疗方法有以下几种。

1.药物治疗

主要包括以下几种药物。

（1）氟化物

氟离子能减小牙本质小管的直径,从而减少液压传导。如单氟磷酸钠凝胶、氟化钠甘油。

（2）氯化锶

锶对钙化组织具有强大的吸附力,通过钙化锶磷灰石的形式,阻塞牙本质小管。常用10%氯化锶牙膏、75%氯化锶甘油糊剂和25%氯化锶溶液。

（3）氟化氨银

38%饱和氟化氨银阻塞牙本质小管的同时还能与牙中的羟基磷灰石反应,促使牙的再矿化,提高牙的耐脱矿性,防止牙本质小管再开放,并使药效持久。

（4）碘化银

3%碘酊和10%～30%硝酸银使牙体硬组织内蛋白质凝固而形成保护层,碘酊与硝酸银作用产生碘化银沉淀于牙本质小管内,从而阻断传导。

（5）树脂类脱敏剂

脱敏剂主要由甲基丙烯酸羟乙基酯（HEMA）和GA构成,其作用机制是使牙本质小管内蛋白质凝固,阻塞牙本质小管,从而减小牙本质小管通透性而起到脱敏效果。使用时首先去除牙表面食物残渣,敏感区吹干、隔湿,将蘸有脱敏剂的小毛刷涂擦脱敏区,等候30秒,然后用气枪吹至液体表面较干为止,也可用光固化灯进行照射。

2.激光法

激光接触牙本质瞬间产生高温,使牙本质熔融封闭牙本质小管,达到阻断外界刺激的目的。

3.充填治疗

对反复进行脱敏无效者,可考虑进行树脂、银汞合金充填治疗或冠修复,对严重磨耗接近牙髓而症状严重者在保守治疗无效后可行牙髓治疗。

第三节　牙髓病的临床表现及诊断

一、分类

（一）组织病理学分类

在组织病理学上，一般将牙髓状态分为正常牙髓和病变牙髓两种。对于病变牙髓一直沿用如下分类。

1.牙髓充血

（1）生理性牙髓充血。

（2）病理性牙髓充血。

2.急性牙髓炎

（1）急性浆液性牙髓炎：①急性局部性浆液性牙髓炎；②急性全部性浆液性牙髓炎。

（2）急性化脓性牙髓炎：①急性局部性化脓性牙髓炎；②急性全部性化脓性牙髓炎。

3.慢性牙髓炎

（1）慢性闭锁性牙髓炎。

（2）慢性溃疡性牙髓炎。

（3）慢性增生性牙髓炎。

4.牙髓坏死与坏疽

5.牙髓变性

（1）成牙本质细胞空泡性变。

（2）牙髓纤维性变。

（3）牙髓网状萎缩。

6.牙髓钙化

Seltzer曾结合人牙标本和临床状态做了详细的组织学观察，研究发现所观察到的牙髓病理改变难以按照上述分类法划分。生活牙髓在组织学上变异很大，所谓"正常牙髓"和各种不同类型的"病变牙髓"常存在各种移行或重叠现象。因此，Seltzer提出了如下经典的分类。

（1）完整无炎症牙髓。

（2）萎缩性牙髓，包括各种退行性变。

（3）炎症牙髓，包括：急性牙髓炎（血管高度扩张，通透性增加，血浆成分渗出，大量中性粒细胞浸润，甚至形成化脓灶）；慢性局限性牙髓炎（特征性的慢性炎症病损局限于冠髓，外被致密胶原纤维束，内可有液化性坏死或凝固性坏死）；慢性全部性牙髓炎（炎症遍及冠髓与根髓，冠髓中可有液化性坏死或凝固性坏死区，其余部分含有炎症肉芽组织）。

（4）坏死牙髓（全部牙髓组织坏死）。

（5）移行阶段牙髓（完整牙髓伴有散在的慢性炎症细胞，无血管扩张和组织水肿，尚未构成典型的炎症渗出表现）。

（二）临床分类

牙髓的病理变化与患牙的临床表现并无确定的关联，临床医师根据患者提供的症状及各种临床检查结果对患牙牙髓的病理状态所做的推测并不准确。在临床上医师需做到的是对牙髓病损程度及恢复能力做出正确估计，从而选择适当的治疗方法。从临床治疗的角度出发，对牙髓病损状态的推断只是为选择治疗方法提供一个参考依据。因此，以下根据牙髓病的临床表现和治疗预后所进行的分类更为实用。

1.可复性牙髓炎

2.不可复性牙髓炎

（1）急性牙髓炎（包括慢性牙髓炎急性发作）。

（2）慢性牙髓炎（包括残髓炎）。

（3）逆行性牙髓炎。

3.牙髓坏死

4.牙髓钙化

（1）髓石。

（2）弥漫性钙化。

5.牙内吸收

（三）转归

牙髓一旦发生炎症，炎性介质及牙髓的组织解剖特点使局部组织压增高。这些可导致局部静脉塌陷血流减少，炎性介质的浓度更高并快速扩散到全部牙髓，压迫神经产生剧烈疼痛。牙髓组织借助根尖孔及根尖周围组织与机体建立联系，当发生炎症时，组织几乎不能建立侧支循环。这就限制了牙髓从炎症状态恢复正常的能力，最终可能发展为牙髓坏死。牙髓的炎症病变过程随着外界刺激物及机体抵抗力的变化，有 3 种趋向。

（1）当外界刺激因素被消除后，牙髓的炎症受到控制，机体修复能力得以充分发挥，牙髓组织逐渐恢复正常（多见于患者身体健康，患牙根尖孔粗大，牙髓炎症轻微）。

（2）当外界刺激长期存在，但刺激强度较弱，或牙髓炎症渗出物得到某种程度的引流时，牙髓呈现慢性炎症病变，或表现为局限性化脓灶。

（3）外界刺激较强或持续存在，牙髓病变局部严重缺氧、化脓、坏死，炎症进一步发展导致全部牙髓组织失去生活能力。

二、牙髓病的临床诊断程序

在牙髓病的临床诊断中，正确诊断牙髓炎并确定患牙是诊断的重点。临床诊断过程包括：收集所有信息如症状、体征和病史；结合临床检查和测试的结果判断病因及确定患牙。在临床上要准确诊断牙髓病并确定患牙，遵循"诊断三部曲"的步骤，可减少误诊率，制订正确的治疗方案。

（一）牙髓炎"诊断三部曲"

（1）了解患者的主诉症状，获取初步印象。通过询问病史，了解疼痛的部位（定位或放散）、性质（锐痛、钝痛、隐痛、跳痛、灼烧痛、肿痛）、严重程度，疼痛的时间，诱发、加重或缓解疼痛的因素等。根据患者诉说的疼痛特点，初步判断是否为牙髓炎引起的疼痛。

（2）排查病因，寻找可疑患牙。一是检查是否有龋齿，包括近髓或已达牙髓的深龋洞（注意龋病好发且较隐蔽的牙面）；二是查看是否有近髓的非龋牙体硬组织疾病；三是检查有无深牙周袋存在；四是询问和检查有无治疗过的牙，从患者所诉治疗的时间和治疗术中、后的感受，分析既往的检查、治疗操作是否构成对牙髓的损害。

（3）确定患牙并验证牙髓炎的诊断。包括牙髓温度测试和牙髓电活力测试。

（二）牙髓活力温度测试

必须以患者自身的正常牙作对照。所选对照牙应当是没有病损或充填物的活髓牙的唇、颊面或后牙的舌面。牙髓温度测验结果分为如下 4 个级别。

1.无反应

提示牙髓已坏死，以下情况可出现假阴性反应。

（1）牙髓过度钙化。

（2）根尖未完全形成。

（3）近期受外伤的患牙。

（4）患者在检查前使用了镇痛药或麻醉药。

2.出现短暂的轻度或中度的不适或疼痛

牙髓正常。

3.产生疼痛但刺激去除后疼痛即刻消失

可复性牙髓炎。

4.产生疼痛但刺激去除后仍然持续一段时间

不可复性炎症。

（1）急性牙髓炎：快速而剧烈的疼痛。

（2）慢性牙髓炎：迟缓不严重的疼痛。

（3）急性化脓性牙髓炎：冷刺激缓解。

（三）牙髓活力电测试

通过牙髓活力电测试器来检测牙髓神经成分对电刺激的反应，有助于判断牙髓的活力状态。必须与患者自身的对照牙进行比较。在相同的电流输出档位下，测试牙与对照牙的电测值之差＞10 时，表示测试牙的牙髓活力与正常牙有差异。如电测值到达最大时测试牙无反应，表示牙髓已无活力。

三、各型牙髓病的临床表现及诊断要点

（一）可复性牙髓炎

可复性牙髓炎是牙髓组织以血管扩张充血为主要病理表现的初期炎症表现。若能彻底去

除病原刺激因素,同时给予适当的治疗,患牙牙髓可以恢复正常。

1.临床症状

(1)受冷、热、酸、甜刺激时,立即出现瞬间的疼痛反应,对冷刺激更敏感;刺激一去除,疼痛消失。

(2)没有自发性疼痛。

2.检查

(1)患牙常见有接近髓腔的牙体硬组织病损,如深龋、深楔状缺损,深牙周袋,咬合创伤。

(2)患牙对温度测验,尤其是冷测表现为一过性敏感,且反应迅速。去除刺激后,数秒缓解。

(3)叩诊反应同正常对照牙,即叩痛(一)。

3.诊断

(1)主诉对温度刺激一过性敏感,但无自发痛的病史。

(2)可找到能引起牙髓病变的牙体病损或牙周组织损害的原因。

(3)患牙对冷测的反应阈值降低,表现为一过性敏感。

4.鉴别诊断

(1)深龋当冷、热刺激进入深龋洞内才出现疼痛反应,刺激去除后症状不持续。当深龋与可复性牙髓炎难以区别时,可先按可复性牙髓炎的治疗进行安抚处理。

(2)不可复性牙髓炎一般有自发病史;有温度刺激引起的疼痛反应程度重,持续时间长,有时可出现轻度叩痛。在临床上,若可复性牙髓炎与无典型自发痛症状的慢性牙髓炎难以区分时,可采用诊断性治疗的方法,用氧化锌丁香油酚黏固剂进行安抚治疗,在观察期内视其是否出现自发痛症状明确诊断。

(3)牙本质过敏症对探、触等机械刺激和酸、甜等化学刺激更敏感。

(二)不可复性牙髓炎

不可复性牙髓炎是病变较为严重的牙髓炎症,可发生于牙髓的某一局部,也可涉及整个牙髓,甚至在炎症的中心部位已发生了程度不同的化脓或坏死。此类牙髓炎症自然发展的最终结局均为全部牙髓的坏死。几乎没有恢复正常的可能,临床治疗上只能选择摘除牙髓以去除病变的方法。包括急性牙髓炎、慢性牙髓炎、残髓炎、逆行性牙髓炎。

1.急性牙髓炎

急性牙髓炎的临床特点是发病急,疼痛剧烈。病因包括慢性牙髓炎急性发作,牙髓受到急性的物理损伤、化学刺激及感染。

(1)临床症状

①自发性阵发性的剧烈疼痛:初期持续时间短,晚期持续时间长。炎症牙髓出现化脓时,患者可主诉有搏动性跳痛。

②夜间痛,或夜间疼痛较白天剧烈。

③温度刺激加剧疼痛:若患牙正处于疼痛发作期内,温度刺激可使疼痛更为加剧。如果牙髓已有化脓或部分坏死,患牙可表现为所谓的"热痛冷缓解"。

④疼痛不能自行定位:疼痛呈放射性或牵涉性,常是沿三叉神经第 2 支或第 3 支分布区域

放射至患牙同侧的上、下颌牙或头、颞、面部,但这种放射痛不会发生到患牙的对侧区域。

(2)检查

①患牙可查及接近髓腔的深龋或其他牙体硬组织疾病,或有深的牙周袋。

②探诊可引起剧烈疼痛,可探及微小穿髓孔,并可见有少量脓血自穿髓孔流出。

③温度测验时,患牙敏感,刺激去除后,疼痛症状持续一段时间。当患牙对热测更为敏感时,表明牙髓已出现化脓或部分坏死。

④早期叩诊无明显不适,当炎症的外围区已波及根尖部的牙周膜,可出现垂直方向的叩诊不适。

(3)诊断

①典型的疼痛症状。

②患牙肯定可找到有引起牙髓病变的牙体损害或其他病因。

③牙髓温度测验结果可帮助定位患牙,对患牙的确定是诊断急性牙髓炎的关键。

(4)鉴别诊断

①三叉神经痛

表现为突然发作的电击样或针刺样剧痛,有疼痛"扳机点",发作时间短,较少在夜间发作,冷热温度刺激也不引发疼痛。

②龈乳头炎

剧烈的自发性疼痛,持续性胀痛,对疼痛可定位,龈乳头有充血、水肿现象,触痛明显。患处两邻牙间可见食物嵌塞的痕迹或有食物嵌塞史。对冷热刺激有敏感反应,但一般不会出现激发痛。

③急性上颌窦炎

持续性胀痛,上颌的前磨牙和磨牙同时受累而导致两三颗牙均有叩痛,但未查及可引起牙髓炎的牙体组织与疾病。同时可伴有头痛、鼻塞、浓涕等上呼吸道感染的症状,以及在跑、跳、蹲等体位变化时,牙痛症状加重。检查上颌窦前壁可有压痛现象。

2.慢性牙髓炎

慢性牙髓炎是临床上最为常见的一型牙髓炎,有时临床症状很不典型,容易误诊而延误治疗。

(1)临床症状

①无剧烈的自发性疼痛,但有时可出现不甚明显的阵发性隐痛或每日出现定时钝痛。

②患者可诉有长期的冷、热刺激痛病史等,对温度刺激引起的疼痛反应会持续较长时间。

(2)检查

①炎症常波及全部牙髓及根尖部的牙周膜,致使患牙常表现为咬合不适或轻度的叩痛

②一般可定位患牙。

(3)分型

①慢性闭锁性牙髓炎

a.无明显的自发痛,有长期的冷热刺激痛病史。

b.可查及深龋洞、冠部充填体或其他近髓的牙体硬组织缺损。洞内探诊感觉迟钝。

c.去净腐质后无肉眼可见的露髓孔。

d.患牙对温度测验的反应可为敏感,也可为热测引起迟缓性痛,多有轻度叩痛或叩诊不适感。

②慢性溃疡型牙髓炎

a.食物嵌入洞内即出现剧烈的疼痛。当冷热刺激激惹患牙时,会产生剧痛。

b.查及深龋洞或近髓的牙体损害。患牙大量软垢、牙石堆积、洞内食物残渣大量嵌入。

c.去净腐质、可见有穿髓孔,深探剧痛并有少量暗色液体流出。

d.温度测试敏感。仅有极轻微的叩诊不适。

③慢性增生型牙髓炎

a.无明显的自发痛,患者可诉每进食时患牙疼痛或有进食出血现象,长期不敢用患侧咀嚼食物。

b.患牙大而深的龋洞中有红色、"蘑菇"形状的肉芽组织,又称作"牙髓息肉",可充满整个洞内并达咬合面,探之无痛但极易出血。常可见患牙及其邻牙有牙石堆积。

c.牙髓息肉与牙龈息肉、牙周膜息肉的鉴别如下。

牙龈息肉:多是患牙邻𬌗面出现龋洞时,由于食物长期嵌塞加之患牙龋损处粗糙边缘的刺激,牙龈乳头向龋洞所形成的空间增生,形成息肉状肉芽组织。

牙周膜息肉:是在多根牙的龋损穿通髓腔后进而破坏髓室底,根分叉处的牙周膜因外界刺激而反应性增生,肉芽组织由髓底穿孔处长入连通髓腔的龋损内,洞口外观像牙髓息肉。

可通过 X 线片观察患牙根分叉区髓室底影像的连续性,再用探针探查息肉的蒂部及其髓室底的完整性。

(4)诊断

①可以定位患牙,长期冷、热刺激痛病史和(或)自发痛史。

②肯定可查到引起牙髓炎的牙体硬组织疾病或其他原因。

③患牙对温度测验有异常表现。

④叩诊反应可作为很重要的参考指标。

(5)鉴别

①深龋:刺激去除后症状立即消失;对叩诊的反应与正常对照牙相同。

②可复性牙髓炎:患牙对温度测验,尤其是冷测表现为一过性敏感,且反应迅速,去除刺激后,数秒缓解;叩诊反应同正常对照牙,即叩痛(一)。

③干槽症:近期有拔牙史,牙槽窝空虚,骨面暴露,出现臭味。可有温度刺激敏感及叩痛,但无明确的牙髓疾病指征。

3.残髓炎

残髓炎属于慢性不可复性牙髓炎,发生在经牙髓治疗后的患牙,由于残留了少量炎症根髓或多根牙遗漏了未做处理的根管,因而命名为残髓炎。

(1)临床症状

①自发性钝痛、放散性痛、温度刺激痛。

②咬合不适或轻微咬合痛。

③均有牙髓治疗病史。

（2）检查

①牙冠可见牙髓治疗后的充填体或暂封材料。

②对患牙施以强冷、强热刺激进行温度刺激，反应可为迟缓性痛或仅诉有感觉。

③叩诊轻度疼痛（－）或不适感（±）。

④去除患牙充填物，用根管器械探查病患根管至深部时有感觉或疼痛。

（3）诊断

①有牙髓治疗史。

②有牙髓炎症表现。

③强温度刺激患牙有迟缓性疼痛以及叩诊疼痛。

④探查根管有疼痛即可确诊。

4.逆行性牙髓炎

逆行性牙髓炎的感染来源是深牙周袋中的细菌可通过根尖孔或侧支根管进入牙髓，引发牙髓感染。这种由牙周途径导致的牙髓感染成为逆行性感染，所引起的牙髓炎称为逆行性牙髓炎。

（1）临床症状

①急性牙髓炎症状（自发痛、阵发痛、冷热刺激痛、放散痛、夜间痛）。

②慢性牙髓炎症状（冷热刺激敏感或激发痛，不典型的自发钝痛或胀痛）。

③均有长时间的牙周炎病史，可诉有口臭、牙松动、咬合无力或咬合疼痛等不适症状。

（2）检查

①患者有深达根尖区的牙周袋或较为严重的根分叉病变。牙龈水肿、充血，牙周袋溢脓，牙有不同程度的松动。

②无引发牙髓炎的深龋或其他牙体硬组织疾病。

③对多根患牙的牙冠不同部位进行温度测试，其反应可不同。

④对叩诊的反应为轻度疼痛（＋）至中度疼痛（＋＋），叩诊呈浊音。

⑤X线片患牙有广泛的牙周组织破坏或根分叉病变。

（3）诊断

①患牙有长期牙周炎病史。

②近期出现牙髓炎症状。

③患牙未查出引发牙髓病变的牙体硬组织疾病。

④患牙有严重的牙周炎表现。

（三）牙髓坏死

牙髓坏死常由各种类型的牙髓炎发展而来，也可因外伤打击、正畸治疗所施加的过度创伤力、修复治疗对牙体组织进行预备时的过度手术切割产热以及使用某些修复材料（硅酸盐黏固剂、复合树脂）所致的化学刺激和微渗漏引起牙髓组织发生严重营养不良及退行性变性时，血液供应不足，最终发展为牙髓坏死。如不及时治疗，病变可向根尖周组织发展，导致根尖周炎。坏死的牙髓组织更有利于细菌的定植，因此，其比健康的牙髓组织更容易感染。

1.临床症状

(1)患牙一般没有自觉症状,也可见有以牙冠变色为主诉前来就诊。

(2)可有自发痛史、外伤史、正畸治疗史或充填、修复史。

2.检查

(1)牙冠可存在深龋洞或其他牙体硬组织疾病,或是有充填体、深牙周袋等。也可见完整牙冠者。

(2)牙冠变色,呈暗红色或灰黄色,失去光泽。

(3)牙髓活力测验无反应。

(4)叩诊同正常对照牙或不适感。

(5)牙龈无根尖来源的瘘管。

(6)X线片显示患牙根尖周影像无明显异常。

3.诊断

(1)无自觉症状。

(2)牙冠变色、牙髓活力测验果果和X线片的表现。

(3)牙冠完整情况和病史可作为参考。

4.鉴别

慢性根尖周炎:通过拍摄X线片,若发现有根尖周骨质影像密度减低或根周膜影像模糊、增宽,即可做出鉴别诊断。

(四)牙髓钙化

牙髓钙化:当牙髓的血液循环发生障碍,会造成牙髓组织营养不良,出现细胞变性,钙盐沉积,形成微小或大块的钙化物质。有两种形式,髓石游离于牙髓组织或附着髓腔壁;弥漫性钙化,整个髓腔闭锁,见于外伤或氢氧化钙盖髓治疗或活髓切断术后。

1.临床症状

(1)一般不引起临床症状。

(2)个别情况出现与体位有关的自发痛,也可沿三叉神经分布区放射,一般与温度刺激无关。

2.检查

(1)患牙对牙髓温度测验的反应可异常,表现为迟钝或敏感。

(2)X线片显示髓腔内有阻射的钙化物(髓石)或呈弥漫性阻射影像而致使原髓腔处的透射区消失。

3.诊断

(1)X线片检查结果作为重要的诊断依据。

(2)需排除由其他原因引起的自发性放散痛的疾病,并经过牙髓治疗后疼痛症状得以消除,方能确诊。

(3)询问病史有外伤或氢氧化钙治疗史者可作为参考。

4.鉴别

三叉神经痛:有扳机点;X线片检查结果可作为鉴别参考;经诊断性治疗(牙髓治疗)后,视疼痛是否消失得以鉴别。

(五)牙内吸收

牙内吸收是指正常的牙髓组织肉芽性变,分化出的破牙本质细胞从髓腔内部吸收牙体硬组织,致髓腔壁变薄,严重者可造成病理性牙折。多发生于乳牙。见于受过外伤的牙,再植牙及做过活髓切断术或盖髓术的牙。

1.临床症状

(1)一般无自觉症状,多于 X 线片检查时发现。

(2)少数病例可出现自发性阵发痛、放散痛和温度刺激痛和牙髓炎症状。

2.检查

(1)发生在髓室时,肉芽组织的颜色可透过已被吸收成很薄的牙体硬组织层而使牙冠呈现为粉红色。发生在根管内时,牙冠颜色没有改变。

(2)患牙对牙髓测验的反应可正常,也可表现为迟钝。

(3)叩诊检查同正常对照牙或出现不适感。

(4)X 线片显示髓腔内有局限性不规则的膨大透射影区域,严重者可见内吸收处的髓腔壁被穿通,甚至出现牙根折断线。

3.诊断

(1)X 线片的表现为主要依据。

(2)病史和临床表现作为参考。

四、非牙源性牙痛的鉴别诊断思路

国际疼痛研究学会(IASP)在疼痛病症分类学中的定义为:有潜在或实际的组织损伤或类似的损伤引起的一种不愉快的感觉或情感体验。诊断疼痛的关键首先是要排除器质性病变。

牙髓病的特征性临床表现就是牙痛,尤其是剧烈的自发性放散痛、不能定位的牵涉痛症状,可能与系统其他疾病引起的疼痛混淆,导致误诊误治。临床工作中面对牙痛的患者,首先要做的是判断疼痛的来源。除了考虑牙髓炎,在与疼痛牙邻近组织的疾病相鉴别外,还需了解下列系统源性疼痛疾病的特征性临床表现,以提供鉴别诊断的思路。

(一)口腔颌面部疾病

1.颞下颌关节疾病

颞下颌关节持续疼痛,疼痛部位深在,定位不清,疼痛时常发作,出现牵涉痛,可伴有耳疼痛和张口受限。颌面部肌肉痉挛导致肌筋膜疼痛,扪压肌肉或关节可引起或加重疼痛。疼痛持续时间一般超过 6 个月。影像学检查有助于诊断。

2.涎腺疾病

发生于涎腺的多种疾病,包括导管堵塞、炎症和感染都会引起疼痛和压痛的症状。咀嚼食物时,尤其是刚进食时,诱发或加重疼痛,还可出现肿胀、发热和张口痛。通过扪诊、唾液流量检查和影像学检查可明确诊断。

（二）远隔器官疾病来源的牵涉痛

远隔器官疾病来源的牵涉痛是指能引起颌面部牵涉痛的远隔脏器疾病报道较多的有心绞痛、甲状腺炎、颈动脉痛及颈椎疾病。其中,因主诉牙痛而被确诊为心绞痛或被误诊的病例最令人关注。下面重点介绍心绞痛。

1.症状

左胸部沉重感、紧迫感、左前胸闷痛,常放射到左肩胛或左臂,另有18％的患者牵涉至左侧下颌或牙,出现后牙区牙髓炎样疼痛。

2.诊断

接诊时,应详细了解患者的身体状况和既往病史,以及与心脏病有关的危险因素,如血压、吸烟、肥胖、缺乏锻炼等。在排除牙本身疾病后,应及时将患者转诊至内科进行检查和诊断,以免延误病情。

（三）神经性疼痛

神经性疼痛是由周围神经组织结构病变或异常导致的疾病。

病因:遗传代谢紊乱(如卟啉病、糖尿病)、机械创伤(如压迫、外伤、手术)、中毒反应、感染或炎症(如疱疹、肝炎、麻风)等因素。

特征性表现:单侧剧烈的烧灼痛、撕裂痛或电击痛。

分类:根据疼痛的发作模式,分为发作性神经痛和持续性神经痛两类。发作性神经痛最为常见的是三叉神经痛,Eagle综合征;持续性神经痛主要为疱疹后神经痛和创伤后神经痛。下面将重点介绍Eagle综合征和疱疹后神经痛。

（1）Eagle综合征

①症状:当吞咽、转头、大张口,甚至说话时,咽喉部、舌后部出现中、重度的疼痛,也有后牙区疼痛的表现,常伴有吞咽困难、耳痛、眩晕性头痛。

②病因:茎突舌骨韧带钙化,过长的骨突在下颌运动过程中压迫舌咽神经。

③检查:用手指扣压患侧的扁桃体隐窝可产生典型的疼痛。

（2）疱疹后神经痛（PHN）

①症状:a.受累神经支配区域出现疱疹之前有不适感或痒感,也有难以忍受的持续性跳痛表现。b.当疱疹病毒感染三叉神经第2支或第3支时,可出现一个象限内的多颗牙疼痛,症状与牙髓炎相似。在感染潜伏期中,难以鉴别;当皮肤或口腔黏膜出现疱疹后,诊断容易。c.当疱疹急性发作消退后疼痛不缓解或1~2个月或以后再度出现,又称为疱疹后神经痛。表现为深部钝痛或锐利痛,也可出现感觉异常或皮肤过敏。

②病因:疱疹病毒感染。

③诊断:结合带状疱疹急性发作病史和患区遗留的瘢痕不难做出。

（四）血管神经性痛

血管神经性痛通常以非器质性病变为主的一组疼痛性疾病,可能与颅内、外血流变化或缺氧有关。疼痛较深在,呈搏动样、重击样或烧灼样,偶有尖锐痛,多为单侧发作,有缓解期。其中常见的可引起牙痛症状的血管神经性痛为丛集性头痛和偏头痛。

1.丛集性头痛

（1）症状

①疼痛反复密集性发作，呈"爆炸样"，疼痛剧烈、持续，有搏动感或烧灼感。

②疼痛部位常见于一侧眶下区、眼旁或眼后，可放散至前额、颞部和上颌骨，也会涉及上颌牙，易与上颌尖牙或前磨牙的牙源性疼痛相混淆。

③可伴有患侧鼻塞、流涕、流泪、脸红、颊肿、结膜充血，以及前额和面部出汗、上眼睑下垂和瞳孔缩小等交感神经和副交感神经症状。

④发作期间，常因疼痛剧烈难忍而坐立不安，反复踱步。

⑤疼痛可被烟、光、味等刺激激发，也可因紧张、饮酒、服用硝酸甘油而诱发。

⑥每次发作 30min 至两三个小时。

⑦男性发病率高，多见于 35～50 岁吸烟者。

（2）治疗

吸氧 15min 以上可消除疼痛，神经阻滞治疗也有明显效果。

2.偏头痛

（1）症状

①20～40 岁女性多见，常有家族史。

②疼痛由单纯的痛感发展为跳痛、重击痛，部位局限在单侧颞部、前额或眼后部，也可发生于面部或单一牙。

③伴发症状有头晕、呕吐、畏声、畏光或出汗。

④压力、疲劳、过多摄取含酪胺的食物、乙醇、组胺和血管扩张药可诱发或加重头痛。

⑤疼痛发作持续时间在数小时至两三天，间歇期为数天，长则数年。

（2）诊断

临床尚无特异性检查，诊断主要靠症状和病史。

（五）非典型性面痛

当患者颌面部出现超过 6 个月的持续性疼痛，且定位差，症状表述不清，解剖分布不明确，又查不出器质性病变，各种治疗无效，临床上不能确诊时，可能被冠以"非典型性面痛"的诊断。此类疼痛性质不明，发生于口腔的主要有非典型性压痛和灼口综合征两种。

1.非典型性牙痛（AO）

（1）症状

①持续性钝痛、搏动痛、放射痛和烧灼痛，疼痛持续时间长，但不受温度刺激影响。

②能定位牙痛的位置，但临床和 X 线片均检查不出任何病变体征，对"痛源牙"摘除牙髓后，疼痛仍不缓解。

③成年男女均易发病，超过 40 岁的女性多见。

（2）分类

心因性痛、血管性痛、神经病理性痛和特发性疼痛。

（3）诊断

一定要在排除了牙及其邻近结构的病变之后才能给出。

（4）治疗

目前尚无有效的治疗方法,医师要耐心的告知和解释。

2.灼口综合征

（1）症状

①口腔发生持续性的烧灼样疼痛,最常见部位为舌尖和舌缘,也可累及上腭、牙龈和牙。

②疼痛程度与牙痛相似,烧灼感更为明显,不出现酸痛或跳痛。

③疼痛在傍晚时最重,随时间推移加剧。

④伴随症状有口干、味觉异常、头痛、睡眠障碍。

（2）其他

检查黏膜正常,无器质性病变。

（六）孟乔森综合征

孟乔森综合征是一种心理疾病,患者期待接受不必要的医药措施,部分患者有药物依赖倾向。

面对牙痛患者,临床医师应建立正确的诊断思路。收集完整的疼痛史,如疼痛位置、性质、时间特点、相关症状、间歇性疼痛诱发因素、加重因素、缓解因素、疼痛强度,治疗史和牙科病史,家族史,社会因素,系统回顾,并结合检查对可能涉及的疾病进行排除,从最常见的疾病和局部可疑患牙入手,逐步扩大范围,直至罕见的、远隔器官的病症。

首先从牙源性痛的角度,尤其从牙髓源性角度考虑。对于非牙源性痛,若在临床上盲目开始不可逆的侵入性牙髓治疗,会给患者造成新的损害和更大的痛苦。因此,一定要正确运用检查手段,综合分析所有的临床信息,最终做出正确的诊断。

第四节　根尖周病的临床表现及诊断

一、急性根尖周炎

急性根尖周炎（AAP）是从根尖部牙周膜出现浆液性炎症到根尖周组织形成化脓性炎症的一系列反应过程,是一个病变程度由轻到重、病变范围由小到大的连续过程。

急性根尖周炎的进展为一连续过程,由浆液期逐步发展为化脓期中的根尖周脓肿、骨膜下脓肿及黏膜下脓肿。由于炎症侵犯组织的范围不同,上述4个阶段的临床表现各有特点,因此应急处理方法也不尽相同。

成人急性根尖周炎的发生主要是因牙髓感染、坏死后,根管内的感染物质通过根尖孔使根尖周围组织产生局限性的炎症反应;也可由来自根管的机械、化学刺激引起;少数还可由外伤或咬合创伤所致。

乳牙和年轻恒牙罹患牙髓炎时,由于患牙根尖孔较粗大,牙髓组织血供丰富,感染较易扩散,往往在牙髓炎症的早期便可合并根尖周组织的急性炎症。

二、急性浆液性根尖周炎

(一)病理表现

主要病理表现为根尖部牙周膜内血管扩张、充血,渗出物以血浆为主,局部组织呈现水肿,随即有多形核白细胞浸润。渗出的血浆不仅可以稀释毒素,其所含的抗体还可参与消除抗原物质。此刻的根尖部牙骨质及其周围的牙槽骨尚无明显变化。

临床表现

1.症状

(1)主要为患牙咬合痛。

(2)临床上患牙可由初期只有不适、发木、浮出、发胀,到咬合时患牙与对颌牙早接触。有时患者可诉有咬紧患牙反而稍感舒服的症状。

(3)当病变继续发展,患牙浮出和伸长的感觉逐渐加重,出现自发性、持续性的钝痛,咬合时不仅不能缓解症状,反而导致更为剧烈的疼痛。

(4)患者能够明确指出患牙,疼痛范围局限于患牙根部,不引起放散。

2.检查

(1)患牙可见龋坏、充填体或其他牙体硬组织疾病,或可查到深牙周袋。

(2)牙冠变色。牙髓活力测验无反应,但乳牙或年轻恒牙对活力测验可有反应,甚至出现疼痛。

(3)叩痛(+)～(++),扣压患牙根尖部位出现不适或疼痛。牙龈尚无明显异常。

(4)患牙可有Ⅰ度松动。

(5)X线检查根尖周组织影像无明显异常表现。

(二)诊断

(1)患牙典型的咬合疼痛症状。

(2)对叩诊和扣诊的反应。

(3)对牙髓活力测验的反应并结合患者的年龄,患牙所具有的牙髓病史、外伤史及不完善的牙髓治疗史均可作为参考。

三、急性化脓性根尖周炎

(一)临床病理

根尖周组织的浆液性炎症继续发展,则发生化脓性变化。此阶段白细胞,尤其是多形核白细胞浸润增多,根尖周膜中的炎症细胞被细菌及其产生的毒素破坏致死,细胞溶解、液化并积聚形成脓液,分解、坏死的白细胞释放出组织水解酶,致使牙周韧带破坏。脓液最初只局限在根尖孔附近的牙周膜内,炎症细胞浸润主要在根尖孔附近的牙槽骨骨髓腔中。

急性化脓性根尖周炎的发展分为3个阶段:

(1)根尖周脓肿阶段。

（2）骨膜下脓肿阶段。

（3）黏膜下脓肿阶段。

急性化脓性根尖周炎的排脓方式如下。

1.通过骨髓腔突破骨膜、黏膜或皮肤向外排脓

炎症细胞自根尖附近的牙槽骨骨髓腔迅速在牙槽骨内蔓延,脓肿穿过骨松质到达骨外板,再通过骨皮质上的营养孔到达骨膜下。由于骨膜坚韧、致密,不易穿破,脓液在此处积聚,造成局部压力增高。当骨膜下的脓液积聚达到相当的压力时,骨膜破裂,脓液流注于黏膜下或皮肤下,构成黏膜下脓肿或皮下脓肿。最后,脓肿破溃,脓液排出,急性炎症缓解,转为慢性炎症。

此种排脓方式常见有4种排脓途径:

（1）穿通骨壁突破黏膜。

（2）穿通骨壁突破皮肤。

（3）突破上颌窦壁。

（4）突破鼻底黏膜。

2.通过根尖孔经根管从冠部缺损处排脓

当患牙的根尖孔粗大、根管通畅、冠部缺损呈开放状态时可进行此方式进行排脓。这种排脓方式对根尖周组织的破坏最小。

3.通过牙周膜从龈沟或牙周袋排脓

若患牙同时患有牙周炎的情况,因根尖部的脓灶与牙周袋底接近,脓液易从该薄弱的牙周膜结缔组织处突破而向牙周袋内排放,形成牙周窦道,此种情况通常预后较差。乳牙发生根尖周脓肿时,由于儿童的牙周膜组织疏松,根尖部的脓液可顺牙周间隙扩散,从龈沟排出。

（二）临床表现

1.根尖周脓肿

（1）症状:患牙出现自发痛、剧烈持续的跳痛,以至咬合时首先接触患牙并引起剧痛,患者因而不敢对合。

（2）检查:①患牙叩痛（＋＋）～（＋＋＋）,松动Ⅱ～Ⅲ度。②根尖部牙龈潮红,但尚无明显肿胀,扪诊感轻微疼痛。③相应的下颌下淋巴结或颏下淋巴结可有增大及压痛。

2.骨膜下脓肿

（1）症状:患牙的持续性、搏动性跳痛更加剧烈,因骨膜坚韧、致密,脓液集聚于骨膜下所产生的压力很大,病程至此,疼痛达到最高峰,病期多已三五日,患者感到极端痛苦。患牙更觉浮起、松动,即使是不经意地轻触患牙,亦感觉疼痛难忍。患者常诉有因疼痛逐日加剧而影响睡眠和进食,还可伴有体温升高,身体乏力等全身症状。

（2）检查:①患者有痛苦面容,精神疲惫。体温可有升高,约38℃。末梢血象白细胞增多,计数多在1.0万～1.2万/mm³。患牙所属区域的淋巴结可出现增大和扪痛。②患牙叩痛（＋＋＋）,松动Ⅲ度,牙龈红肿,移行沟变平,有明显的压痛,扪诊深部有波动感。③严重的病例可在相应的颌面部出现蜂窝织炎,表现为软组织肿胀、压痛,致使面容改变。

3.黏膜下脓肿

（1）症状:由于黏膜下组织较疏松,脓液到达黏膜下时,压力已大为降低,自发性肿痛及咬合痛也随之减轻。全身症状缓解。

（2）检查：①患牙叩痛（＋）～（＋＋），松动度Ⅰ度；②根尖区黏膜的肿胀已局限，呈半球形隆起，扪诊时，波动感明显，脓肿较表浅而易破溃。

（三）诊断

主要依据患牙所表现出来的典型的临床症状及体征，由疼痛及红肿的程度来分辨患牙所处的炎症阶段。

（四）鉴别诊断

急性根尖周炎可以直接继发于牙髓病，即原发性急性根尖周炎；也可由慢性根尖周炎转化而来，又称为慢性根尖周炎急性发作或继发性急性根尖周炎。两者之间的区别在于 X 线片上所显示的影像不同：急性根尖周炎时，X 线片上看不出根尖部有明显改变；而慢性根尖周炎急性发作时，则从 X 线片上可见根尖部有不同程度的牙槽骨破坏所形成的透影区。

四、慢性根尖周炎

慢性根尖周炎是指因根管内长期存在感染及病源刺激物而导致的根尖周围组织慢性炎症反应，表现为炎症性肉芽组织的形成和牙槽骨的破坏。

（一）病因病理

1.根尖周肉芽肿的形成机制

根尖部的牙周膜因受根管内病源刺激物的作用而发生慢性炎症性变化，其正常的组织结构被破坏，代之以炎症肉芽组织。在炎症肉芽组织的周围有破骨细胞分化出来，造成邻近的牙槽骨和牙骨质吸收破坏，骨质破坏的区域仍由炎症肉芽组织所取代。

2.脓肿的形成机制

随着病变的进展，炎症肉芽组织的体积不断增大，血供难以抵达肉芽肿的中心部，病变中央的组织细胞发生坏死、液化，形成脓液并潴留于根尖部的脓腔内，成为慢性根尖周脓肿。

3.囊肿的形成机制

关于囊壁形成的确切机制尚不清楚，目前主要有两个理论："分解理论"与"脓腔理论"。前者认为正常牙的牙周膜内遗留有牙根发育期间的 Hertwing 上皮根鞘细胞，在牙根表面平行排列，呈静止状态，又称 Malassez 上皮剩余。当根尖周围组织形成炎症肉芽组织时，遗留下来的这些上皮细胞在慢性炎症的长期刺激下，可增殖为上皮团块或上皮条索。较大的上皮团中心由于缺乏营养，上皮细胞发生退行性变，甚至坏死、液化，形成小囊腔，腔壁表面由复层鳞状上皮细胞衬里，完整或不连续，形成囊壁。随着囊腔中渗透压的增高，周围的组织液逐渐渗入，成为囊液，小囊腔逐渐扩大或相互融合形成根尖周囊肿。"脓腔理论"认为根尖周肉芽肿先形成脓肿，脓腔的表面就像身体其他部位的软组织创口一样，修复过程均有周缘的上皮细胞增生、爬入，逐渐将伤口表面覆盖而成。当牙周膜内的上皮剩余细胞增殖、铺满根尖周脓肿的脓腔表面时，就形成了囊腔。

4.根尖周致密性骨炎的形成机制

当根尖周组织在受到长期轻微、缓和的刺激，而患者的机体抵抗力又很强时，根尖部的牙槽骨并不发生吸收性破坏,反而表现为骨质的增殖,形成围绕根尖周围的一团致密骨,其骨小梁结构比周围骨组织更为致密。这种情况实际上是一种防御性反应,因在增生的骨小梁间有少量慢性炎症细胞分布,故称为根尖周致密性骨炎。

(二)临床表现

1.症状

一般无明显的自觉症状,有的患牙可在咀嚼时有不适感。也有因主诉牙龈起脓包而就诊者。在临床上多可追问出患牙有牙髓病史、反复肿痛史或牙髓治疗史。

2.检查

(1)患牙可查及深龋洞或充填体,以及其他牙体硬组织疾病。

(2)牙冠变色,失去光泽。深洞内探诊无反应,牙髓活力测验无反应。

(3)患牙对叩诊的反应无明显异常或仅有不适感,一般不松动。

(4)有窦型慢性根尖周炎者可查及窦道开口。

(5)根尖周囊肿的大小不定,可由豌豆大到鸡蛋大。

(6)X线检查显示出患牙根尖区骨质变化的影像。

(三)诊断

(1)患牙 X 线片上根尖区骨质破坏的影像是确诊的关键依据。

(2)患牙牙髓活力测验结果并结合患牙年龄应作为重要的参考。

(3)病史及患牙牙冠情况也可作为辅助诊断指标。

第五节　牙髓病和根尖周病的治疗

一、治疗原则和治疗计划

(一)治疗原则

牙髓病和根尖周病的治疗原则是保存具有正常生理功能的牙髓及保存患牙。

1.保存活髓

牙髓组织具有形成牙本质、营养牙体硬组织及防御修复功能。对牙髓病变还处于早期阶段的恒牙和根尖孔尚未形成的年轻恒牙,应注意保存活髓,维持牙髓功能。

2.保存患牙

由于增龄性变化和血液循环的特殊性,牙髓修复再生能力有限,炎症不易治愈。对患有牙髓病而不能保存活髓的牙,应去除病变牙髓,保存患牙,以维持牙列完整,维护咀嚼功能。失去活髓后,牙体硬组织的营养代谢仅由牙周组织供给,牙体硬组织变脆并容易折裂,应选用不同类型的冠部修复体保护牙体硬组织。

(二)治疗计划

治疗计划是为了控制或消除致病因素、治愈疾病、修复缺损牙体组织、恢复患牙功能而设计的治疗方案和程序。治疗计划的制订应根据患牙病变的程度、位置、与邻近解剖结构的关系,患者的全身健康状况、依从性和就诊时机,以及医护人员的经验、医疗设备和器械等。

1.治疗程序

牙髓病和根尖周病的治疗首先应缓解疼痛并去除感染物,控制患牙的急性症状后,再进行全面检查和治疗,分为急症期、控制期、治疗期和维护期治疗。

(1)急症期:在充分掌握患者全身状况和病史的前提下,尽快解决患牙急性牙髓疼痛或根尖周疼痛,待急症控制后方可转入下一阶段治疗。

(2)控制期:通过牙髓治疗、牙周治疗、拔牙及牙体牙列修复治疗等手段消除病因,终止疾病进展。治疗内容包括:①控制牙髓根尖周病疾病进展;②控制或去除潜在的致病因素;③去除影响疾病预后的不良因素;④实施口腔疾病预防策略。

(3)治疗期:通过牙体修复治疗、牙髓治疗、牙周治疗及口外治疗等,治疗牙髓根尖周病变,恢复咀嚼功能。

(4)维护期:通过定期复查,观察病变愈合情况,及时调整治疗计划。同时,加强患者口腔健康指导。

2.术前谈话

治疗前,医生和患者需进行良好有效的交流,向患者介绍病情,说明治疗方法,提供牙髓治疗有关的读物及画册帮助解释治疗过程,使患者了解治疗的程序、预后和其他相关情况,避免患者在治疗中出现紧张、恐惧或不合作等不良情绪,减轻担忧和误解。

患者对治疗的认可必须建立在知情的基础上,避免因未告知治疗的难度和风险而发生医患纠纷。

术前谈话要告知患者的情况如下。

(1)牙髓治疗通常成功率较高,但也存在失败的可能性,预后与患者的个体差异等多因素有关。

(2)术后可能出现短暂不适或轻度疼痛,偶有剧痛。必要时可服用消炎、镇痛药物缓解症状。

(3)保存活髓治疗后,如出现自发痛、夜间痛等急性牙髓炎症状应立即复诊,及时调整治疗计划及治疗方法。

二、病例选择

治疗牙髓病和根尖周病前,应全面分析病例,了解患者及患牙的状态,明确治疗的必要性和可行性,选择有效的治疗方法。

(一)患者状态

患者的状态包括生理状态和心理状态。当患者的生理健康或心理健康严重受损时,牙髓病和根尖周病的治疗可能变得复杂化,甚至难以顺利完成。因此,必须重视对患者状态的了解和正确判断。

1.生理状态

（1）年龄：牙髓治疗适用于任何年龄的患者，但治疗中不同年龄段存在不同的治疗难点。对于幼儿患者应注意控制他们的拒绝行为，以配合治疗。老年患者的主要难点在于根管口隐蔽、根管钙化和组织修复功能较差等。

（2）健康状况：牙髓治疗没有绝对的全身禁忌证，但残疾和体质虚弱的患者往往难以承受复杂和长时间的治疗过程，因此要详细询问系统病史，根据具体情况制订治疗计划。

①心血管疾病。严重心血管疾病患者的牙髓治疗，应与心血管疾病专家会诊后处理。治疗时注意控制疼痛，缓解精神压力，缩短就诊时间。对于风湿性心脏病、先天性心脏病或做过心脏瓣膜置换手术的患者，应防止因根管治疗引起的感染性心内膜炎。近6个月内患有心肌梗死的患者不适于做牙髓治疗。

②出血性疾病。出血性疾病患者牙髓治疗前应进行血液检验，并请内科医师会诊。在安置橡皮障夹、活髓摘除治疗等过程中要做好控制出血的准备。根管外科手术前必须进行抗纤溶治疗。

③糖尿病。牙髓治疗前应预防性用药，防止急性牙髓感染影响糖尿病患者的病情控制，避免牙髓治疗时间过久影响耽误患者的胰岛素治疗和用餐时间。对于重症糖尿病患者，应注意预防胰岛素性休克或糖尿病性昏迷的发生。

④癌症。通过询问病史，了解癌症患者病情以选择治疗方法。可采取简单易行的方法缓解患者症状，提高咀嚼能力，改善精神状态。头颈部肿瘤患者放疗后易发生猖獗龋，迅速发展为牙髓病或根尖周病，应选择牙髓治疗保存患牙，提高患者生活质量。

⑤艾滋病。艾滋病不是牙髓治疗的禁忌证，对艾滋病患者进行牙髓治疗时，应采取严格的控制措施，防止交叉感染。

⑥妊娠。妊娠期间的牙髓治疗，应注意控制疼痛与感染，暂缓行根管外科手术。

⑦过敏反应。对高度过敏体质的患者，牙髓治疗前可预防性使用抗组胺类药物，防止发生过敏反应。

2.心理状态

（1）恐惧：患者在牙髓治疗过程中由于惧怕疼痛、射线或治疗器械等有可能表现出异常行为。对于这类患者要尽量安慰以取得合作，因恐惧而不愿按时复诊的患者，应告知贻误治疗可能产生的不良后果。

（2）焦虑：患者因害怕治疗时疼痛常产生焦虑情绪，在进行牙髓治疗前应判断患者是否焦虑。成人患者在治疗前往往掩饰其情绪，不愿告知医师，在治疗过程中却表现出不合作或其他异常，某些患心血管疾病、呼吸系统或神经系统疾病的患者甚至可能由于过度紧张而危及生命。

恐惧和焦虑的控制主要包括非药物控制和药物控制两种方法。具体如下：①给予患者同情心，医护人员应通过语言和表情对恐惧和焦虑的患者表示理解、同情和关怀，切忌训斥患者；②建立医患间良好有效的交流，医者可通过简单的交谈和观察，与患者建立有效的交流并获得患者信任，以保证治疗的顺利进行；③改善就诊环境，就诊环境影响患者情绪，为减少环境噪声，减少患者间影响和干扰，应尽可能设立独立诊室；④减短候诊时间，过度的候诊等待加重患者的焦虑情绪,应尽可能减短候诊时间;⑤合理安排首诊复诊时间,对过度恐惧和焦虑的患者,如果治疗周期较长,应缩短首次就诊治疗时间,首次就诊时解决主诉问题,缓解主要症状,循序渐进地进行;⑥药物控制,当非药物控制不能取得良好的镇静效果时,可采取药物控制,如口服地西泮(安定)类镇静药控制焦虑等。

(3)心理性疼痛:心理性疼痛患者常主诉牙及颌面部疼痛,临床检查无口腔器质性病变。医师既要注意避免受患者或其家属的影响,将心理性疼痛诊断为器质性病变进行治疗,又要注意勿擅用精神治疗药物。

(二)患牙状态

牙髓治疗无牙位和年龄的限制,随着治疗技术和器械的发展,只要患牙有保留的价值,患者有适当的开口度并同意治疗,全口牙均可进行较为完善的牙髓治疗。牙髓治疗前,通过了解患牙的状态,可以判断牙髓治疗的难度和可行性。

1.可操作性

(1)患牙类型:前牙一般为较粗而直的单根单管牙,牙髓治疗难度较小,成功率相对较高;磨牙根管相对细小且弯曲,解剖变异多见,根管数目不定,根管治疗的难度大。

(2)患牙位置:前牙暴露充分,器械容易到达,患者易配合,根管治疗难度低;反之后牙治疗难度增大。此外,牙异位或错位,导致根管方向倾斜,也增加牙髓治疗难度。

(3)工作长度:工作长度影响根管预备器械的选择。牙体过长,ISO 器械不能完全到达,操作难度加大;牙体过短,器械的工作刃因侧方压力不够而使工作效率大大降低,治疗难度加大。

(4)工作宽度:根尖孔粗大,易发生器械超出根尖孔和(或)超充,损伤根尖周组织,增加治疗难度。

(5)根管形态:根管重度弯曲或呈 S 形的患牙,根管治疗时应选用适宜的预备器械和技术,以减少或避免根管预备并发症的发生。根尖孔未完全形成的患牙,需要行根尖诱导成形术。

(6)根管数目:根管数目越多,管径越小,根管走向的变化就越多,治疗难度越大。临床上根管失败的常见原因为遗漏根管。因此,在根管预备过程中,应始终持有怀疑态度,仔细检查,准确判断是否存在"额外"根管。

(7)髓腔和根管钙化:髓石或弥散型髓腔钙化会阻碍根管治疗器械进入根管,增加治疗的难度。根管显微镜、钙螯合剂及超声预备器械等的应用有助于诊断和发现钙化根管。

(8)牙根吸收:牙根吸收包括内吸收和外吸收,内吸收 X 线片表现为在髓腔内出现不均匀的膨大透射区,外吸收则表现为叠加于根管外的阴影。牙根吸收会增加牙髓治疗的难度,影响患牙预后。

(9)邻近解剖结构:治疗中应注意牙根尖区邻近的组织结构,如上颌窦、鼻腔、颏孔及下颌神经管等。上颌牙根尖周炎症可能引起上颌窦或鼻腔感染,下颌牙根管预备过度或超充均可导致下牙槽神经感觉异常。颧突、隆凸以及牙拥挤、牙根重叠可造成 X 线片上根管及根尖区影像模糊,影响临床诊断和治疗。

(10)其他因素:根管治疗难度还与治疗环境,术者诊疗水平,患者张口度、咽反射及牙科恐惧症等有关。

2.可修复性

现代牙髓治疗更注重患牙剩余牙体的保存治疗,随着修复材料和技术的不断完善,临床治疗中应最大限度保存患牙。但患牙因严重龋坏或牙折等导致余留牙体结构难以保留及修复时,则无须行牙髓治疗。

3.牙周状况

牙髓病治疗的预后与患牙的牙周状况直接相关,牙槽骨严重破坏和Ⅲ度松动患牙的预后较差。对伴有牙周疾病的牙髓病患牙,应进行牙周牙髓联合治疗。

4.既往治疗

术者治疗前应了解患牙的既往治疗情况。患牙可能在既往治疗中由于根管预备或充填不完善,仍处于炎症状态而需再处理,再次治疗的操作难度往往会增大。

5.保留价值

所有牙髓病患牙都应尽量通过牙髓治疗保留。临床上可能由于医师对治疗失去信心,或患者因时间或经济问题,影响牙髓治疗的实施或完成。对于无咬合功能的患牙,可考虑拔除。

三、术前感染控制

无菌指不含活菌的状态,是灭菌的结果。在牙髓治疗过程中病原微生物可能通过不同途径引起感染,因此,治疗时应遵循无菌操作原则,建立防护措施以利于获得良好的治疗效果。

(一)术区隔离

牙位于口腔唾液环境中,术区的隔离可采用棉卷隔离唾液或安置橡皮障等方法,吸唾器一般与棉卷隔离或橡皮障联合使用。

1.棉卷隔离法

棉卷隔离法是置消毒棉卷或棉球于唾液腺开口处及患牙两侧,这种方法简单易行,但对儿童和唾液多的患者隔湿效果差。

2.橡皮障隔离法

19世纪纽约牙科医师Bar-num在临床首次使用橡皮障,达到牙体隔离的目的。正确安装橡皮障可以隔离患牙,防止唾液和舌影响手术操作,是目前保护医师和患者的有效装置,是牙髓治疗尤其是显微牙髓治疗中的必要步骤。

(1)橡皮障隔离的目的:①提供不受唾液、血液和其他组织液污染的操作环境;②避免牙龈、舌及口腔黏膜软组织意外损伤;③防止误吸误吞;④保证术野清晰;⑤防止医源性交叉感染。

(2)橡皮障系统

①橡皮障:橡皮障多呈方形,尺寸为15cm×15cm和12.5cm×12.5cm。根据厚度分为薄型、中型、厚型、超厚型和特厚型等,牙髓治疗多选用不易撕裂的中型或厚型。橡皮障有黑、绿、黄、灰、蓝等各种颜色,深色橡皮障可以增加手术视野的对比度,浅色橡皮障的半透明性便于放置X线胶片于橡皮障下。安放橡皮障时常规将橡皮障暗面朝向术者,以减少炫光,减轻术者视觉疲劳。

②橡皮障架:用于支撑和固定橡皮障,由金属或塑料制成。牙髓治疗常选用 X 线透射性强的塑料框架。

③橡皮障夹:又称固持器,为金属制品,由一个弹性弧形杠连接一对夹片构成,无翼或有翼。夹片前端可以和牙呈四点接触,使固持器保持稳定,防止其自身移动造成软组织损伤。双翼作用是将橡皮障上打好的小孔撑大并套入患牙。根据牙解剖形态不同,橡皮障夹设计呈多种形状。一般治疗中多用有翼型橡皮障夹,包括前牙固持器、前磨牙固持器、上颌磨牙固持器和下颌磨牙固持器。夹片的翼部可以隔离牙龈组织,最大限度暴露治疗牙。特殊设计的固持器,如夹片向根尖方向加长的固持器可用于冠部牙体组织缺损较大的患牙;锯齿形的 Tiger 固持器可以增加稳定性;S-G 型固持器能放置于患牙的邻牙上,并能隔离牙冠缺损严重的患牙。

④橡皮障打孔器:打孔器为一种手持钳,头部有特殊圆盘,盘上有不同尺寸的小圆孔,供打孔时选用。

⑤橡皮障钳:用于安放、调整和去除橡皮障夹。

(3)橡皮障的安置方法

方法一:将橡皮障夹套入橡皮障已打好的孔中,撑开小孔,将橡皮障钳前喙插入橡皮障夹的翼孔中,握持橡皮障钳,调节橡皮障夹的张开度,控制橡皮障夹在橡皮障上的位置。用塑料框架支撑橡皮障,并成为一个整体放置于患牙上。橡皮障夹固位于患牙的牙冠后,用器械将小孔周边的橡皮障反折入橡皮障夹翼部下方。

方法二:先将橡皮障夹(通常是无翼型)放置于患牙上,再安放橡皮障和橡皮障架;也可以先安放橡皮障,再放置橡皮障夹及橡皮障架。采用这种方法,术者能清楚地看到橡皮障夹的喙部与牙体接触的部位,避免损伤牙龈组织,可用手指轻压橡皮障夹的颊舌侧板,以检查橡皮障夹的放置是否合适。

方法三:又称拼合障孔术,用于隔离牙冠大部分缺损的前牙或有烤瓷全冠的患牙。橡皮障夹的安置对烤瓷全冠的颈瓷、牙本质及牙骨质等均有一定损伤,因此,一般不使用橡皮障夹隔离烤瓷全冠修复的牙,而是用牙线结扎固定橡皮障或者将橡皮障夹置于邻牙上。拼合障孔术首先在橡皮障上打 2 个紧连的孔,使 2 个孔拼合成 1 个孔,将棉卷放于患牙颊侧,再将橡皮障孔拉开套入患牙和相邻牙上,橡皮障的边缘要仔细地反折入两邻牙远中接触点下方,用牙线结扎使橡皮障固定。棉卷的放置和橡皮障的张力使术区保持相对干燥。为防止橡皮障滑动,可以在患牙的邻牙上放置橡皮障夹或在橡皮障上方放置橡皮障夹。

(4)橡皮障安置的注意事项

①定位和打孔:首先标出垂直中线和水平线,将橡皮障分为 4 个象限,列出常规上、下颌牙弓位,确定患牙所在位置并做记号,留出足够边缘。患牙越位于远中,小孔越靠近橡皮障水平线。打孔要求边缘整齐,大小合适。

②橡皮障的安放:安放橡皮障前,必须确定牙间是否有间隙,如果两牙之间的接触点粗糙、接触过紧,或不适当的充填物使相邻牙融合在一起,都会造成橡皮障安置困难。可以用牙线加压使橡皮障通过接触点,还可以用器械插入患牙周围封闭橡皮障边缘。橡皮障应以足够的张力固位于橡皮障架上,不能起褶,也不能张力过大使橡皮障破裂或使橡皮障夹移位。橡皮障要完全覆盖患者的口腔,避免盖住患者的鼻和眼。

③防止渗漏：选用厚度合适的橡皮障，注意孔的位置，要求边缘整齐，正确选择和放置橡皮障夹及沿牙四周反折橡皮障可以减少渗漏。发现橡皮障有小的破损，可用 Cavit 或牙周塞制剂等修补或更换橡皮障。

④橡皮障夹的放置：牙形态和位置异常可能导致使橡皮障夹放置不到位。牙部分萌出、全冠修复已做牙体预备或牙体大面积缺损情况下，为了使橡皮障夹放置到位，可以调试或修改橡皮障夹的夹片使之适合患牙，或在牙颈部置少量树脂，利用树脂凸缘为橡皮障夹固位，待根管治疗完成后再去除树脂凸缘。

⑤橡皮障夹的选用：牙体大部分缺损至龈下而牙周组织健康状况良好的患牙，可选用 S-G 型夹或翼端向根方加长的橡皮障夹。

⑥预先修复牙体组织：牙体大部分缺损时，可以先部分修复牙体组织，以便安放橡皮障夹。待牙髓治疗后，再重新完成患牙的充填和修复。

（二）器械的清洗、消毒和灭菌

所有口腔治疗器械使用后必须进行清洁消毒和灭菌处理方可用于其他患者。

1.清洗

清洗指去除器械上组织和材料等所有外来物质，以减少器械上细菌的数量。一般采用清洁剂和水，通过手工或机械完成。目前广泛采用超声波加多酶清洗技术对口腔诊疗器械进行清洗。手机的清洗通过手机清洁机或人工清洗来完成，车针和扩大针等器械以多酶溶液浸泡后，采用手工刷洗或超声波加多酶溶液清洗。

2.消毒

消毒指利用物理或化学方法灭活器械上的非芽胞微生物，达到无害化状态。口腔器械主要采用物理消毒法，即干热或湿热高温消毒。采用全自动清洗热消毒干燥机可一次性完成车针和扩大针等器械的消毒干燥。化学消毒法用于不耐高温的器械。较长时间的高温消毒对手机的轴承、轴芯、风轮等损耗较大，可用注油机或注油罐对手机内腔进行注油，采用 75% 乙醇擦拭手机外表面，干燥包装后待灭菌。

3.灭菌

灭菌是指消除所有微生物生命状态的过程，即杀灭器械上包括芽胞在内的所有微生物，达到无菌状态。灭菌方法主要有预真空压力蒸气灭菌、干热 160℃ 及以上灭菌、环氧乙烷灭菌和辐射灭菌（大剂量紫外线照射）等。预真空压力蒸气灭菌最高温度达 134℃，压力 206kPa，保持时间为 3～4min，因其灭菌效果稳定、安全而广泛应用，适用于手机及牙髓治疗器械的灭菌。传统的化学浸泡灭菌法因化学消毒剂不良反应大，灭菌效果不稳定而甚少使用。

（三）基本防护

临床诊室环境中存在许多潜在的感染源，如唾液、血液、创口分泌物和龋坏牙体组织等。医务人员的手、头发、工作服、治疗器械和设备、手机的气雾等都可能成为传播感染源的媒介，因此，应按预防标准进行个人防护，防止发生院内感染。

1.医护人员的防护

医护人员在治疗防护，戴手套后只接触防污膜覆盖的部位表面，坚持戴护目镜或塑料面罩，防止血液、唾液、冲洗液和手机的气雾等溅射到面部和眼；术后即时弃去手套，洗手并干燥。

整个治疗过程中应穿防护工作服、戴工作帽并每天更换,如污染严重须及时更换。术前彻底洗刷双手,戴手套;术中注意隔离。

2.患者的防护

治疗前用 0.12％葡萄糖酸氯己定或 0.02％醋酸氯己定漱口,减少微生物的污染。使用一次性胸巾隔离,并为患者提供防护眼镜防止飞溅物对眼的伤害。

3.工作环境的防护

采用 4 手操作,术前备齐操作所需物品,避免护士在多椅位间走动扩散污染。使用防污膜覆盖医务人员双手经常接触的物体表面,如综合治疗台照明灯拉手、开关、椅位调节控制或微电脑控制板、光固化灯等,一人一换。术后使用 300～500mg/L 的含氯或含溴消毒剂擦拭消毒设备,并清洁干燥。诊疗室保持通风并定期进行空气消毒处理,每日使用 300～500mg/L 的含氯或含溴消毒剂湿拖地面 1～2 次。

四、疼痛的控制

牙髓组织富含神经纤维,对刺激反应敏感。在牙髓治疗的过程中,各种操作均可能引起疼痛,使患者难以忍受以致惧怕接受治疗。因此,应该施行无痛技术,使牙髓病和根尖周病的治疗在无痛或减少疼痛的情况下进行。

(一)局部麻醉

局部麻醉即通过局部注射麻醉药物以达到牙髓治疗无痛的目的。

1.局部麻醉前准备

(1)仔细询问患者系统性疾病史、用药史、药物过敏史。对有心血管疾病者,慎用含有肾上腺素的药物;对有过敏史的患者,慎用普鲁卡因类药物。

(2)选择合适的麻醉方法,对有牙槽骨和黏膜炎症的牙尽可能不选择局部浸润麻醉。

(3)对过度紧张的患者,有过度饮酒史的患者,应适当加大局部麻醉药剂量 30％～50％。

(4)了解各类局部麻醉药的作用特点和药物特性,避免过量用药。

(5)为减少进针时的疼痛,进行注射麻醉前可先对进针部位的黏膜表面麻醉。

2.常用局部麻醉药物

局部麻醉药主要分为酯类和酰胺类,前者以普鲁卡因为代表,后者以利多卡因为代表。

(1)普鲁卡因:又称奴弗卡因,盐酸普鲁卡因局部麻醉使用浓度为 2％,1 次用量 40～100mg。可用于局部浸润和传导阻滞,注射后 3～5min 起效,维持 30～40min,加入肾上腺素(1:100000～1:20000)可增加血管收缩,减缓吸收速率,麻醉效果延长至 2h。该药偶有过敏反应,对心肌有抑制作用,严重低血压、心律失常和患有脑脊髓疾病者禁用,1 次最大用量不超过 1g。

(2)丁卡因:又称地卡因,为长效酯类局部麻醉药,脂溶性高,穿透力强,毒性较大,适用于黏膜表面麻醉。常用浓度 2％,3～5min 显效。需注意腭侧龈因角化层较厚,药物穿透效果不佳,应改用其他局部麻醉方式。

(3)利多卡因:又称赛罗卡因,稳定,起效快,常用于表面麻醉和局部麻醉,1 次用量为 2％盐酸盐 5～10mL,最大用量不超过 400mg。禁用于严重的房室传导阻滞患者及心率<55/min患者。对高血压、动脉硬化、心律失常、甲状腺功能亢进症、糖尿病、心脏病患者,应慎用含肾上腺素的利多卡因。

(4)阿替卡因:常用为复方盐酸阿替卡因注射剂,商品名为必兰麻,含 4% 阿替卡因及 1：100000肾上腺素。禁用于 4 岁以下儿童、严重肝功能不全、胆碱酯酶缺乏、阵发性心动过速、心律失常、窄角青光眼、甲状腺功能亢进症患者,慎用于高血压、糖尿病及应用单胺氧化药治疗的患者。

3.常用麻醉方法

(1)表面麻醉:适用于黏膜表浅麻醉,常用于局部麻醉前对进针部位黏膜组织的麻醉和阻止患者的恶心反射。操作时应先隔离唾液,用小棉球蘸取药液或将药液喷涂于欲麻醉部位,3～5min 或以后将药液拭去,漱口。

(2)局部浸润麻醉:又称骨膜上浸润麻醉,是将麻醉药注射到根尖部的骨膜上,通过麻醉药的渗透作用使患牙在牙髓治疗时无痛。由于麻醉药不能渗透密质骨,故骨膜上浸润麻醉仅适用于上、下颌前牙及上颌前磨牙和乳牙。牙髓治疗前,于患牙根尖部骨膜上注射 0.6～0.9mL麻醉药,3～4min 或以后起效。当患牙处于急性炎症期时,骨膜上浸润麻醉效果一般不佳,需采用其他麻醉方法。

(3)阻滞麻醉:是将局部麻醉药物注射到神经干或其主要分支附近,以阻断神经末梢传入的刺激,是在组织的神经分布区域产生麻醉效果。进行阻滞麻醉时,应熟悉口腔颌面局部解剖,掌握三叉神经的行径和分布及注射标志与有关解剖结构的关系。上颌磨牙常用上牙槽后神经阻滞麻醉,进针点为上颌第二磨牙远中颊侧口腔前庭沟,下颌磨牙及局部浸润麻醉未能显效的下颌前牙常用下牙槽神经阻滞麻醉,进针点为张大口时,上、下颌牙槽突相距的中点线与翼下颌皱襞外侧 3～4mm 的交点。

(4)牙周韧带内注射:适用于牙周组织的麻醉和牙髓麻醉不全时的补充麻醉,某些特殊病例如血友病患者也常做牙周韧带内注射。严重牙周疾病的患牙不宜使用该法。操作中首先严格消毒龈沟或牙周袋,将麻醉针头斜面背向牙根刺入牙周间隙缓缓加压。若注射时无阻力感,药液可能漏入龈沟,应改变位置再次注射,但每个牙根重复注射的次数不应超过 2 次。由于麻醉药不能渗过牙槽间隔,对多根牙每一牙根都应做上述注射,一般每个牙根可注入麻醉药0.2mL,不超过 0.4mL。

(5)牙髓内注射:将麻醉药直接注入牙髓组织,多用于浸润麻醉和阻滞麻醉效果不佳的病例,或作为牙周韧带内注射的追加麻醉。操作时先在髓腔的露髓处滴少许麻醉药,待表面麻醉后将注射针从穿髓孔处插入髓腔,边进入边注射麻醉药,麻醉冠髓至根髓。由于注射时需要一定的压力,故穿髓孔不能太大,以免麻醉药外溢,必要时可用牙胶填塞穿髓孔。

(6)骨内注射和中隔内注射:骨内注射是将麻醉药直接注入根尖骨质的方法。首先做浸润麻醉使牙根尖部软组织和骨麻醉,然后在骨膜上做 1～3mm 切口,用球钻在骨皮质上钻洞直至骨松质,将针头刺入患牙远中牙槽中隔,缓缓加压,使麻醉药进入骨松质,一般注射 0.3～0.5mL麻醉药。

4.局部麻醉失败的原因

临床上出现局部麻醉效果不佳时,应考虑以下原因。

(1)注射点不准确。

(2)药量不足。

(3)局部炎症明显。

(4)部分麻醉药注入血管。

(5)解剖变异或由于患者体位改变没有掌握正确的解剖标志。

(6)嗜酒、长期服用镇静药、兴奋药患者。

5.局部麻醉并发症及急救

在局部麻醉过程中,患者可能发生不良反应,常见的并发症包括:晕厥、过敏反应、中毒、注射区疼痛、血肿、感染、注射针折断、暂时性面瘫等。

严重的并发症需采取急救措施。急救措施主要包括:

(1)患者卧位。

(2)基本的生命支持,如空气流通、输氧、心肺复苏等。

(3)控制生命体征。

(二)失活法

失活法是用化学药物制剂封于牙髓创面,使牙髓组织坏死失去活力的方法。失活法用于去髓治疗麻醉效果不佳或对麻醉药过敏的患者。

1.失活药

使牙髓失活的药物称为失活药,多为剧毒药物,常用金属砷、三氧化二砷、多聚甲醛等。金属砷可使牙髓发生溶血反应,对细胞有强烈的毒性,作用无自限性,因此临床上已逐渐淘汰。多聚甲醛失活药主要成分为多聚甲醛、适量的表面麻醉药(如可卡因、丁卡因等)和氮酮等,作用于牙髓可使血管壁平滑肌麻痹,血管扩张,形成血栓,引起血供障碍而使牙髓坏死。其凝固蛋白的作用,能使坏死牙髓组织无菌性干化,作用缓慢,安全性较高,封药时间为 2 周左右。

2.操作步骤

若牙髓已暴露,可将失活药直接放在暴露的牙髓表面,并暂封窝洞。需保证失活药不渗透至窝洞以外,保证封闭材料不脱落,同时要求患者按期复诊。对于未露髓或穿髓孔较小的病例,应在局部麻醉下开髓,引流充分后将失活药轻放牙髓表面,在其上放一小棉球,并暂封窝洞。

3.失活药烧伤的处理

当发生失活药溢出造成黏膜甚至骨组织坏死时,应首先清理坏死组织,避免残留的失活药造成组织进一步损伤。清理后的创面以生理盐水大量冲洗,碘仿糊剂覆盖,3d 后换药,如无新生组织生长,应继续清除表面坏死组织,直至出现新鲜创面。

五、应急处理

门诊病例中约 90% 的牙髓病和根尖周病患者需要即刻减轻疼痛,应急处理是初次治疗中需采取的重要措施。

（一）开髓引流

急性牙髓炎应急处理的目的是引流炎症渗出物和缓解因之而形成的髓腔高压，以减轻剧痛。在局部麻醉下摘除牙髓，去除全部或大部分牙髓后放置一无菌小棉球后暂封髓腔，患牙的疼痛随即缓解。对于单根牙，拔髓后可以进行根管预备再暂封。患牙暂封后应检查有无咬合高点，避免高点引起牙周膜炎，产生新的疼痛。咬合过高还可能造成暂封物脱落，导致髓腔再次感染。

急性根尖周炎的应急处理是在局部麻醉下开通髓腔，穿通根尖孔，建立引流通道，使根尖渗出物及脓液通过根管得到引流，以缓解根尖部的压力，解除疼痛。应急处理时应注意：

（1）局部浸润麻醉要避开肿胀部位，否则将引起疼痛和感染扩散，麻醉效果较差，以行阻滞麻醉为佳。

（2）正确开髓并尽量减少钻磨震动，可用手或印模胶固定患牙减轻疼痛。

（3）初步清理扩大根管，使用过氧化氢溶液（双氧水）和次氯酸钠交替冲洗，所产生的气泡可带走堵塞根管的分泌物。

（4）可在髓室内置一无菌棉球开放髓腔，待急性炎症消退后再做常规治疗。一般在开放引流1～2d复诊。

（二）切开排脓

急性根尖周炎至骨膜下或黏膜下脓肿期应在局部麻醉或表面麻醉下切开排脓。黏膜下脓肿切排的时机是在急性炎症的第4～5天，局部有较为明确的波动感。不易判断时，可行穿刺检查，如果回抽有脓，即刻切开。脓肿位置较深，可适当加大切口，放置橡皮引流条，每天更换1次，直至无脓时抽出。通常髓腔开放与切开排脓可同时进行，也可以先予髓腔开放，待脓肿成熟后再切开。把握切开时机非常重要，切开过早给患者增加痛苦，达不到引流目的；过迟会延误病情，造成病变范围扩大，引起全身反应。

（三）去除刺激

对于根管外伤和化学药物刺激引起的根尖周炎，应去除刺激物，反复冲洗根管，重新封药，或封无菌棉捻，避免再感染。若由根管充填引起，应检查根管充填情况，如根管超充可去除根充物，封药安抚，缓解后再行充填。

（四）调𬌗磨改

由外伤引起的急性根尖周炎，应调𬌗磨改使患牙咬合降低、功能减轻，得以休息，必要时局部封闭或理疗。通过磨改，牙髓及根尖周症状有可能消除。死髓牙治疗也应常规调𬌗磨改，以缓解症状及减少牙纵折的发生。

（五）消炎镇痛

一般可采用口服或注射的途径给予抗生素类药物或镇痛药物，也可以局部封闭、理疗及针灸止痛。局部可使用清热、解毒、消肿、镇痛类的中草药，以促进症状的消退。口服镇痛药对牙髓炎和根尖周炎有一定镇痛效果。镇痛药可以局部使用，如将浸有丁香油酚镇痛药的小棉球放在引起牙髓炎的深龋洞中。但在剧烈疼痛的急性牙髓炎和急性根尖脓肿，只有局部麻醉下开髓引流或切开排脓才能有效地止痛。

第二章　牙周病学

第一节　牙周病流行病学

一、牙周流行病学指数

牙周病临床表现较为复杂,其临床评价指数也有很多,目前尚没有一个指数能对所有牙周改变进行全面的定量评价。因而,根据研究的目的不同,往往采用不同的牙周指数进行牙周病流行病学研究。

以下介绍几种牙周流行病学调查中常用的牙周病指数。这些牙周病指数多为20世纪60年代提出,从口腔卫生情况、牙龈状况、牙周组织状况等不同角度对个体进行评估,进而获得被调查人群的牙周病流行情况信息。这些指数广泛应用于牙周流行病学调查。然而,随着对牙周病认识的深入,人们发现,不仅应该以个体为单位进行分析,还应对同一个体的不同牙周部位进行分析;在研究设计时,应尽量考虑与其他流行病学研究的可比性,以统一疾病的诊断标准和研究方法。

目前世界卫生组织推荐使用的指数是社区牙周指数(CPI),这是基于 Ainamo 等于1982年提出的社区牙周治疗需要指数(CPITN)修改而建立的。

(一)简化口腔卫生指数

简化口腔卫生指数(OHI-S)由 Greene 和 Vermillion 于 1964 年提出,包括简化软垢指数(DI-S)和简化牙石指数(CI-S)。OHI-S 常用于人群口腔卫生状况的评价。OHI-S 检查的牙齿为 16、11、26、31 的唇(颊)面和 36、46 的舌面,个人记分为每个牙面分值相加,人群记分为受检个人分值的平均值。

DI-S 和 CI-S 的记分标准分别为:

DI-S:0:牙面上无软垢。

　　　1:软垢覆盖面积占牙面 1/3 以下。

　　　2:软垢覆盖面积占牙面 1/3 与 2/3 之间。

　　　3:软垢覆盖面积占牙面 2/3 以上。

CI-S:0:龈上、龈下无牙石。

1：龈上牙石覆盖面积占牙面 1/3。

2：龈上牙石覆盖面积在牙面 1/3 与 2/3 之间，或牙颈部有散在的龈下牙石。

3：龈上牙石覆盖面积占牙面 2/3 以上，或牙颈部有连续而厚的龈下牙石。

（二）菌斑指数

菌斑指数（PLI）由 Silness 和 Loe 于 1964 年提出，常用于评价口腔卫生情况和衡量牙周病的防治效果。检查时，每牙检查近中颊面、正中颊面、远中颊面和舌面等 4 个牙面，记录 4 面平均值，个人记分为各受检牙分值的平均值。

PLI 的记分标准为：

0：龈缘区无菌斑。

1：龈缘区有薄的菌斑，但视诊不可见，若用探诊尖的侧面可刮出菌斑。

2：在龈缘或邻面可见中等量的菌斑。

3：龈沟内或龈缘区及邻面有大量软垢。

（三）牙龈指数

牙龈指数（GI）由 Silness 和 Loe 于 1967 年修订，用于评价牙龈炎症情况。

检查时，每牙记录近中唇（颊）乳头、正中唇（颊）缘、远中唇（颊）乳头和舌侧龈缘等 4 个牙面，记录 4 面平均值，个人记分为受检牙分值的平均值。

GI 的记分标准为：

0：牙龈健康 。

1：牙龈颜色轻度改变，轻度水肿，探诊不出血，即轻度炎症状态。

2：牙龈色红，水肿光亮，探诊出血，即牙龈中度炎症状态。

3：牙龈明显红肿或有溃疡，有自动出血倾向，即牙龈重度炎症状态。

（四）社区牙周指数

1997 年世界卫生组织正式采纳该指数，常用于大规模的口腔流行病学调查。

使用世界卫生组织推荐的 CPI 牙周探针，探诊结合视诊检查，探测牙石分布、牙龈出血和牙周袋深度（15 岁以上者）。全口分为 6 个区段，每个区段检查 1～2 颗功能牙，以最重情况为该区段的记分，以 6 个区段中最高的记分作为个人的 CPI 值。

CPI 的记分标准为：

0：牙龈健康。

1：探诊后出血，即牙龈炎状态。

2：探诊可发现牙石伴探诊出血，但探诊深度小于 3.5mm，即牙石存在状态。

3：探诊深度 4～5mm，即早期牙周病状态。

4：探诊深度 6mm 以上，即晚期牙周病状态。

X：除外区段（少于 2 颗功能牙存在）。

9：无法检查（不记录）。

二、牙周病的流行情况

牙周病是人类最古老、最普遍的疾病之一。据研究报道,牙周炎占拔牙原因的40%左右。

(一)地域分布

为便于不同国家或地区之间进行人群牙周健康状况的比较,世界卫生组织以15岁少年的牙石平均检出区段数,作为牙周状况的评价标准之一。同时规定,牙石检出的平均区段数0~1.5,1.6~2.5,2.6~3.5,3.5~4.5,4.6~6,0,分别归为牙石检出等级很低、低、中、高和很高。以此指标,发展中国家牙石检出区段数多在3.5以上,而发达国家多在3以下。我国15岁少年牙石平均检出区段数为2.06,但检出率高达67.91%。

与牙石检出情况类似,牙龈出血的检出也呈发达国家低于发展中国家的趋势。而严重牙周炎的患病率在发达国家和发展中国家没有明显区别,几乎所有人口都在5%~20%范围内。在我国,牙周病的流行情况还存在农村和城市之间的差别。农村人口牙石平均检出区段数、软垢指数均高于城市人口。

(二)时间分布

发达国家在20世纪60年代,牙周病的患病率较高,如英国和苏格兰牙龈炎的青少年患病率高达99%以上,但20世纪70年代以后,随着牙科公共卫生学的发展和口腔保健预防工作的开展,这些国家的牙周病特别是牙龈炎的患病率大幅度下降,1991年,美国公共卫生部的报道显示发达国家中小学中,牙龈炎的患病率为40%~60%,而1994年,美国第三次健康和营养状况调查资料显示,13岁以上者全口无牙龈探诊出血者达46%。

我国目前为止,共进行了3次口腔健康流行病学抽样调查。第一次口腔健康流行病学抽样调查(1982—1984)对象为全国29个省、直辖市、自治区的7、9、12、15、17岁这5个年龄组131340名中小学生,采用CPITN指数。结果表明,5个年龄组龈炎患病率为66.8%,其中15岁年龄组为80.46%,牙周炎的患病率为0.87%。第二次口腔健康流行病学抽样调查(1995—1997)对象为全国11个省市的12、15、18、35~44、65~74岁这5个年龄组共117260人,也采用CPITN指数。结果表明,全口6个区段均健康的人数随年龄增加而降低,12岁年龄组为31.01%,而65~74岁年龄组仅为0.56%;牙石检出率随年龄增加而升高,35~44岁年龄组高达94.15%,但65~74岁年龄组降至77.46%;18岁以上浅牙周袋检出率为10.62%,深牙周袋检出率为1.97%。第三次口腔健康流行病学抽样调查(2005—2007)对象为全国30个省市5、12、35~44、65~77岁这4个年龄组共计93826人的口腔状况,采用记录全口牙周情况的方法,试图更客观和准确地记录评价我国牙周病流行情况。结果显示,35~44岁年龄组的牙龈出血检出率最高,达77.3%,男女牙周袋检出率分别为47%和35.1%,而该组牙周健康者比例仅为13.6%。

(三)性别和年龄分布

牙周病与性别的关系尚不明确,已有多份报道显示男性患病率高于女性,患病程度重于女性,但我国有学者等报道我国天津成人女性牙周病病变程度重于男性。另外,在一些发展中国家,女性患牙周组织病的情况较为严重,有人认为与生育过多和营养不良有关。

牙周病患病随年龄增长而增高。3～5岁可能患牙龈炎,到青春期可能达到高峰,达70%～90%,以后随年龄的增长,部分牙龈炎可能发展为牙周炎。全国第二次口腔健康流行病学调查采用CPITN指数,所获结果显示,牙石检出率12岁开始逐渐上升,35～44岁达最高峰,以后逐渐降低。牙龈出血百分率以12岁年龄组最高,以后逐渐降低,牙周袋检出率随年龄持续增加。

值得注意的是,尽管很多流行病学资料显示,35岁以后牙周炎的患病率明显增高,且随年龄的增长而上升,40～50岁达到最高峰,此后可能下降,这个在人群中调查的结果,可能是一部分牙周破坏严重的牙齿已经被拔除的缘故。实际上作为个体来说,牙周炎并不停止于此年龄,而是继续存在或加重。

(四)民族分布

不同民族牙周病的患病情况差异很大,这可能与民族之间的社会经济、环境文化、饮食卫生习惯等差异有关。根据1983年全国中小学生口腔健康调查资料,我国少数民族中牙龈炎患病率最低的是朝鲜族(城市20%,农村27.3%),最高的是彝族(城市94.7%,农村96.9%)。

(五)牙位分布

菌斑和牙石量、炎症程度以及牙槽骨吸收程度等综合分析的结果显示,同一口腔中各个部位对牙周疾病的易感程度不同。最易发病的部位是下颌中切牙和侧切牙以及上颌磨牙;其次是下颌磨牙,尖牙和上颌中、侧切牙及前磨牙;患病率最低的为下颌双尖牙和上颌尖牙。

从骨丧失的严重程度分析,一般而言,除下颌前牙外,上颌骨破坏较下颌骨为重;邻间区骨丧失大于颊侧和舌侧;切牙和磨牙区骨丧失比尖牙和双尖牙区严重;骨丧失最少的区域是下颌尖牙和前磨牙区。

牙齿萌出的次序,牙齿在牙弓中的位置,生长变化,牙周病开始的年龄,菌斑和牙石的分布,咬合及其他尚不明了的因素等,都影响牙周病的发病部位和严重程度。

三、牙周病的危险因素评估

近10年来,分析影响牙周病发生频率和原因的危险因素逐渐受到重视,人群和个体的牙周病危险因素的评估可为制定预防措施和控制疾病的发展提供科学的依据。

(一)不能人为干预的危险因素

这类危险因素又称决定因素,特指危险因素中那些不能改变的背景因素。

1.性别

一般男性多于女性。

2.年龄

老年人的牙周附着丧失多于年轻人,单纯的牙龈炎多见于年轻人和儿童。

3.种族

牙周病为全球性疾病,侵袭性牙周炎在黑人中患病率较高,具有一定的种族倾向。

4.遗传基因

即宿主的易感性,典型的证据为Loe等对无牙科保健的斯里兰卡茶场工人15年的纵向观察结果,81%个体牙周病情缓慢加重,11%个体病情稳定不加重,只有 8%个体牙周病情迅速加重。这种个体之间的差别值得进一步研究,而从分子水平上揭示牙周炎的易感基因已成为研究的热点。

(二)可能通过人为干预而改变的危险因素

这类危险因素即狭义的危险因素,通过干涉可能降低牙周病的发生可能性。

1.口腔卫生情况

口腔卫生状况与牙周病有直接关系。口腔卫生好,菌斑清除彻底,牙龈炎患病危险低;反之,口腔内菌斑多,牙石堆积,牙龈炎和牙周炎患病危险就高。

2.社会经济情况

尽管牙周病流行病学资料表明,经济、文化落后地区的牙周病患病率及严重程度均高于发达地区,但将这些资料按口腔卫生水平分组进行比较时,地区之间的差别即消失。这提示,从流行病学的角度分析,影响牙周健康状况的主要因素是口腔卫生水平,其他方面的因素只是直接或间接地影响口腔卫生状况,从而成为次要因素。

3.吸烟

吸烟者牙周病患病危险高于不吸烟者。吸烟不但促进牙周病发病,而且加重牙周病的患病程度。吸烟者牙菌斑、牙石堆积增多,牙槽骨吸收加快,且吸烟次数越多,时间越长,其影响越严重。

流行病学研究表明,当吸烟史为 10 年以下时,患牙周病的概率是不吸烟者的 1.3 倍,当吸烟史为 16～20 年时,牙周病的患病概率是不吸烟者的 8.0 倍。

4.某些全身性疾病

如糖尿病,营养不良,免疫功能异常等。

5.一些牙周病原微生物的存在

如牙龈卟啉单胞菌、伴放线放线杆菌、福赛坦菌、中间普氏菌等。

第二节　牙周病的分类

牙周病的分类建立在对牙周病认识的不断深入的基础上,转而指导临床诊断、预后判断和治疗。准确统一的分类,有助于人们对该病的病因、病理的深入研究与认识。尽管从 20 世纪 20 年代以来,牙周病的分类原则和分类方法不断演变和改进,但由于牙周病的复杂性和对该病认识的局限型,目前仍缺乏统一而公认的牙周病分类方法。

一、分类原则

纵观历来的牙周病分类方法,可总结为以下几个原则。

按病理学分类:如分为炎症,退行性变,萎缩,创伤,增生等。

按病因分类:如分为内因性牙周病,包括营养性、药物性、特发性牙周病和外因性牙周病,包括感染性、创伤性牙周病。

按临床表现分类：

(1)按病程分类：分为急性、慢性、快速进展性牙周病。

(2)按病情分类：分为单纯性、复合性、复杂性牙周病。

(3)按疾病累及牙齿的范围分类：分为局限型和广泛型牙周病。

二、分类方法的进展和现状

(一)牙周组织病分类的历史发展

从历史上牙周病的主要国际分类中可以看到,随着人们对牙周组织病的认识不断深入,以及分类原则的不同,牙周病的分类方法在逐渐改变,早期多按病理学改变分类,现在逐渐过渡到临床表现与病因相结合的分类,如早年多将咬合创伤和牙周萎缩列为单独牙周疾病,目前认为它们可发生在各类牙周炎的不同阶段,因而已经不再作为独立的疾病。

由于牙周病分类的复杂性,以下介绍几种在历史上曾起过较重要作用的分类法。

1.1928 年 Gottlieb 分类

(1)炎症性。

(2)变性或萎缩：包括弥漫性牙槽萎缩和牙周脓漏。

2.1949 年 Orban 分类

(1)炎症状态：包括牙龈炎和牙周炎。

(2)变性状态。

(3)萎缩状态。

(4)牙周创伤。

(5)牙龈肥大。

3.1957 年美国牙周病学会分类

(1)炎症：包括牙龈炎和牙周炎,其中牙周炎又分为原发性(单纯性)和继发性(复杂性)。

(2)营养障碍：包括咬合创伤、牙周废用性萎缩、龈变性和牙周变性。

4.1973 年世界卫生组织分类

(1)急性牙龈炎不包括急性坏死性龈炎、疱疹性龈口炎、冠周炎等。

(2)慢性牙龈炎：包括单纯性、肥大性、溃疡性和脱皮性慢性龈炎等。

(3)牙龈退缩。

(4)急性牙周炎：包括急性牙周炎、急性牙周脓肿和急性冠周炎。

(5)慢性牙周炎：包括复杂性、单纯性慢性牙周炎以及慢性冠周炎。

(6)牙周变性。

(7)牙面积聚物。

5.1979 年 Carranza 分类

(1)慢性破坏性牙周病。

(2)牙周炎：包括单纯性、复合性(慢性进展和快速进展)和青少年性(弥漫型和局限型)。

（3）牠创伤。

（4）牙周萎缩。

6.1982 年 Page 和 Schroeder 分类

（1）青春前期牙周炎（弥漫型和局限型）。

（2）青少年牙周炎。

（3）快速进展性牙周炎。

（4）成人牙周炎。

7.1989 年世界临床牙周病学讨论会分类

（1）成人牙周炎。

（2）早发性牙周炎：包括青春前期（弥漫型和局限型）、青少年（弥漫型和局限型）和快速进展性牙周炎。

（3）伴有全身疾病的牙周炎：包括 Down 综合征、Papillon-Lefevre 综合征、Ⅰ型糖尿病、艾滋病、其他疾病。

（4）坏死溃疡性牙周炎（顽固性牙周炎）。

8.1993 年欧洲牙周病学研讨会分类

（1）成人牙周炎。

（2）早发性牙周炎。

（3）坏死性牙周炎。

9.1999 年美国牙周病学学会牙周病国际研讨会分类

该分类建立在大量文献回顾和世界各地牙周病学者充分讨论的基础上,增加了对牙龈病的详细分类;否定了以往以年龄对牙周炎分类的方法;废弃了顽固性牙周炎的单独分类;将坏死溃疡性牙龈炎与坏死溃疡性牙周炎合并称为坏死溃疡性牙周病;并将牙周脓肿,牙周-牙髓合病变,软硬组织的先天或后天形态异常等单独列出。即便如此,该分类也有待在实践中评价和充实。

（1）牙龈病

①菌斑引起的牙龈病（包括龈缘炎、青春期牙龈炎、妊娠期牙龈炎、药物性牙龈病、营养缺乏性牙龈病）。

②非菌斑引起的牙龈病（特殊菌、真菌、病毒、螺旋体等的感染,系统病的表征,遗传病,化学及物理性损伤,异物反应等）。

（2）慢性牙周炎

①局限型；

②广泛型。

（3）侵袭性牙周炎

①局限型；

②广泛型。

（4）全身病表征的牙周炎

①血液病；

②遗传性疾病；

③其他。

(5)坏死性牙周病

①坏死性溃疡性龈炎（NUG）；

②坏死性溃疡性牙周炎（NUP）。

(6)牙周脓肿

①龈脓肿；

②牙周脓肿；

③冠周脓肿。

(7)伴牙髓病变的牙周炎

牙周-牙髓联合病损。

(8)先天或后天畸形和状况

①促进菌斑性龈病或牙周炎的局部牙齿因素；

②牙齿周围的膜龈异常；

③无牙区的膜龈异常；

④咬合创伤。

(二)我国牙周病学界对牙周病的分类演变过程

目前我国牙周病的分类方法采纳了1999年美国牙周病学学会牙周病分类国际研讨会分类法，而牙龈病部分尚未采纳。

1.1986年口腔内科学（第二版）分类

(1)龈病：包括急性牙龈炎、慢性牙龈炎和牙龈增生。

(2)牙周病：包括牙周炎、咬合创伤、牙周萎缩和牙周病继发病。

2.1993年口腔内科学（第三版）分类

(1)牙龈炎：包括急性牙龈炎、慢性牙龈炎。

(2)牙龈增生。

(3)牙周炎：其中成人牙周炎包括单纯性和复合性；青少年牙周炎包括局限型和弥漫型。

(4)快速进展性牙周炎

(5)青春前期牙周炎。

(6)伴有全身性疾病的牙周炎。

3.2000年牙周病学（第一版）分类

(1)牙龈病。

(2)牙周炎：包括成人牙周炎、青春前期牙周炎（局限型和广泛型）、青少年牙周炎（局限型和广泛型）、快速进展性牙周炎、伴全身疾病的牙周炎。

4.2003年牙周病学（第二版）分类

(1)牙龈病。

(2)牙周炎：包括慢性牙周炎、侵袭性牙周炎（局限型和广泛型）、反映全身疾病的牙周炎。

5.2007年牙周病学(第三版)分类

(1)牙龈病。

(2)牙周炎:包括慢性牙周炎、侵袭性牙周炎(局限型和广泛型)、反映全身疾病的牙周炎。

第三节　牙周炎

牙周炎是一组由牙龈炎症扩展、波及到深部的牙周组织,造成支持组织破坏的疾病,其实质为慢性感染性疾病。因其致病菌、宿主反应、进展速度、对治疗的反应等方面的不同,可分为不同类型。牙周专科医生在详尽检查的基础上,应告知患者其疾病的程度及性质、可供选择的治疗方案、预期疗效、可能发生的并发症,以及患者本人在治疗过程中的重要作用。应讲清如不治疗会使牙周支持组织继续破坏,最终导致失牙。患者在此基础上作出知情选择,并进行良好的配合。在不具备牙周治疗条件时,口腔科医师应告知患者有牙周病,建议其到有条件的医疗机构去进行治疗。

一、慢性牙周炎

(一)概述

慢性牙周炎是牙周炎中最常见的类型。主要发生在成年人,但也可发生于儿童的乳牙列或青少年。通常病程进展缓慢,但也可发生快速进展。牙周炎的主要特征是:有牙周袋形成和牙槽骨吸收,导致牙周支持组织的破坏。

(二)临床表现

(1)有牙周袋形成,袋底在釉牙骨质界的根方,即已有牙周附着丧失,有别于因牙龈肥大所致的假性牙周袋。

(2)牙龈有不同程度的炎症表现,红肿、探诊出血、可有溢脓。炎症程度一般与牙石、菌斑的量一致。

(3)X线片显示有不同程度的骨吸收,呈水平型或垂直型吸收。

(4)多根牙的分叉区受累严重时,两个或多个分叉区可相通。

(5)重度牙周炎可以发生患牙松动或病理移位。

(6)牙周炎一般涉及多颗牙齿甚至全口牙,可分为局限型和广泛型。超过30%的位点受累者,为广泛型。

(7)根据牙周组织破坏的程度,可分为轻、中、重度。

同一患者口腔内可同时存在不同程度的患牙,甚至可有健康或患牙龈炎的牙齿。应针对不同病情分别制定治疗计划。

(8)可存在原发性或继发性咬合创伤。

(三)诊断要点

(1)探诊深度>3mm,有附着丧失>1mm。

(2)牙周袋表面牙龈有红肿或探诊后有出血。

(3)X 线片示牙槽骨高度降低。

(四)治疗原则及方案

(1)牙周治疗的总体目标是消除菌斑微生物及其他促进因素,消除炎症,控制牙周炎进展并防止复发;建立功能良好、舒适而美观的牙列;在有条件时争取牙周组织的新附着。

(2)在全面检查和诊断的基础上,针对不同病情的患牙制定有针对性的全面治疗计划,包括可保留的牙齿、应拔除的牙、可能施行的手术、修复问题等。在治疗过程中,治疗计划可能进行必要的修改和调整。

(3)牙周炎的治疗是一项系统工程,应按一定顺序分阶段进行,主要包括基础治疗、手术治疗、维护期治疗。其中基础治疗是对每位牙周炎患者都应该实施的。

①应指导患者控制菌斑,正确使用适合患者本人的方法。

②进行龈上洁治和龈下刮治,去除牙石和菌斑。

③去除其他局部致病因素,如充填体或修复体的悬突及不良外形;充填龋齿;消除食物嵌塞;调整咬合等。

④对洁治、刮治反应不佳或有急性炎症(如牙周脓肿)时,可用抗菌制剂作为辅助。

⑤发现影响牙周炎治疗进程的全身危险因素,例如糖尿病、吸烟、免疫功能低下、长期用药情况等,必要时可请内科医师会诊。

⑥基础治疗结束后仍需复查和进行必要的复治。若牙周病情未能控制,或有其他手术指征,应考虑进行牙周手术。

(4)在没有条件进行牙周系统治疗的情况下,医师应告知患者其牙周病情,并建议其到有条件的医疗机构进行治疗。

二、侵袭性牙周炎

(一)概述

侵袭性牙周炎包含一组病情发展迅速、有时有家族聚集性的牙周炎。多数患者全身健康。相当于过去分类法的早发性牙周炎(即青少年牙周炎、青春前期牙周炎和快速进展性牙周炎),但也可由慢性牙周炎转变而来。其主要病理变化同慢性牙周炎。

(二)临床表现

(1)侵袭性牙周炎一般发生于 30 岁以下者,但也可发生于年龄较大者或儿童。

(2)除了具有慢性牙周炎的主要特征外,一般来说,牙周组织的炎症和破坏程度重于菌斑、牙石等局部刺激的量。

(3)本病可分局限型和广泛型。局限型多在青春期前后发病,主要侵犯第一恒磨牙和恒切牙,除此以外的牙齿不超过 2 颗。广泛型累及的牙齿多,至少包括 3 个非第一磨牙和切牙,病变广泛而严重,且发展迅速。

(4)某些实验室检查在一定程度上有助于本病的诊断,例如:龈下菌斑中微生物的检测,白细胞功能等;局限型的 X 线片常表现为第一磨牙近、远中牙槽骨的弧形吸收等。

（三）诊断要点

（1）患者多为青春期前后甚至儿童的乳牙或恒牙，但也可发生于成人。

（2）常有家族聚集史。

（3）局限型主要侵犯第一恒磨牙和切牙，广泛型累及大部分牙齿。

（四）治疗原则及方案

（1）应向患者说明本病的危害性、不治疗的后果，取得患者对自己疾病的了解，有利于积极配合治疗。

（2）必要时可在洁治和刮治的基础上辅以全身或局部应用抗菌药。

（3）局限型和广泛型均表现为快速进展性破坏，但也可有自限性。

（4）远期疗效取决于患者的依从性和定期的复查和维护治疗，复查的间隔应适当缩短。

（5）有可能时，检查其家庭成员是否有牙周炎。

三、反映全身疾病的牙周炎

（一）概述

有一些全身疾病的患者较容易患牙周炎，或牙周炎发展较快，且对常规治疗反应欠佳。在诊断此类牙周炎时应仔细了解病史，进一步做必要的检查并相应地调整治疗计划。应告知患者其全身疾病与牙周炎之间可能相互影响。

（二）临床表现

1. 糖尿病

（1）未被诊断或未经控制的糖尿病患者，其牙周组织的炎症和破坏常明显地重于局部刺激因素。

（2）容易发生单个或多个牙的急性牙周脓肿。

（3）对常规的牙周治疗反应欠佳或易复发。

2. 掌跖角化-牙周破坏综合征

（1）为常染色体显性遗传病，较罕见。

（2）乳牙和恒牙均可相继受累并脱落。

（3）病情发展迅速，对常规治疗反应不佳。

（4）常伴有手掌、足跖、肘、膝处的局限性皮肤过度角化。

（5）多有白细胞功能缺陷。

3. 人类免疫缺陷病毒（HIV）感染和艾滋病

（1）牙周组织破坏严重，可反复发生坏死、溃疡性牙龈炎或坏死溃疡性牙周炎。

（2）牙龈缘可有线形红斑（LGE）。

（3）可伴有舌缘的毛状白斑、口腔多处的白色念珠菌感染、卡波西肉瘤等。

（4）龈下菌斑中可检出较多的白色念珠菌。

（5）血清 HIV 抗体阳性。

（6）全身衰弱、易感染。

（三）治疗原则

（1）判断糖尿病是否已被控制,病情控制而稳定者一般疗效良好。

（2）牙周治疗当天应按医嘱服药,恰当地控制饮食,减少其紧张和焦虑。

（3）对血糖控制不佳者,一般只作应急治疗,并辅以全身使用抗生素。

（4）咨询内科或其他科医师,并作出书面记录。尽量取得全身疾病的控制或好转,以减少其对牙周治疗的影响。

（5）牙周治疗的目标和计划应根据全身情况而定。例如常规牙周治疗或应急处置、减缓牙周炎的进展等。

四、牙周-牙髓联合病变

（一）概述

牙周和（或）牙髓的感染经由根尖孔、副根管或牙槽骨而互相扩散、蔓延,形成牙髓、根尖周围和牙周组织的病变相通。也可发生于牙根折断的牙齿。

（二）临床表现

（1）牙龈多有明显的红肿、疼痛,可有溢脓或形成窦道。

（2）牙周探诊通常可达根尖区,牙松动,有不同程度的叩痛。

（3）X线片显示围绕牙周和根尖或根分叉区的广泛阴影。

（4）牙髓的活力测验迟钝或无反应,但也可以反应正常。

（5）逆行性牙髓炎可表现为典型的急性牙髓炎症状。

（6）多根牙的病变可涉及同一个牙的一个或多个根分叉区,可以互不相通或相通。

（三）治疗原则及方案

（1）根据感染源和患牙破坏的程度评价预后,决定治疗或拔除患牙。

（2）从牙周袋内引流或切开引流,冲洗,局部敷药。

（3）急性炎症控制后,必要的牙髓治疗应与牙周治疗同步进行。

（4）必要时进行牙周翻瓣手术,彻底清创。

（5）多根牙的牙周破坏局限于一个根者,可在根管治疗后,截除患根或半个患牙。

五、根分叉病变

（一）概述

牙周炎的牙槽骨吸收和牙周袋累及磨牙或双尖牙的根分叉区。可发生于任何类型的牙周炎。

（二）临床表现

（1）根分叉区有不同深度的牙周袋,分叉区可以被牙周袋软组织覆盖或暴露。

（2）轻、中度的根分叉病变可用弯探针探入,重度者可颊、舌侧贯通（或近中/颊、远中/颊相通)。

(3)X线片显示根分叉区骨质透射区,但X片表现一般轻于临床所见,且影像重叠,故仅做参考。

(4)其他表现同慢性牙周炎。根分叉病变较易发生牙周脓肿,重症者牙有松动。

(5)有的患牙有牙髓病变,可能为牙髓-牙周联合病变,应尽量明确诊断和处理。

(三)治疗原则及方案

(1)尽量清除根分叉区的菌斑、牙石,也可在直视下作翻瓣手术。

(2)可通过下列不同的手术方法形成有利于控制菌斑的解剖外形,如消除深袋,使分叉区暴露,易于清洁。

(3)早期病变可尽量争取一定程度的牙周组织新附着。

(4)轻度病变可用翻瓣术使牙周袋变浅,修整根分叉处的骨外形,使利于控制菌斑。

(5)对根分叉处有深袋或牙龈退缩,难以覆盖分叉区或导致新骨形成者,有条件时可做根向复位瓣手术和骨成形术,充分暴露根分叉,并指导患者正确清除该处的菌斑。

(6)未贯通的根分叉病变,龈瓣能充分覆盖者,可用引导性牙周组织再生术或植骨术来促进新附着。

(7)病变已贯通或某一根的骨吸收严重有深袋者,可截除该患根,保留余根,以延长该牙的寿命。

六、牙周脓肿

(一)概述

牙周袋袋壁内发生局限的急性化脓性感染。可发生于任何类型牙周炎晚期的深袋,若不彻底治疗,可以反复发作,也可能转为慢性脓肿。

(二)临床表现

(1)牙龈红肿光亮,呈半球状突起,位置较靠近龈缘,范围广泛者可接近龈颊沟处。

(2)疼痛明显,可有跳痛、触压痛。

(3)患牙松动,有挺出感,叩痛。

(4)探诊有深牙周袋,但急性炎症时的探诊常比组织学的实际袋底位置更深。

(5)X线片显示重度的牙槽骨吸收。

(6)深袋的牙周脓肿可能伴有牙髓炎或病变,应与急性牙槽脓肿鉴别。

(三)治疗原则和方法

(1)应尽快消除急性炎症和症状。

(2)脓肿出现波动时,可从袋内壁刺破脓腔,或从脓肿表面切开引流脓液。

(3)脓肿尚未出现波动时,可全身或袋内局部应用抗菌剂,以促消炎。

(4)全口多个牙可同时或先后发生急性牙周脓肿,此时应给全身支持疗法,并寻找有无全身疾病等背景。

第四节　牙龈病

　　牙龈病是仅局限于牙龈组织的疾病,它一般不侵犯深层的牙周组织。然而,牙龈病与牙周炎关系密切,许多牙龈病的致病因素也会进一步参与破坏深层的牙周组织。同时,牙龈又是口腔黏膜的一部分,有些皮肤黏膜的疾病也可表现于此。此外,一些全身性疾病也可累及牙龈,有些瘤样病变和肿瘤也可发生于牙龈。牙龈病一般可分为两大类,即菌斑性牙龈病(如龈炎、青春期龈炎、妊娠期龈炎、药物性牙龈肥大等)和非菌斑性牙龈病(如全身性疾病在牙龈的表现、病毒及真菌等引起的牙龈病、遗传性病变等)。

一、菌斑性龈炎

　　菌斑性龈炎是最常见的牙龈病,它仅与牙菌斑相关。菌斑性龈炎过去也称为慢性龈炎、单纯性龈炎和边缘性龈炎,炎症一般局限于龈乳头和游离龈,严重时可波及附着龈。

(一)诊断要点

1.症状

通常在刷牙或者咬硬物时,牙龈有出血症状。

2.体征

包括:

(1)色泽:牙龈从健康的粉红色变为鲜红色或者暗红色。

(2)外形:龈缘增厚,龈乳头圆钝肥大,可有球形增生,严重者牙龈覆盖整个牙面,并可伴有龈缘糜烂或者肉芽增生。

(3)质地:质地松软、脆弱,弹性降低,但表现为增生性反应时,则质地较硬、有弹性。

3.检查

包括:

(1)龈沟深度:可大于3mm,形成假性牙周袋。

(2)探诊出血:钝头探针轻轻探诊龈沟可有出血症状。

(3)龈沟液:龈沟液量明显增多。

(二)鉴别诊断

(1)本病应与青春期龈炎、妊娠期龈炎、龈乳头炎、坏死性溃疡性龈炎等菌斑性牙龈病及早期牙周炎相鉴别。

(2)本病还应与血液病引起的牙龈出血、HIV相关性龈炎等非菌斑性牙龈病相鉴别。

(3)当本病表现为牙龈增生时,还应与药物性牙龈肥大、牙龈纤维瘤病、白血病引起的牙龈肥大、浆细胞性龈炎等相鉴别。

(4)此外,菌斑性龈炎还要注意与早期牙周炎相鉴别。

（三）治疗要点

1.去除病因

口腔卫生指导（OHI），通过洁治术彻底去除菌斑、软垢及牙石等刺激因素，同时去除造成菌斑滞留的因素，必要时可配合使用局部药物治疗。

2.手术治疗

少数牙龈增生患者去除病因后，不能完全恢复正常，可行牙龈成形术恢复牙龈外形。

3.防止复发

定期复查、维护。

二、青春期龈炎

青春期龈炎是一种受内分泌影响的龈炎。男、女均可患病，女性稍多于男性。

（一）诊断要点

1.症状

患者通常在刷牙或者咬硬物时牙龈有出血症状。

2.体征

包括：

(1)患者处于青春期前后。

(2)好发于前牙唇侧龈缘和龈乳头，舌侧较少发生。

(3)色泽暗红，质软。

(4)牙龈炎症反应程度大于局部的刺激物所能引起的反应程度，并可出现牙龈增生。

(5)可有正畸、错𬌗、不良习惯等因素。

3.检查

包括：

(1)探诊出血。

(2)龈沟加深形成龈袋，但附着水平无变化，无牙槽骨吸收。

（二）鉴别诊断

本病与菌斑性龈炎、妊娠期龈炎、龈乳头炎、坏死性溃疡性龈炎相鉴别。

（三）治疗要点

(1)OHI。

(2)控制菌斑

通过洁治术去除龈上牙石、菌斑等局部刺激因素，可配合局部药物治疗。

(3)纠正不良习惯。

(4)纠正正畸不良矫治器或不良修复体。

(5)对于病程长且牙龈增生的患者，可考虑行牙龈切除术。

(6)定期复查、维护。

三、妊娠期龈炎

妇女在妊娠期间,由于激素水平升高,原有的牙龈炎症加重,最后导致牙龈肿胀或龈瘤样改变,称为妊娠期龈炎。分娩后,病变减轻或者消退。

(一)诊断要点

1.症状

患者通常在吮吸或者进食时牙龈有出血症状,无疼痛症状。

2.体征

包括:

(1)可发生于个别牙或全口牙龈,以前牙区为重。

(2)龈乳头和龈缘呈暗红或鲜红色,松软、光亮,有出血倾向,或有龈瘤样的临床表现。

(3)患者好发于怀孕4~9个月。

3.检查

包括:

(1)口腔检查可见菌斑等局部刺激物。

(2)有龈袋形成。

(二)鉴别诊断

(1)本病与菌斑性龈炎、青春期龈炎、龈乳头炎、坏死性溃疡性龈炎相鉴别。

(2)妊娠期龈瘤与牙龈瘤相鉴别。

(三)治疗要点

(1)OHI。

(2)控制菌斑,去除一切局部刺激因素,动作要轻柔。

(3)对于分娩后不能自行退缩的龈瘤则需手术切除,对于体积比较大的妊娠期龈瘤,可考虑在妊娠期4~6月进行手术切除。

(4)定期复查、维护。

(5)此外,孕前及妊娠早期的慢性龈炎,需要及时治疗,并在整个妊娠期做好控制菌斑的工作。

四、牙龈瘤

牙龈瘤好发于龈乳头,它来源于牙龈和牙周膜的结缔组织,是一种炎症反应性瘤样增生物。它无肿瘤的结构和生物学特征,所以不是真性肿瘤,术后易复发。

(一)诊断要点

1.症状

患者通常因出血或妨碍进食而就诊。

2.体征

包括：

（1）好发于中青年，女性多于男性。

（2）多发于单个牙的唇颊侧龈乳头。

（3）呈椭圆形或圆球形，直径几毫米至2cm不等，表面可呈分叶状，有蒂或无蒂。

（4）累及的牙齿可发生松动移位。

3.检查

X线片可见病变区有牙周膜间隙增宽及骨质吸收影。

4.临床分型

一般分为纤维型牙龈瘤、肉芽肿型牙龈瘤及血管型牙龈瘤。

（二）鉴别诊断

本病主要与牙龈鳞癌鉴别。

（三）治疗要点

1.手术切除

需将瘤体及骨膜完全切除，并刮除相应区域的牙周膜，以防复发，术后创面予以牙周塞治。

2.若复发，仍行上述方法手术切除

若次数较多，应将波及的牙齿拔除，防止复发。

五、药物性牙龈肥大

药物性牙龈肥大是由于长期服用某些药物，引起牙龈纤维性增生，导致体积增大。

（一）诊断要点

1.症状

患者通常因妨碍进食或影响美观而就诊，多数无自觉症状，无疼痛。

2.体征

包括：

（1）牙龈增生好发于前牙区，尤其是下前牙区。

（2）牙龈组织颜色淡粉，质地坚韧，一般不易出血。

（3）龈乳头呈小球状，继而龈乳头呈球状或结节状，向龈缘扩展盖住牙面，增生牙龈表面呈分叶状或桑葚状，严重时波及附着龈，将牙齿挤压移位，影响美观。

（4）牙龈肿胀增生后菌斑易堆积，牙龈色深红或紫红，质地松软，边缘易出血。

3.检查

包括：

（1）患者有全身病史，并有长期服用某些药物史，如抗癫痫药（苯妥英钠）、免疫抑制剂（环孢素）及钙离子通道阻滞剂（硝苯地平、维拉帕米）等。

（2）由于牙龈肿大，龈沟加深，可形成假性牙周袋。

（二）鉴别诊断

本病与伴有龈增生的菌斑性龈炎、牙龈纤维瘤病及浆细胞性龈炎相鉴别。

（三）治疗要点

1.去除局部刺激因素

通过洁治、刮治等方法去除局部刺激因素，消除滞留菌斑。

2.停止使用或者更换引起牙龈肥大的药物，需与相关专科医师协商

3.局部药物治疗

3%过氧化氢液冲洗，必要时局部注入抗菌消炎药物。

4.手术治疗

牙龈增生明显者经上述治疗后增生牙龈若未完全消退，可采用牙周手术治疗。

5.口腔卫生宣教

指导患者严格控制菌斑，防止复发。

六、坏死性溃疡性龈炎

坏死性溃疡性龈炎（NUG）是发生于龈乳头及龈缘的炎症、坏死，多为急性发作，称为急性坏死性溃疡性龈炎（ANUC）。本病患处可检测出大量梭形杆菌及螺旋体。

（一）诊断要点

1.症状

包括：

(1)患者常自诉有明显疼痛感，或有牙齿胀痛感。

(2)晨起发现枕头上有血迹，口中有血腥味，甚至自发出血。

(3)重症者可有低热、疲乏等全身症状，部分可见下颌下淋巴结肿大。

2.体征

包括：

(1)以龈乳头、龈缘坏死为特征病损，尤以下前牙多见。

(2)个别龈乳头区可见坏死性溃疡。

(3)龈乳头破坏后与龈缘连成一条直线，呈刀切状。

(4)患处牙龈极易出血，可有自发性出血。

(5)牙龈疼痛明显，伴有典型的腐败性口臭。

3.检查

包括：

(1)去除坏死组织后，可见龈乳头颊、舌侧尚存，而中央凹下呈"火山口"状。

(2)坏死区涂片可见大量的梭形杆菌及螺旋体。

（二）鉴别诊断

(1)本病应与菌斑性龈炎相鉴别。

(2)急性白血病和艾滋病患者由于抵抗力低下可伴发此病，相关的实验室检查可帮助鉴别。

（三）治疗要点

(1)急性期去除局部坏死的组织,并初步去除大块龈上牙石。

(2)局部使用氧化剂,如3%过氧化氢溶液大量冲洗,去除局部坏死组织。

(3)全身药物治疗,如维生素C、蛋白质等支持治疗。严重者可使用抗厌氧菌药物,如甲硝唑等。

(4)OHI,以防复发。

(5)急性期过后的治疗原则同菌斑性龈炎,对原有的慢性龈炎进行治疗,去除局部刺激因素,对于牙龈外形异常,可考虑牙龈成形术。

七、龈乳头炎

龈乳头炎的病损局限于个别牙龈乳头,它是一种较为常见的急性或者慢性非特异性炎症。

（一）诊断要点

1.症状

患者通常因接触或吮吸时出血而就诊,多数有自发性胀痛和触痛,有时可表现为自发痛和冷热刺激痛。

2.体征

龈乳头鲜红肿胀,易出血。

3.检查

包括:

(1)可检查到刺激物,如食物嵌塞、邻面龋、充填体悬突、不良修复体边缘等,或有不正确剔牙、刺伤史。

(2)可有自发痛及中度冷热刺激痛,可有轻度叩痛。

（二）鉴别诊断

本病应与菌斑性龈炎、青春期龈炎、妊娠期龈炎、坏死性溃疡性龈炎相鉴别。

（三）治疗要点

(1)去除局部刺激物。

(2)消除急性炎症:去除邻面的菌斑、软垢、牙石等可帮助消除或缓解急性炎症。

(3)局部使用药物:如3%过氧化氢溶液冲洗等。

(4)止痛:必要时局部封闭。

(5)去除病因:如治疗邻面龋,修改不良修复体等。口腔卫生指导,如正确使用牙线等。

(6)急性炎症控制后,治疗原有龈炎。

第五节　牙周病的治疗

牙周病是一种由菌斑微生物引起的牙周支持组织的慢性感染性疾病。其治疗目的在于去除病因,消除炎症;恢复软硬组织的生理外形;恢复功能,维持疗效;促进牙周组织再生。临床上,经过详细的检查和诊断,并对疾病的预后进行初步判断之后,应为患者制订出全面且具有个性化的治疗计划,按计划分先后次序,进行系统性治疗。治疗程序一般分为基础治疗,手术治疗,修复正畸治疗及维护期治疗四个阶段。第一、第四阶段是每位患者必需的,而第二、第三阶段的内容应酌情安排。不同程度的牙周病变采用的治疗方法不尽相同,通常将其分为非手术治疗和手术治疗两大类,前者主要包括基础治疗和药物治疗,牙周维护治疗也是它的一种形式。

一、非手术治疗

(一)牙周基础治疗

1.口腔卫生宣教和指导(OHI)

如建立正确的刷牙方法和习惯,使用牙线、间隙刷等。

2.菌斑控制

是指去除牙龈及牙面的菌斑,并防止细菌再定植。有效的菌斑控制可有效预防和控制牙周的炎症,是整个牙周治疗的基础。菌斑控制的程序应因人而异,同时兼顾全口、牙及位点水平的局部危险因素,以满足不同个体的需要。在对患者进行口腔卫生指导时,可用菌斑显示剂进行菌斑显示,当菌斑指数(PLI)降至 20% 以下,可认为已基本控制菌斑。

控制菌斑的方法很多,有机械性和化学性的方法,但目前以前者效果最为确切。控制菌斑的方法主要有刷牙、邻面清洁措施、化学药物控制菌斑。

3.机械治疗

牙周病是由菌斑微生物导致的牙周组织的慢性感染性疾病。研究发现龈下菌斑具有生物膜样结构,生物膜能抵御宿主防御功能及药物作用。机械治疗是扰乱生物膜唯一有效的方法。

机械治疗包括龈上洁治、龈下刮治和根面平整。机械治疗就是使用手用匙形刮治器或者超声器械处理根面,达到去除细菌生物膜、内毒素、牙石及易于造成菌斑滞留的局部因素的目的。

(1)龈上洁治术:使用龈上洁治器械除去龈上结石、菌斑和色素,同时去除龈沟内或浅牙周袋内的牙石。器械有超声波洁牙机和手用洁治器。

①适应证:a.龈炎、牙周炎;b.预防性治疗,即定期(一般 6 个月~1 年)进行洁治,去除新生菌斑、牙石;c.口腔内其他治疗前的准备。

②禁忌证:a.急性传染病患者,如结核、肝炎等;b.机体抵抗力低下者,如未控制的糖尿病患者,或免疫功能减退者;c.超声洁治术禁用于戴有心脏起搏器的患者;d.牙周组织正处

于生长期;e.金属超声工作头不宜用于钛种植体表面、瓷修复体等。

③超声龈上洁治术:其方法是:a.开机后检查器械的工作情况,踩动开关,调节功率和水量。b.用改良握笔法轻持器械,用手指轻巧地支在口内或口外,将工作头的前端与牙面平行或小于15°角,轻轻接触牙石,不可用重的侧向压力,通过工作头的超声振动而将牙石击碎并从牙面上震落。遇到大块且坚硬的牙石时,可将工作头放在牙石的边缘处移动,使牙石与牙面分离;也可采用分割法,将大块牙石先分割成多个小块,再逐一击碎、击落。c.操作时工作头的动作要短而轻,并保持不停地移动,可采用垂直、水平或斜向重叠的动作,禁止将工作头的顶端停留在一点上振动,这样会损伤牙面。d.超声洁治后,要用探针仔细地检查有无遗漏的牙石,如果遗留一些细小的牙石和邻面的牙石,要用手用器械将其清除干净。e.在洁治后应进行抛光处理,清除残留在牙面上的色素等细小的不洁物,并抛光牙面,使牙面光洁,菌斑牙石不易再堆积。抛光的方法是用橡皮杯安装在弯机头手机上,蘸抛光糊剂,轻加压于牙面上低速旋转,从而抛光牙面。橡皮杯的边缘应略进入龈缘下方,使龈缘处的牙面光洁。

④手用器械洁治:a.器械:前牙镰形刮治器1把,后牙镰形刮治器左右各1把,锄形刮治器左右各1把;b.术式:改良握笔法,即以中指指腹放于器械颈部,同时以中指或中指加无名指放于附近的牙作支点,以腕部发力刮除牙石。

(2)龈下刮治术及根面平整术:使用比较精细的龈下刮治器械,来刮除位于牙周袋根面上的牙石、菌斑以及牙根表面被腐的牙骨质。使刮治后的根面光滑而平整,具备形成牙周新附着所需要的生物相容性条件。

①器械:a.手用 Gracey 刮治器:较常使用 4 支。5~6 号适用于前牙及尖牙;7~8 号适用于磨牙的颊舌面;11~12 号适用于磨牙和前磨牙的近中面;13~14 号适用于磨牙和前磨牙的远中面。b.超声波龈下刮治器(即细线器):工作头尖细且长,要先调整好适宜功率和出水量,从小功率开始,出水量应足以冷却工作头工作时产生的热量。

②手用器械刮治方法:a.探查牙石、牙周袋及根面形态;b.正确选择器械,改良握笔法握持;c.建立稳固的支点;d.匙形刮治器工作端0°进入袋底;e.以 45°~90°(80°最佳)刮治;f.向根面施加压力;g.转动前臂和腕部发力,刮除牙石,器械不超出龈缘;h.用力方向:沿垂直、斜向或水平方向;i.刮治有一定次序,不遗漏;j.检查有无遗留碎片、肉芽组织等。

③超声龈下刮治方法:其基本要求与超声龈上洁治相同,不同之处在于:a.选取专门用于超声龈下刮治的工作头。这类工作头的特点是细而长,形状有细线形,也有左右成对有一定弯曲度的工作头。b.功率的设定:要尽可能将功率设定在低、中挡水平。使用低功率和轻的压力会减少根面结构被去除的量和深度。c.放置工作头的方向及压力:龈下刮治时,工作头要与根面平行,工作头的侧面与根面接触,如使用的工作头有一定曲度,则使工作头的凸侧与根面接触,施加的压力要小,不超过 1N。因为它的工作机制是振荡,若用力太大,反而降低效率。d.龈下超声刮治的动作及力向:要以一系列快速有重叠的水平迂回动作,从根方逐渐移向冠方,与手工刮治的重叠的垂直向动作不同。e.超声刮治后,一般还要用手用器械进行根面平整,并将袋内的肉芽组织刮除。

(二)牙周病的药物治疗

随着牙周病病因和发病机制相关研究的不断深入,在其治疗上形成了一套较完善的治疗方案,除了牙周机械治疗外,药物治疗也显示出越来越重要的作用。

1.药物治疗的原则

(1)应遵照循证医学的原则,合理使用药物。

(2)用药前需清除菌斑、牙石。

(3)用抗菌药物治疗前,应尽量做药敏试验。

(4)尽量采用局部给药途径。

2.牙周病的全身药物治疗

主要包括抗菌类药物、非甾体类抗炎药及中药等。

(1)优点

①药物可达深牙周袋底部、根分叉等器械难以到达的区域,有助于清除这些部位的细菌。

②可以杀灭侵入牙周袋壁的微生物。

(2)缺点

①局部药物浓度较低。

②容易诱导耐药菌株的产生。

③容易产生胃肠道不良反应。

④容易引起交叉感染,菌群失调。

(3)常用抗菌药物

①硝基咪唑类药物:常用甲硝唑、替硝唑、奥硝唑治疗厌氧菌感染。

②四环素族药物:常用四环素、多西环素、米诺环素,对伴放线聚集杆菌具较强地抑制作用。

③青霉素类药物:常联合使用阿莫西林与甲硝唑,治疗侵袭性牙周炎,增强疗效。

④大环内酯类药物:常用有罗红霉素、螺旋霉素、红霉素。

3.牙周病的局部药物治疗

(1)优点

①用药量少。

②局部药物浓度高,效果好。

③可以避免全身用药的一些不良反应。

④不易产生耐药菌。

(2)缺点

①作用范围窄,价格相对较贵。

②治疗部位容易受到未用药部位残存微生物的再感染。

③难以杀灭进入牙周组织内和口腔其他部位的致病菌。

(3)局部用药及方法

①含漱药物:常用 0.12%～0.2%的氯己定溶液、3%过氧化氢液、西吡氯铵等。

②涂布消炎药物:常用碘甘油等。

③冲洗药物:常用 3%过氧化氢液等。

④缓释及控释药物:常用 2%米诺环素软膏(派丽奥)、甲硝唑药棒(牙康)。

（三）殆治疗

殆创伤虽然不是引起牙周炎的直接原因,但它能加重牙周组织的破坏过程,妨碍牙周组织的修复。因此在牙周炎的治疗过程中,待消炎后应尽量消除殆创伤。

殆治疗是指通过多种手段,建立平衡稳定的功能性咬合关系,以利于牙周组织的修复和健康。治疗方法包括磨改牙齿的外形,即选磨法、牙体修复、牙列修复、正畸矫治、正颌外科手术、牙周夹板等。其中选磨法是牙周治疗的主要方法。

1.殆创伤的检查

（1）早接触的检查:可进行开闭口运动,观察上下牙接触时牙齿是否松动,产生颊、舌及近远中方向的移动。还可将咬合纸放于牙齿殆面上,进行咬合运动,使牙齿早接触部位着色,确定早接触点。松动度小的牙齿,早接触部位可呈点状、环状着色。松动度大的牙齿,早接触部位不着色,而邻近健康牙齿着色,故需咬合触诊及视诊共同辅助检查。

（2）侧方力的检查:检查牙长轴和对殆牙咬合力的方向,观察是否存在强的侧方咬合力。通常咬合力是向近中方向进行,近中倾斜的牙齿更易受到近中方向的侧方力。

（3）口唇和舌的不良习惯的检查:与患者对话时,注意患者的口唇运动、舌体运动的形式。对吞咽、说话时舌体运动情况进行问诊。让患者进行吞咽运动,并注意舌前部的位置,患者会明确前牙、上颌腭部（牙龈）是否受压迫,可自行指出。必须2～3次反复进行观察。

2.创伤性殆的治疗

（1）调殆前的准备

①首先教会患者做各种咬合动作,如开闭口、侧方和前伸运动。

②用视诊法及扣诊法,确定哪颗患牙在咬合运动时有早接触。然后用咬合纸、咬蜡片法等,检查确定早接触或殆干扰的部位、大小及形状,以便进行磨改。

③器械:咬合纸、薄蜡片、各种类型的砂石、橡皮抛光轮。

（2）调殆的原则

①早接触的调殆原则:a.若牙尖交错殆有早接触,非牙尖交错殆协调,则调磨对应的舌窝或殆窝的早接触区;b.若牙尖交错殆协调,非牙尖交错殆不协调,则磨改与该牙尖相对应的斜面;c.牙尖交错殆、非牙尖交错殆均有早接触时,则应磨改早接触的牙尖或下颌前牙的切缘。

②殆干扰的选磨原则:a.前伸殆时,在前牙保持多颗牙接触时,后牙一般不应有接触,若有接触,可对有接触的后牙进行磨改,如磨除上颌磨牙舌尖的远中斜面、下颌磨牙颊尖的近中斜面上的干扰点;b.侧方殆时,工作侧有多颗牙接触,非工作侧一般不应有接触,必要时应对非工作侧有接触的牙进行适当磨改,如磨除上颌牙舌尖、下颌牙颊尖斜面上的殆干扰点。

（3）注意事项

①必须先准确定位置再进行磨改,由于磨改牙齿的方法是不可逆的,因此一定要反复检查,准确定位出早接触或殆干扰点。

②磨改以消除早接触点为主,由于侧向力对牙周组织的损伤最大,故选磨时应考虑转化侧向力为垂直力,并消除过大的力,恢复牙齿的生理解剖形态。

③选磨时可用涡轮钻、金刚砂车针等,应间断磨改,避免产热而刺激牙髓。

④一次不要磨改太多,应边磨改边检查。若选磨的牙位较多,应分区多次进行。

⑤磨改松动牙时,术者应先将患牙固定,减少因颤动而发生的疼痛。

3.食物嵌塞的选磨

(1)重建食物溢出沟:后牙𬌗面磨损严重时,可使原有的食物溢出沟消失,此时应尽可能调磨塑造发育沟形态,使食物有溢出通道。

(2)恢复牙尖的生理外形:后牙不均匀磨损常形成高而陡的牙尖,成为充填式牙尖,在咀嚼时将食物挤入对𬌗牙的牙间隙,此时应将牙尖磨低并尽可能恢复正常生理外形。

(3)恢复和调整:用刃状砂轮尽可能磨出边缘嵴,并使之斜向𬌗面,或使相邻两牙边缘嵴的高度尽可能一致。注意要分次调磨。

(4)恢复外展隙:颊舌侧的外展隙变窄,使食物容易塞入邻面,此时可将邻面和轴面角磨改,加大外展隙,缩小过宽的邻面接触区。

(四)松牙固定术

松牙固定术是指通过牙周夹板将松动的患牙连接,并固定在健康稳定的邻牙上,形成一个咀嚼整体。当其中一颗牙齿受力时,力就会同时传递到邻牙,从而分散𬌗力,减轻松动牙的负担,为牙周组织的修复创造了条件。

1.适应证

(1)外伤引起的松动牙且有保留价值。

(2)牙周常规治疗后炎症已控制住,但牙齿仍松动影响咀嚼功能者。

(3)为预防牙齿松动加重,可在术前固定患牙,有利于组织愈合。

2.暂时固定法

(1)不锈钢丝联合复合树脂夹板。

(2)光敏树脂粘接夹板。

(3)纤维夹板。

3.注意事项

(1)结扎牙的位置,应在前牙舌隆突上及邻面接触点之下,结扎稳固。

(2)结扎范围应该包括松动牙及其两侧稳固的牙齿。

(3)结扎时钢丝扭结程度应适当,不可有牵拉。

(4)注意口腔卫生,控制菌斑。

二、牙周手术治疗

(一)概述

牙周病的手术治疗是牙周治疗计划的第二阶段,是牙周治疗的重要组成部分。牙周病发展到严重阶段,单靠基础治疗已经不能解决全部问题,需要手术方法辅助,才能获得较好的疗效。一般在牙周基础治疗之后2~3个月进行。必须先通过全面的牙周检查,必要的X线检查,对患者牙周状况再评估。在基础治疗后口腔卫生状况良好,但有以下几种现象时,可考虑手术。

(1)仍有≥5mm牙周袋,探诊后出血、溢脓;

（2）基础治疗无法彻底清除刺激物；

（3）牙槽骨吸收导致骨外形不规则，须手术进行骨修整或进行牙周再生性手术；

（4）Ⅱ度或Ⅲ度根分叉病变；

（5）膜龈缺陷，如附着龈过窄、局部牙龈退缩；

（6）修复或美观需要，需手术延长临床牙冠；

（7）最后磨牙的远中骨袋。

但是对于局部炎症、病因未消除；菌斑未能控制；患者不能配合；有全身疾病不能控制；大量吸烟的患者，是牙周手术的禁忌证。本节将主要介绍牙周手术的手术要点，以及几种常见牙周手术的适应证、禁忌证，手术方法及操作流程。

（二）手术要点

1.术前准备

（1）术前需完善牙周基础治疗，控制菌斑。

（2）术前一定要掌握患者全身情况，判断是否能接受手术，综合判断是否需要预防性使用抗生素。

（3）术前告知并征得患者同意极为重要。有必要告知患者手术常规风险，包括疼痛、肿胀，瘀斑及出血，并签署知情同意书，一式两份。

（4）术前还应做好详尽的影像记录，以及临床指标记录。

2.感染控制

（1）术前应使用0.12％氯己定漱口水漱口，有助于减轻术后不适。75％乙醇进行口周消毒，铺消毒孔巾，保证术区无菌。

（2）术后0.12％氯己定漱口水含漱1个月，必要时辅助抗菌药预防感染。

3.局部麻醉

手术中应用局部浸润麻醉，或阻滞麻醉镇痛，使牙周手术在无痛状态下顺利进行。临床上多用阿替卡因和利多卡因。

4.组织处理

术中操作仔细、轻柔、准确，避免对牙周组织损伤。在手术过程中及时安抚患者，使用锐利的手术器械。

5.清创和根面平整

病变区暴露后，需要彻底清除残留牙石、肉芽组织等，并进行根面平整。

6.缝合

注意无菌观念，缝合时将龈瓣固定，需完全覆盖骨面。

7.术后护理

（1）牙周塞治剂覆盖创面，有止血、止痛作用。

（2）嘱患者使用0.12％～0.2％氯己定漱口。

（3）术后视患者全身情况，手术复杂程度，决定是否预防性使用抗生素。

（4）必要时使用布洛芬缓解术后疼痛。1～2周复诊，去除牙周塞治剂并拆线。

（三）常见牙周手术

1.龈切术

手术切除增生肥大的牙龈，或切除后牙的局部牙周袋，重建牙龈的正常生理外形和龈沟形态。

（1）适应证

①增生性牙龈肥大；

②后牙中等深度骨上袋；

③牙龈瘤和妨碍进食的妊娠瘤；

④阻生牙位置正常，其上有龈瓣覆盖。

（2）禁忌证

①未进行牙周基础治疗，局部炎症未消除者；

②袋底超过膜龈联合的深牙周袋；

③牙槽骨缺损或骨形态不佳，需进行骨手术者；

④前牙的牙周袋，若行龈切术易导致牙根暴露者；

⑤全身情况不佳。

（3）手术流程

①手术前准备：麻醉与消毒。

②手术切口位置的标定：标出龈沟底或牙周袋底。

③切口：15 号刀片或斧形龈刀，采用外斜切口，注意切入角度和位置，可为连续切口，也可个别间断。

④清创：龈上洁治器刮除龈组织，彻底刮净残留牙石、病理性肉芽组织。

⑤修整牙龈，重建牙龈生理外形：小弯剪刀或龈刀，修剪创面边缘及牙龈表面；生理盐水冲洗创面，纱布压迫止血。

⑥外敷牙周塞治剂：完全止血后，创面敷牙周塞治剂。

（4）手术示例：下前牙区牙龈瘤切除术示例，该牙龈瘤大小约为 15mm×12mm×5mm，长期存在已致下前牙牙周附着丧失，移位松动，彻底牙周基础治疗后行龈瘤切除术，术中采用外斜切口，切口位置位于龈瘤瘤底，切除龈瘤后需彻底刮净残余牙龈组织、牙石及病理肉芽组织，防止复发。龈瘤完全切除术后 1 周，术区牙龈恢复良好。

2.翻瓣术

手术切除部分牙周袋和袋内壁，翻瓣，直视下刮净龈下牙石和肉芽组织，必要时修整骨外形，并将龈瓣复位缝合，达到消除牙周袋或使牙周袋变浅的目的。

（1）适应证

①基础治疗后仍有≥5mm 深牙周袋，或复杂袋，袋壁有炎症，探诊出血；

②牙周袋底超过膜龈联合；

③牙槽骨有缺损，需修整骨外形，或进行牙周组织再生治疗；

④牙周-牙髓联合病变，根分叉病变伴深牙周袋者；

⑤范围较广，显著增生的牙龈，若只行牙龈切除术会形成过大的创面。

（2）禁忌证

①未行牙周基础治疗，局部炎症未消除；

②患者无法配合；

③全身情况不佳。

（3）手术流程

①翻瓣切口设计：a.水平切口：术区患牙向近远中各延伸1～2颗健康牙，包括内斜切口、沟内切口、牙间切口；b.纵形切口：也称垂直切口，可以减少组织张力，松弛龈瓣，更好的暴露术区；c.保留龈乳头切口：将龈乳头保持在某一侧龈瓣，而不是将其分为颊、舌部分，前牙美学及再生手术常用。

②龈瓣种类：a.全厚瓣：包括龈组织全层及其下方骨膜，其被大部分翻瓣术采用；b.半厚瓣：只包括表层的牙龈上皮及其下方的一部分结缔组织。

③龈瓣复位：a.原位复位：还可细分为复位于牙颈部、牙槽嵴顶处两类；b.根向复位：若深牙周袋底超过膜龈联合而附着龈较窄时可采用。

④龈瓣缝合：a.牙间间断缝合：包括8字间断缝合和环形间断缝合；b.悬吊缝合：包括单颗牙的双乳头悬吊缝合、连续悬吊缝合、单侧连续悬吊缝合、双侧连续悬吊缝合；c.褥式缝合：适用两牙之间缝隙大，龈乳头宽时，包括水平和垂直褥式缝合；d.锚式缝合：常用于缺牙间隙处或最后一颗磨牙的远中龈瓣。

⑤术后护理：术后使用牙周塞治剂，24小时内冷敷术区面部，术区当天不刷牙，局部使用0.2%氯己定漱口液含漱，1周后拆线。若为植骨术或牙周再生手术，一般10～14天拆线。

（4）注意事项：术后可能出现一些并发症及其对策。

①术后持续出血：采用压迫法止血，必要可采用电烧灼法止血。

②术后疼痛：a.去除过度伸展的牙周塞治剂；b.服用非甾体类抗炎镇静药物；c.服用抗生素抗感染。

③肿胀：注意预防性使用抗生素，术后3～4天一般会逐渐消退。

④术区牙齿咬合痛：需调整咬合高点，并注意去除感染及残留牙石等刺激物。

⑤全身性反应：注意预防性使用抗生素。

⑥塞治剂脱落：及时复诊，重新放置。

（5）手术示例：牙周翻瓣术示例，患者因慢性牙周炎就诊，已拔除多颗无法保留的患牙，完善牙周基础治疗后，12-18多数位点仍有超过5mm的深牙周袋，探诊出血，需行牙周翻瓣术彻底清创，使牙周袋变浅，牙槽骨外形得到修整，利于术区口腔卫生的维护。

3.冠延长术

通过手术方法，降低龈缘位置，去除相应牙槽骨，暴露健康牙齿结构，使过短的临床牙冠加长，有利于修复牙齿或解决美观问题。

（1）适应证

①牙齿折裂至龈下影响修复，需将牙根断缘暴露；

②龋坏达龈下、发生根管侧穿、牙根外吸收，其位置在牙颈1/3处，尚有保留价值；

③修复体破坏了生物学宽度，需通过手术重建；

④临床冠过短,影响修复体固位及正畸装置的粘接;

⑤牙齿被动萌出不足、牙龈边缘位置低引起的露龈笑。

(2)禁忌证

①牙根过短,冠根比例失调;

②牙齿折断达龈下过多,切除骨后,剩下牙槽骨高度不足;

③为暴露牙齿断缘,需切除过多牙槽骨,导致邻牙不协调,对邻牙造成明显损害者;

④全身情况不建议进行手术者。

(3)手术流程

①切口:切口设计需考虑前牙美学和牙断端的位置。附着龈不足时,采用根向复位瓣。

②翻瓣及刮治:翻开全厚瓣,去除颈圈龈组织,刮除肉芽组织,暴露根面或牙根断面。

③骨切除及骨修整:注意与邻牙骨嵴逐渐移行,协调一致。a.若为满足修复所需,则降低骨缘高度至断面下至少 3mm;b.若为改善露龈笑,则降低骨缘至釉牙骨质界下至少 2mm。

④根面平整:对暴露的根面彻底行根面平整术。

⑤龈瓣的修剪、复位及缝合:必要适当地修剪龈瓣,复位缝合于牙槽嵴顶处,一般采用牙间间断缝合。

⑥术后护理。

(4)注意事项:冠延长术后应待组织充分愈合、重建后再开始行修复体制作,术后 1～2 周最好先配戴临时冠以利于牙龈成形,术后 6 周再制作永久修复体,若涉及美容修复则至少在术后 2 个月。

(5)手术示例:上前牙区牙冠延长术示例,患者 10 多年前在外院行上下前牙烤瓷联桥修复后牙龈一直红肿出血,探诊冠边缘位于龈下较多,侵犯了生物学宽度,故拆除不良修复体后行牙冠延长术,去除牙槽骨至原预备肩台下 4mm 处,与邻牙骨嵴逐渐移行;术后临时冠诱导牙龈、龈乳头成形,于 7 个月牙龈稳定后行永久修复,牙龈健康,龈缘协调一致。

4.引导性组织再生术

利用膜性材料作为屏障,阻挡愈合过程中牙龈上皮和结缔组织向根面生长,并提供一定空间,引导牙周膜细胞生长,从而在病变根面形成新牙骨质,埋入牙周膜纤维,达到新附着性愈合。

(1)适应证

①骨下袋:三壁骨袋,窄而深的二壁骨袋;

②根分叉病变:Ⅱ度根分叉病变;

③牙龈局限性退缩:Miller Ⅰ度和Ⅱ度。

(2)禁忌证

①口腔卫生不良;

②患者期望值过高、依从性差;

③多发性骨下袋;

④Ⅲ度根分叉病变;

⑤一壁骨袋;

⑥水平型骨吸收;

⑦冠方缺乏足够的软组织覆盖;

⑧吸烟。

(3)手术流程

①术前准备:麻醉与消毒。

②切口:应尽量保存牙龈组织,保证黏骨膜瓣在复位后可以完全覆盖伤口。

③清创及根面平整:彻底刮净根面牙石及肉芽组织,平整根面,EDTA 处理根面。

④膜的选择和放置:依据骨缺损状况,选择合适术区的屏障膜,必要时对膜进行修剪。

⑤瓣的复位与缝合:使龈瓣充分松弛,冠向复位,必须将膜完全覆盖。

⑥术后护理:创面覆盖牙周塞治剂,术后 1～2 周全身抗生素预防感染,0.12%氯己定含漱 4～6 周,术后 10～14 天拆线。

⑦二次取膜手术:若采用不可吸收性膜,应在术后 6～8 周将膜取出。

(4)注意事项:影响 GTR 疗效的因素包括:

①患者因素:患者自我菌斑控制情况;牙列中残存的感染牙位数;患者的年龄和全身状况;吸烟习惯;牙列维护阶段的依从性。

②病损因素:存留牙槽骨的高度;牙齿的稳定性;骨缺损的解剖形态(骨袋的深度和宽度,根分叉病变的部位及程度,牙龈厚度)。

③与手术技术及愈合期有关的因素:龈瓣的设计与处理;膜与根面间隙的形成与保持;屏障膜的合理放置;根面的预备与处理;伤口的关闭;术后牙龈退缩;术后菌斑控制;术后膜的暴露;取膜手术后龈瓣完全复位覆盖;可吸收膜的过早降解;牙周支持治疗。

(5)手术示例:右下后牙区引导性组织再生术示例,患者因慢性牙周炎就诊,经完善牙周基础治疗后,46 颊侧牙龈仍略红肿,近中探诊深度约 10mm,遂行牙周翻瓣术,术中可见 46 近中垂直骨吸收至根尖,为窄而深的三壁骨下袋,47 颊侧也有垂直骨吸收,为再生性手术适应证,于骨缺损处植入骨替代物,上覆修剪适当的屏障膜,术后龈瓣复位时需将膜完全覆盖住,术后 2 周拆线。

5.膜龈手术

仅涉及软组织的牙周成形术,以增加附着龈的宽度,覆盖裸露的根面,解决系带附着异常为目的。包括游离龈移植术(FCG)、侧向转位瓣术、上皮下结缔组织移植术(CTG)、系带修整术等术式。

(1)游离龈移植术

①适应证:a.附着龈过窄或附着龈缺如,同时伴有以下情况者:牙槽黏膜或肌肉的牵拉,使牙面与龈缘分离;个别牙唇侧龈退缩,退缩牙龈的根方无附着龈或者附着龈过窄;前庭过浅,妨碍义齿配戴,并影响口腔卫生保持;修复体欲做龈下边缘,但缺乏附着龈或附着龈过窄。b.牙龈过薄,预估正畸治疗后可能导致骨开裂、牙龈退缩。

②手术流程:a.麻醉与消毒;b.受区准备:沿膜龈联合切开,翻开半厚瓣;c.从供区取游离龈组织:一般选上颌前磨牙至第一磨牙腭侧区域;d.游离龈组织的移植与缝合;e.术后护理:术区放置牙周塞治剂,3 天内避免术区的唇颊软组织剧烈活动,术后 0.12%氯己定漱口,10 天拆线。

（2）侧向转位瓣术

①适应证：个别牙唇侧龈裂或牙龈退缩，但暴露的根面较窄，同时邻牙牙周组织健康，牙槽骨有足够高度和厚度，附着龈较宽，前庭沟深度足够，可提供龈瓣且能侧向转移，将裸露根面覆盖。

②手术流程：a.麻醉与消毒；b.受瓣区的准备：沿龈退缩边缘约0.5～1mm做V形或U形切口；c.供瓣区的处理：需在患牙的近中或远中做一个半厚瓣，宽度为受瓣区1.5～2倍宽；d.龈瓣侧向转位、缝合固定；e.供瓣区创面的处理：术后邻近牙周组织会向供瓣区生长，修复创面；f.术后护理：同游离龈移植术，术后1周拆线。

（3）上皮下结缔组织移植术

①适应证：单颗牙或多颗牙的Miller Ⅰ度和Ⅱ度牙龈退缩。

②手术流程：a.裸露根面的处理：根面平整，适当降低根面凸度；b.受植区处理：距龈乳头顶部2mm做水平切口（不包括龈乳头），半厚瓣翻瓣；c.供区获取游离结缔组织：切取上颌前磨牙及磨牙腭侧牙龈，获得适当大小的结缔组织；d.游离结缔组织的移植：适当修剪结缔组织，用细针、细线将组织固定于骨膜及龈乳头；e.半厚瓣的复位：冠向复位，至少覆盖移植组织的1/2～2/3，缝合固定；f.供区的处理：供区半厚瓣复位缝合；g.保护剂的放置：术区先覆以锡箔，再放置牙周保护剂；h.术后处理：同前游离龈移植术，术后1周拆线。

③手术示例：下前牙一期游离龈移植术及二期上皮下结缔组织移植术示例，患者因下前牙区牙龈持续退缩就诊，患牙唇侧牙龈退缩，其根方附着龈过窄，一期采取游离龈移植术以增加附着龈宽度，术后附着龈增宽明显。二期采取上皮下结缔组织移植术以覆盖根面，半厚瓣至少需覆盖移植组织的1/2～2/3，术后2个月可见根面基本为牙龈所覆盖。

（4）系带修整术

①适应证：系带附着位置不佳，过于靠近龈缘，唇、颊活动时龈缘受牵拉与牙齿分离；系带粗大并附着至龈缘处，中切牙出现间隙者。

②手术流程：局麻下，止血钳夹住系带，在止血钳上下各做一切口达前庭沟，切除止血钳所夹部分，钝性分离纤维组织，松弛系带，创口呈菱形，间断缝合，压迫止血，1周后拆线。

第六节 牙周激光治疗

一、概述

激光是受激辐射光放大的简称，英文为LASER，

1917年爱因斯坦提出"受激辐射"的概念，为激光的发明奠定了理论基础。1958年贝尔实验室的肖洛和汤斯发表了经典完善的激光原理论文，阐明受激辐射可以得到一种单色性的、亮度极高的新型光源。1960年，美国人梅曼发明了世界上第一台红宝石激光器，获得了人类有史以来的第一束激光。激光的问世立即受到医学界的极大重视，并很快被用于口腔医学，1964年

即有激光在龋病治疗中的应用研究,1971 年髓病治疗上尝试采用激光。经过数十年发展,多种激光器已经在临床医学的每个学科都找到了用武之地。

光是作为一种利用波的形式移动的电磁能量,其放射能量的基本单位是光子。光子波有两种特性:一是振幅,振幅越大能量越高;二是波长,波长决定了光的传播方式和组织对光的反应。可见光的波长范围为 380~780nm,而目前在医学领域应用的激光,从波长 193nm 的准分子激光到波长为 10600nm 的二氧化碳激光,涵盖了更广阔的光谱范围。激光具有三大特性:单色性、光束高度定向性和极高的能量密度,其特性通过脉冲或连续波等作用方式,产生的激光生物学作用主要表现为光化效应、电磁场效应、热效应、压强效应与冲击波效应。

通常根据能量的强弱将激光设备分为强激光器和弱激光器,但医学领域关注的是激光对机体产生的作用,因此将激光照射生物组织后,如果直接导致该生物组织不可逆性损伤,则此受照表面处的激光称为之强激光;若不会直接造成不可逆性损伤,则称其为弱激光。根据激光辐射防护安全的国家标准,激光的 1 类、2 类、3A 类激光为弱激光,3B、4 类为强激光,接触激光设备时可以根据此类别标准,判断其生物学功能和产品的危险度。1 类激光对人类的眼睛不产生威胁。2 类激光的功率小于 1mW,裸眼直视超过 0.25 秒可引起不适。3A 类激光的功率小于 5mW,汇聚的光线对眼睛有害。3B 类激光的功率从 5mW 到 500mW,直视其光束或反射光线都是有危险的。4 类激光的功率大于 500mW,其漫反射的光线都对眼睛和皮肤有害,当能量高于 $2W/cm^2$ 时可以引发被照射物体的燃烧。遇到标记有激光警告标记的设备时需要注意防护。

根据激光器激活媒质,又称工作介质,所组成的化学元素、分子或多物质组合来命名其产生的激光。激活媒质根据物质状态特性分四大类:固体、液体、气体和半导体。常见的固体激活媒质有红宝石、金绿宝石、钇铝石榴石晶体等;液体激光器通常采用溶于溶剂中的有机染料作为激活媒质,也有以蒸汽状态工作的;气体激光器是目前种类最多、应用最广泛的一类激光器,以二氧化碳激光器和氦-氖激光器为代表。半导体激光器是以半导体材料作为工作介质,设备体积小,质量轻,结构简单稳定,是近年来伴随光通讯技术成熟而发展最迅速的一类激光产品,口腔科领域应用的二极管激光器即属于半导体激光器。

二、激光在口腔医学领域的应用

在口腔医学中激光已有多种应用。软组织切割是激光应用最成熟的领域,二氧化碳激光、铒激光、钕激光、钛激光等多种激光都具有良好的软组织切割和消融能力,口腔颌面部的手术应用激光还能够充分利用激光的凝固止血功能,获得良好的手术视野。铒激光具备优良的切割硬组织能力,无论牙釉质、牙本质还是骨组织,都能被迅速消融,能够用于龋病的治疗。根管治疗中使用铒激光可以清除残髓,消融髓石,杀灭细菌,分解细菌产物,去除机械根管预备形成的牙本质碎屑和玷污层,是根管消毒步骤的理想辅助工具。钕激光通过热凝可在瞬间封闭牙本质小管,治疗牙本质过敏症有一定疗效,还可改变牙釉质的结构,有效增加牙齿对抗脱矿的能力,可应用于儿童龋病预防。铒激光和二氧化碳激光处理的釉质和牙本质表面会产生类似酸蚀的效果,可以增加正畸托槽的黏固,但目前尚无取代传统化学酸蚀的可能。光敏树脂的固化可使用氩激光作为激发光源，固化时间能够明显缩短。钕激光和二氧化碳激光可以在不损伤下方釉质的前提下瓦解正畸托槽黏结树脂。口腔美容医学利用铒激光进行牙龈色素褪色的治疗有良好的疗效，使用二极管激光漂白牙齿效果理想，但并未获得权威机构的认可。激光照射后促进局部黏膜血液循环，可能对口腔溃疡的愈合有益，此治疗技术能否在临床推广应用有待继续研究。

激光不但应用于治疗，还在诊断技术上有一定突破。虽然临床意义不大，但激光在牙齿松动度的测量上曾经有所作为。利用激光多普勒仪可以研究牙龈血流的变化，以评估局部组织愈合条件。对龋齿和牙石的检测则不单纯停留于研究工作，专用的二极管激光设备已经被许多口腔科医师接受，开始进入临床应用阶段。

三、激光在牙周病治疗中的应用

牙周病基础治疗通常使用手用工具或机动器械清除菌斑和牙石，完成龈上洁治、龈下刮治、根面平整和袋内壁刮治。经典的手器刮治术是高技术敏感性的工作，且需消耗相当多体力，是导致牙周病专科医师效率低下的主要原因。超声和其他机动器械的出现已经革命性地解放了牙周病医师疲劳的双手，设计优良的超声波刮治器经过不断改进已经获得了与传统手器相同的治疗效果。但机动刮治器所产生的噪声和振动不但给患者带来不适，其产生的嘈杂环境也会对牙周病医师的身心健康产生影响。病变的牙周组织经过机械刮治会在根面遗留由感染牙骨质、牙石碎屑、细菌及毒素组成的玷污层；需要使用四环素、柠檬酸、EDTA 等处理根面，以清除玷污层、暴露胶原纤维和牙本质小管。

对于复杂的牙周袋和狭窄的根分叉区域等特殊解剖结构区，即使是特殊设计的手器和超声工作尖往往也难以到达这些部位，这类死区中的细菌生物膜的长期存在可能导致牙周病治疗疗效欠佳或频繁复发。化学制剂或药物是辅助机械手段，实现对这些特殊部位进行牙周彻底清创的有效方法之一。但化学方法产生的异常的气味、过敏反应、毒副作用和细菌耐药等问题使其应用有所局限。

激光在治疗时并不产生传统牙科机械骇人的噪声，容易为患者接受；现代激光设备的输出端通常具有灵巧的手柄，其治疗过程短暂，不会增加牙周医师的工作强度。激光照射不产生玷污层，有杀菌和清除毒素的能力，可以部分或全部替代化学制剂和药物在牙周组织的局部应用。柔软而纤细的光纤可以将激光导入牙周袋和根分叉，并通过激光的散射到达机械手段无能为力的死区。鉴于激光的上述优势，虽然目前激光在牙周病领域的应用尚未普及，但针对传统机械手段和化学方法的缺憾，将激光作为辅助工具，既可以提高传统治疗的疗效，同时又降低患者不适感，已经成为近年来牙周病治疗的一个热门改进方向。

（一）清除牙石

清除牙石可能是当前我国口腔科医师在预防和治疗牙周病过程中，工作量最大的一个项目。如果激光在此方面有更加高效的表现，将有助于改善我国牙周病治疗需要严重供求不平衡的现状。

1965 年红宝石激光就被尝试用于进行牙石的清除，但在当时无法控制具有气化能力的激光对邻近正常硬组织的损害。尽管钕激光在口腔科领域被大量应用,但对许多研究的总结发现钕激光去除牙石的能力是不足的,无法达到临床需要的机械处理般的效率。准分子激光和金绿宝石激光在牙石清除方面的报道尚不多,其确切功效有待进一步研究。

铒激光发明于 1974 年,其能量被水分子强烈吸收的特性决定了其特殊的功能。铒激光照射硬组织时,在无机成分吸收能量产生热量之前,水及含水组织已经完成对光能的快速吸收,从而形成爆破性消融。1990 年开始针对铒激光清除牙石开展了多项体内外研究,综合多项研究结果发现使用凿形工作尖,采用 $10\sim15Hz$ 的脉冲频率,功率调整到能量密度为 $8\sim1.8J/cm^2$,工作尖与根面夹角保持 $15°\sim40°$,此时铒激光能够有效地清除龈下牙石,与机械龈下刮治和根面平整比较没有显著性差异,但牙骨质也同时发生一定程度的消融。激光器输出的功率、脉冲频率、脉冲时长都可以调节激光刮治的效果,临床操作需要在效力和安全之间寻找平衡点,过度破坏牙骨质可能干扰牙周膜再生。使用高频脉冲和低功率的铒激光可以提高消融牙石的效率,同时减少牙骨质的丢失,亦不会增加患者不舒适的感觉。临床医师要求激光不但能够清除牙石,还具备根面脱毒和防止玷污层形成的功能。铒激光处理后的根面内毒素含量较传统机械清创明显减少,同时没有检测到因二氧化碳激光或钕激光处理根面而产生的毒性物质。钕激光去除玷污层的能力很强,但其产生的高温会影响临床应用。铒激光在消融牙石的同时不会在根面形成玷污层,但会影响下方釉质的结构,因此铒激光适用龈下牙石的清除而不适合处理釉质表面的龈上牙石。

综合分析现有的激光仪器,比对目前的牙周超声波设备,可以判断现阶段昂贵的激光设备并无取代超声工具完成临床龈上洁治的可能,而有可能在龈下牙石的清除中得到应用,并可能实现根面平整和牙周袋内壁刮治同步完成。临床医师在选择具有清除牙石功能的激光设备时,需要考虑激光在牙周洁治和刮治中可能发挥的功效,以综合判断激光仪的应用效果和利用效率。

(二)牙周袋清创

使用激光进行牙周袋清创,包含龈下刮治、根面平整和牙周袋内壁刮治。装备了柔软光导纤维系统的钕激光可以轻易到达牙周袋的深部,技术敏感性相对较低。自 20 世纪 90 年代以来,钕激光已经在美国被许多非牙周病专科医师应用于牙周病的辅助治疗。近年来的研究开发热点则转移到铒激光和二极管激光上。其中铒激光在软组织清创和硬组织切割方面都有良好表现,在牙体牙髓病、牙周病和儿童齿科都有广泛应用前景。二极管激光因其激活媒质由不同种类半导体构成,性能有所差异,其中波长 904nm 的砷化镓(Ga-Ar)激光进行牙周袋清创的功效与钕激光类似。

但是部分学者认为现阶段应用激光进行牙周袋清创并不能替代传统的机械手段,许多研究甚至不支持激光作为器械刮治的辅助手段,理由是虽然激光处理的牙周袋后细菌的数量有不同程度的减少,但并未获得牙周附着水平的额外增加,却可能对牙周膜造成伤害。另外一些文章则支持铒激光等是传统根面平整和袋内壁刮治的有效辅助手段,严格按照操作规范实施的铒激光牙周袋清创不会导致牙骨质、牙本质成分明显的改变,或产生化学性毒物。基础研究发现病变患牙经铒激光处理后,较机械刮治更适合成纤维细胞的黏附,并具有将病变根面去感染和去毒素的功能。虽然没有完全清除细菌的能力,但铒激光仅用低能量即可抑制牙龈卟啉单胞菌和伴放线放线杆菌等牙周致病微生物。有临床研究认为使用铒激光不但较刮治和根面处理更省时省力，还发现激光处理组有明显的探诊出血减少和附着水平增加，其半年的治疗效果与传统机械方法相当。

两类相反的观点可能源于不同研究方案采用的激光种类、功率和作用方式存在差异，牙周病的基础治疗是否需要附加激光处理，确实需要更多的证据来论证，以支持其在牙周病治疗中的推广使用；而激光取代传统机械清创则需要其在安全、疗效、价格成本、操作便利等多方面的综合能力有大幅度超越，当前的市售激光器尚未具备这些特性。

（三）软组织手术

多种激光都具备的切割消融软组织功能在口腔医学领域应用最广泛。能够使用激光进行的牙周手术包括牙龈切除术、牙龈成形术、冠延长术、楔形手术、系带切除术等。早期的牙周病手术中常使用的是二氧化碳激光和钕激光，这些发射光波长为非可见范围的激光器，通常需要伴随激光同时输出其他可见光线，以辅助手术操作。这两种激光能够减少出血，因此特别适合在血管丰富的口腔组织，尤其是严重出血的牙龈瘤中使用。

虽然一般认为软组织手术使用激光，术中产生的疼痛较少，但没有确切的科学研究支持这种判断，即使美国 FDA 也不允许激光生产者宣称应用其产品时可以减少或不使用局部麻醉。而有理论支持激光术后疼痛相对缓和，理由是经激光照射产生的蛋白质凝结物覆盖在创面，形成类似敷料的结构，同时将感觉神经末梢封闭。有报道激光术后创面愈合较快，瘢痕也小于传统手术刀切割的愈合，但更多的实验结果显示激光术后愈合延迟，瘢痕较大。

龈切术可能是目前牙周病医师最愿意使用激光的手术。相对于传统机械龈切术，激光龈切术具有极好的止血效果，能够提供良好的视野，术后无须使用牙周塞治剂，术后的不良反应较少，牙龈增生复发也很少，但术后创面愈合较慢。

使用激光进行牙龈切除术的步骤并不繁杂，关键是注意安全：术前探诊术区龈袋或牙周袋，设计手术切口，确保余留足够的附着龈；术区消毒后常规局麻，术区周边软组织防护，调整激光仪到适当的功率，启动吸引器，佩戴护目镜，将激光器手柄上的激光尖对准术区组织，启动激光器，运用类似持毛笔的动作重复拂过目标组织，直到获得所需要的形态结构。术区产生的消融组织烟气和碎片需要在术中及时清除，由于缺乏接触组织产生力学反馈的感受，术者需要非常小心地控制激光的辐射区域，术后创面表现出的焦痂形态与通常的手术结果差别巨大，有必要向患者解释说明，并使用止痛药和抑菌漱口水。术后一周复诊对术区愈合进行评估。

（四）激光在牙周病治疗中其他可能的应用

在牙周病治疗中还有多种应用激光的可能：临床牙周病治疗学使用激光均匀去除牙周翻瓣术后切口附近的上皮组织，以实现替代屏障膜，抑制上皮优先占据根面，从而获得牙周组织再生的效果，但此方法没有其他类似的报道，其科学性和可行性并未获得更多证据的支持。

因种植体周围炎等原因导致部分丧失骨结合的种植体，通过使用机械方法清创可以清除种植体周围的纤维组织和炎性肉芽组织，但只有使用激光才有可能清除暴露的种植体表面的污染物，同时结合 GBR 技术，从而有可能获得新的骨再生和骨结合，挽救濒临失败的种植体。

临床外科尝试应用激光对组织进行焊接，目前尚未获得理想稳定的结果，此方面实验的成功将为引导组织再生术中膜材料固定及牙周手术缝合提供新途径。

（五）光敏抗菌系统

19世纪90年代,细菌学家PaulEhrlich发现多种致病菌能够吸收特定的染料,其靶向抑菌的思路为现代化学疗法奠定了基础,促进了抗癌治疗的发展。利用卟啉及其衍生物等物质的光敏作用治疗肿瘤的技术被称为光动力疗法(PDT)。由于血卟啉对癌细胞的特殊亲和作用,使其能够较长时间地在癌细胞中潴留,而激光的照射能够激发癌变组织中的血卟啉产生荧光,可应用于肿瘤的早期诊断;波长630nm附近的激光能够为卟啉及其衍生物大量吸收,并产生破坏癌细胞的氧自由基,实现对肿瘤的靶向治疗。除肿瘤细胞之外,多种真菌、病毒和细菌都可以是光敏抑制的对象,它们引发的疾病均可使用PDT进行治疗。

1992年,Wilson首次将光敏剂与低强度激光联合应用,进行了针对口腔微生物的抑菌实验。而早在20世纪初已经有亚甲基蓝光敏剂能抗微生物、抗病毒及抗原虫的报道,近些年来更多文献报道了关于光动力抗菌的机制和应用,尽管存在不同的命名方法,如光动力抗菌化疗(PACT)、抗菌光动力治疗

(APDT)等,但它们实质上与本文介绍的光敏抗菌治疗都是相同的。许多研究表明低功率激光的光敏作用是杀死各种微生物的有效方法,这种治疗避免了应用抗生素而导致的耐药性或不良反应的产生,可以通过局部应用染料,选择性地通过结合细胞壁部分例如脂多糖和细胞膜而将细菌染色,随后局部应用的激光被染料分子吸收,引起染料的电子激发态跃迁,能量转移到环境的分子氧中导致氧自由基产生,破坏细胞壁和DNA,同时失活细菌毒素,实现快速的杀菌效果。此方法尤其适合染料和激光能够直接达到病损部位的口腔感染性疾病的治疗。

目前已知的具有光敏作用的化合物超过400种,根据其基本结构分为三大类:三环染料、四吡咯和呋喃香豆素。三环染料亚甲基蓝的吸收峰值波长是666nm,可以使革兰阳性和革兰阴性口腔细菌致敏,而被低能量激光杀死。在这种系统中,激光功率极低,其产生的低能量不会对机体细胞产生热损伤和其他不良反应损害,而光敏剂亚甲基蓝长久以来一直作为外科手术使用的染色剂,其在口腔局部应用的安全性毋庸置疑。虽然单纯的低功率激光对细菌无杀灭作用,亚甲基蓝的杀菌效果并未获得临床认可,但研究表明细菌在体内和体外均对此染色剂引发的激光光敏作用易感。实验证实常见的牙周致病菌牙龈卟啉单胞菌、具核梭杆菌等生物膜的形成都能够被光敏抗菌系统抑制,且光动力还能破坏革兰阴性细菌的内毒素、蛋白酶等毒力因子。

根据上述染料类化学物质对特殊波长光所具备的高效吸收能力,实施具有靶向调控的以激光为光源的光动力杀菌治疗方案——光敏抗菌系统已经被开发,其临床远期疗效正在观察随访中,从目前获得的资料判断,光敏抑菌系统是牙周基础治疗的有效辅助手段,其功效与局部药物治疗类似或更佳。动物实验证实光敏抑菌系统可以明显减少牙槽骨的丧失,而临床研究发现应用PDT可以显著性减少牙周维护阶段中探诊出血的阳性率。

现阶段已经有获得认证的光敏抑菌系统上市,其基本组成是光敏剂0.01%的亚甲基蓝染料溶液和连续波二极管激光光源,其专用激光仪的输出激光波长为660~675nm,功率为0.1~0.14W。

具体操作步骤如下:

牙周炎患者按照常规首先进行龈上洁治、龈下刮治等牙周基础治疗。

对愿意接受光敏抗菌系统治疗的患者,在治疗前先要询问其是否有甲基丙烯酸甲酯或亚甲基蓝的过敏史。

患者佩戴好专用防激光护目镜。在选择确定需要治疗的牙位后,在患牙的牙周袋内灌注光敏剂亚甲基蓝染料,使其充满整个治疗区域。

在激光仪的手柄上安装一次性使用的激光扩散尖。

操作医师佩戴同样的护目镜。

将激光扩散尖放入牙周袋底部,运用脚踏开关启动激光仪,激光发射 1 分钟后自动停止。

更换部位继续治疗。由于激光在牙周袋内具有散射作用,因此每颗患牙只需要颊舌或近中、远中两个部位的治疗。

结束治疗后可以选择使用 $3\% H_2O_2$ 进行牙周袋冲洗。

临床应用光敏抗菌系统可能产生的不良反应及其相应的防护方法如下:

(1)使用激光作为光源的光敏抗菌系统,根据使用的激光种类和功率可能产生各种由于激光应用不恰当而引发的并发症。

(2)光毒性不良反应有类似晒伤的表现,是黏膜等组织过度暴露于激光辐射后的急性反应,部位确定范围集中,如果系统使用的激光功率足够小,机体能够迅速恢复受损的组织。

(3)光变应性反应通常有磺胺类、四环素类、喹诺酮类药物引发,可为变态反应的各种临床表现,发生率很低,可以从患者的药物过敏史中获得相关信息,避免在激光治疗的同时使用此类药物。

(4)各种微生物由于种属差异而存在细胞壁通透性不同,因此它们对同类光敏剂具有不同的易感性,可能导致菌群失调、口腔微生态紊乱。选择易吸附致病菌的染料是解决方法之一。

(六)使用激光的注意事项

因为激光可能对人体皮肤、眼睛等造成伤害,所以安全使用是激光应用中必须遵循的原则。

激光使用中最重要的是保护患者、医生及助手的眼睛。必须使用针对特定波长激光设计制作的专用的护目镜,不能用其他眼镜替代,不能与不同类型的激光护目镜混淆使用。波长在780nm 到 $2.5\mu m$ 的可见光和近红外光激光如果直接照射瞳孔,即使是毫瓦级的激光经过晶状体聚焦后到达视网膜,也能致视网膜感光细胞凝固变性坏死而失去感光的作用,不可逆的视觉损害将在瞬间发生。波长大于 $2.5\mu m$ 的远红外波长激光则几乎全部被角膜吸收,对眼睛的损害主要表现为角膜损伤,产生疼痛,异物样刺激、怕光、视力下降等症状。波长小于 400nm 紫外激光不但可能造成皮肤和黏膜细胞的恶变,也同样对角膜和晶状体有损伤,此激光几乎全部被眼的角膜和晶状体吸收,导致晶状体及角膜混浊形成白内障。而这些波长范围超过可见光的激光,其对于人类肉眼的非可见性使其危害更加隐蔽,尤其需要提防。国外有学者将波长大于 $1.4\mu m$ 的激光称为"眼睛安全"激光,因为这类波长的激光能够被晶状体削弱,而减少对视网膜的侵害。但这也只是相对的视网膜安全,高功率或长时间的暴露仍然会造成严重永久性损害。

通常激光应用于口腔局部病变组织,其周边的正常组织就需要得到适当的保护,口镜及其他器械的金属部分都可能反射激光,在非靶部位产生作用,为此喉、腭、舌等口腔内组织都需要遮盖性防护,可以采用的器材有湿纱布、塞治剂、橡皮障等。

具有烧灼切割软组织能力的激光通常都产生一定量的烟气,可以造成潜在的生物危害,必须随时使用强力吸引设备将其及时清除,防止吸入呼吸道对人体造成伤害。

由于激光可能会产生高温,在任何可燃易爆的环境中使用都是非常危险的,因此当使用高功率激光时,口腔科诊室中装备的酒精灯、氧气瓶等设备和材料需要进行必要的防护。

标准的激光设备具有联锁装置,此设备能够在诊室门被意外打开时及时切断激光,防止第三者受到伤害,此系统在设备安装时不应被忽略。

按我国国家标准 GB7247 激光辐射防护安全要求,激光设备分四类,它们对机体的损伤逐级增大,它们的级别与产生的激光级别互相对应:1 类激光器是即使直视其产生的光线也不会损害眼睛的,是最安全的无害免控激光器;2 类激光器是低功率激光器,眼睛若偶尔接触其产生的激光不会造成损伤,对皮肤无热损害;3 类激光器是中功率激光器,直视聚焦的激光光束会造成眼损伤,对皮肤尚无热损伤;4 类是最危险的大功率激光器,不但其发出直射光束及镜式反射光束对眼和皮肤有损伤,而且其漫反射光也可能给人眼造成严重的损伤。

国外对于激光的评级并不只限于激光的功率、波长等物理参数,人体接触激光的可能性也是评估的标准,隔离装置完善的高功率激光也可能获得低级别的危险度评估。因此即使是低级别的激光设备也应该严格按照说明书进行操作,才能保证操作者和患者的安全。3 类和 4 类激光器的操作者需要经过特殊的培训,必须有严格的制度对激光器进行管理和使用,没有钥匙的其他人员不能启动激光设备。激光器需安放在安装有明亮光照的房间内,以使在场人员的瞳孔缩小,万一激光光束射入眼睛时,可以减少透射到视网膜上的进光量。而房间还需要同时对外遮光,防止有害激光束向外泄漏。

第三章　口腔黏膜疾病

第一节　口腔溃疡

口腔溃疡是一种常见的口腔黏膜病,很多疾病都可表现为溃疡,例如复发性阿弗他溃疡、白塞病、创伤性溃疡、放射性口炎、口腔结核性溃疡、口腔癌、艾滋病等。其中最常见的疾病是复发性阿弗他溃疡。有些病毒感染性疾病例如单纯疱疹、三叉神经带状疱疹、疱疹性咽峡炎、手-足-口病等,在口腔也表现为溃疡。

一、复发性阿弗他溃疡

复发性阿弗他溃疡又称复发性口腔溃疡(ROU)、复发性口疮,是最常见的口腔黏膜溃疡性损害。发病因素并不十分明确,主要与免疫、遗传、某些慢性系统性疾病、环境、精神等因素有关。患病率约为10%～30%。按溃疡的大小、深浅及数目不同可分为三型:轻型、疱疹型、重型。

(一)临床表现

无论哪一类型的复发性阿弗他溃疡都具有溃疡周期性反复发作的病史,发作期和间歇期的时间长短不一,位置不固定,具有自限性,可自行愈合,但是不同类型的溃疡愈合的时间会有所不同。好发于黏膜上皮角化较差的区域。溃疡呈圆形或椭圆形,具有"红、黄、凹、痛"的特点,即溃疡中心凹陷,表面有黄白色假膜覆盖,周围黏膜充血,疼痛明显。

1.轻型复发性阿弗他溃疡(轻型口疮)

(1)溃疡直径多为2～5mm大小,边缘整齐。

(2)数目较少。

(3)一般溃疡7～10天可自愈,愈合后不留瘢痕。

2.疱疹型复发性阿弗他溃疡(口炎型口疮)

(1)溃疡大小同轻型复发性阿弗他溃疡,但是数目非常多,可达10个以上,甚至更多。

(2)溃疡散在分布,不成簇聚集,呈"满天星"表现。

(3)溃疡周围黏膜充血非常明显,疼痛较轻型口疮明显。

(4)相应部位淋巴结肿大,唾液量增多,有时伴有头痛、发热等全身症状。

3.重型复发性阿弗他溃疡(腺周口疮、复发性坏死性黏膜腺周围炎)

(1)溃疡直径大于5mm,可达1~2cm或以上,周围黏膜充血水肿,边缘隆起,溃疡基底部稍硬,表面有灰黄色假膜或坏死组织,中央凹陷,呈"弹坑状"。

(2)溃疡数目少,多为单发,2~3个以上比较少见,有时可伴有轻型口疮。

(3)溃疡持续时间长,可达1个月以上。

(4)疼痛剧烈,有时伴有相应部位淋巴结肿大。

(5)溃疡波及黏膜下层及腺体,愈合后留有瘢痕。

(6)溃疡最初发作时好发于口角处,可有逐步向口腔后部移行的趋势,发生于软腭、悬雍垂等部位,反复发作易造成组织缺损。

(二)诊断要点

复发性阿弗他溃疡没有特异性的实验室检测指标,诊断主要依据病史特点以及临床表现。

1.病史特点

口腔溃疡反复发作,位置不固定,具有周期性和自限性。

2.临床表现的特点

溃疡好发于口腔黏膜角化较差的部位,具有"红、黄、凹、痛"的特点。

3.如果认为其发病与某些全身系统性疾病相关,可以做相应的实验室检查,如血常规等

(三)鉴别诊断

(1)白塞病

病因不明确,可能与遗传、免疫、感染等因素有关。口腔内反复发作的口腔溃疡是白塞病患者的首发和必发症状,因此在确诊复发性阿弗他溃疡时应注意详细询问患者病史,尤其注意眼部、外阴、皮肤等部位有无病损,与白塞病进行鉴别。

(2)疱疹型复发性阿弗他溃疡(口炎型口疮)应与原发性疱疹性龈口炎鉴别。

(3)腺周口疮应与创伤性溃疡、癌性溃疡、结核性溃疡、坏死性唾液腺化生鉴别。

(四)治疗要点

目前国内外还没有根治复发性阿弗他溃疡的特效方法,因此,治疗主要以对症治疗为主,减轻局部症状,促进溃疡愈合,尽量延长间歇期,缩短发作期。

(1)寻找可能引起复发性阿弗他溃疡的诱因,尽量加以避免。

(2)患者症状较轻时,应当以局部治疗为主,以缓解临床症状。可应用含漱剂,含糖皮质激素类的膏剂、膜剂、散剂、凝胶等,促进溃疡愈合。疼痛明显时,可局部应用止痛剂。

可应用的药物主要有:

①局部止痛剂:利多卡因凝胶、喷剂,苯佐卡因凝胶等。

②局部应用含糖皮质激素类的膏剂、膜剂、散剂、凝胶等,促进溃疡愈合。

③局部含漱剂:0.1%依沙吖啶、0.05%氯己定含漱剂含漱等。

④促进溃疡愈合药物:重组人表皮生长因子凝胶、外用溶液;重组牛碱性成纤维细胞生长因子凝胶、外用溶液等。

(3)患者症状比较重,发作频繁,需采用全身和局部治疗相结合。全身药物治疗:应用糖皮质激素泼尼松、泼尼松龙等,以及免疫抑制剂或免疫调节剂:沙利度胺、转移因子、胸腺肽等。

尽量延长间歇期,减少复发。

局部治疗除了采用上述药物以外,对于深大的溃疡,可采用皮质激素局部封闭的方法促进溃疡愈合,用 2.5% 醋酸泼尼松混悬液 0.5～1mL,加入 2% 利多卡因 0.3～0.5mL 在溃疡基底部注射,每周 1 次,促进溃疡愈合。

二、创伤性溃疡

创伤性溃疡是由于长期慢性机械性刺激,如残根、残冠、过锐的牙尖或边缘嵴、制作不良的义齿等,导致相应部位产生的软组织损害。

(一)临床表现

(1)溃疡发生在邻近或接触刺激因子的部位,其形态常能与刺激因子相吻合。

(2)溃疡比较深大,可达黏膜下层,呈灰白色,周围黏膜水肿发白,疼痛并不明显。

(3)多数无溃疡复发史。

(4)若除去刺激因素溃疡能很快愈合。

(二)诊断要点

有明确的局部刺激因素存在,溃疡发作的部位与刺激因素相吻合,一般没有溃疡反复发作病史,刺激因素去除后,溃疡可以愈合。

(三)鉴别诊断

与腺周口疮、癌性溃疡、结核性溃疡、坏死性唾液腺化生等深大溃疡的临床表现相似,在明确诊断时应注意鉴别。

(四)治疗要点

(1)治疗创伤性溃疡首先要去除刺激因素,拔除相关的残根、残冠,去除制作不良的修复体等。

(2)其次是局部应用糖皮质激素类膏剂、凝胶等、养阴生肌散等消毒防腐药物促进溃疡愈合。观察溃疡至完全愈合。

(3)治疗创伤性溃疡时还应注意如果有全身症状或继发感染者可应用抗生素。

(五)注意要点

对已去除刺激因素、治疗 2 周仍不愈合的溃疡,应做组织病理学检查,以排除癌变的可能。

第二节 白塞病

一、概述

白塞病又称贝赫切特综合征,口眼生殖器三联征。是累及全身多个系统的血管炎性疾病。其临床表现以口腔溃疡、生殖器溃疡、眼疾、关节病、皮肤病损以及其他系统疾病为特征。

二、临床表现

（一）口腔溃疡
类似于轻型复发性阿弗他溃疡。

（二）眼疾
结膜炎、脉络膜炎、视网膜炎、虹膜睫状体炎、视神经乳头、前房积脓、视神经萎缩等，可有视力减退，甚至失明。

（三）生殖器溃疡
男性的阴囊、阴茎、龟头处好发，亦可伴附睾炎。女性好发于大阴唇、小阴唇，亦可发于阴道和子宫颈。溃疡与口腔溃疡相似。

（四）皮肤损害
结节性红斑、毛囊炎、面部疖肿、皮肤针刺反应阳性。

（五）其他少见症状
累及大关节但无游走性的关节疼痛；心血管系统的血管病变，心脏扩大、心肌炎、心包炎等；非特异性消化道溃疡和腹痛腹泻；肺部阴影和肺梗死表现；脑膜炎综合征、脑干综合征、器质性精神错乱综合征；反复高热或低热等等。

三、诊断要点

（1）以复发性口腔溃疡为基础，并且具有下述 4 项中的 2 项者可以确诊：
①复发性生殖器溃疡；②眼疾；③皮肤损害；④针刺反应。
（2）活体组织检查
镜下见有血管内玻璃样栓塞，管周类纤维蛋白沉积，小动脉中膜均质化，血管内皮肿胀等血管病损。

四、治疗原则及方案

（一）局部治疗
以止痛消炎为原则。
（1）外阴溃疡可用具有消炎和清热解毒作用的药液外洗，例如高锰酸钾液坐浴等，每日数次。
（2）眼部炎症可采用有消炎作用的眼药水、眼药膏等。
（3）皮肤损害采用外用药物。

（二）全身治疗
以减少复发为原则，可考虑采用肾上腺皮质激素，例如强的松，或用非甾体类抗炎药物，例如保泰松、吲哚美辛（消炎痛）等；或用雷公藤总甙等中成药；或用转移因子（TF）等，适用于细胞免疫功能低下者。

（三）中医中药治疗

活血化瘀、化湿解毒为主。如四物黄连解毒汤，桃红四物汤，甘草泻心汤加减等。

（四）有累及口腔之外其他系统症状者，应转相关学科治疗或请相关学科会诊

第四章 口腔颌面外科疾病

第一节 口腔颌面部肿瘤

一、口腔颌面部囊肿

（一）皮脂腺囊肿

皮脂腺囊肿又称"粉瘤"，主要由皮脂腺排泄管的堵塞，皮脂腺囊状上皮被逐渐增多的内容物膨胀所形成的潴留性囊肿，囊内有白色凝乳状皮脂腺分泌物。

1.临床诊断

（1）皮脂腺囊肿常见于面部，小的如豆，大则可至小柑橘样，囊肿位于皮内，并向皮肤表面突出，一般无自觉症状。

（2）肿物呈球形，单发或多发，中等硬，有弹性，高出皮面，与皮肤有粘连，中央可有一小色素点，临床上可根据这个主要特征与皮样囊肿作出鉴别。

（3）有时在皮肤表面有破溃，挤压可出现豆腐渣或面泥样内容物，可在皮肤表面形成瘘口，挤压可出现脓液及豆腐渣或面泥样内容物。

2.治疗

确诊后应手术将囊肿完整切除。手术是根治皮脂腺囊肿的唯一方法。手术中沿着皮纹方向设计梭形的皮肤切口，连同囊肿一起摘除。

3.注意要点

由于囊壁很薄，分离时应特别小心，尽量完整地摘除。如果残留囊壁，则易复发。

（二）皮样、表皮样囊肿

皮样囊肿、表皮样囊肿为胚胎发育时期遗留在组织中的上皮细胞逐渐发展而形成的囊肿，后者也可因损伤、手术导致上皮细胞植入而形成。皮样囊肿囊壁较厚，由皮肤和其附件构成。囊壁中无皮肤附件者为表皮样囊肿。

1.临床诊断

（1）多发于 15～35 岁，表皮样囊肿以口底、颏下等部位多见；皮样囊肿好发于口底正中区，引起口底及颈部肿胀。

(2)生长缓慢为圆形或卵圆形,触诊有生面团样感。

(3)面部表皮样囊肿应与皮脂腺囊肿相鉴别,后者与皮肤紧密相连,中央可见小的色素点。

(4)穿刺可抽出乳白色豆渣样内容物,感染时为棕褐色液或脓液。镜检可发现上皮细胞。

2.治疗

手术切除治疗。

3.注意要点

位于舌下的口底皮样囊肿经口内进路(口底黏膜切口)摘除囊肿,位于颏下的口底皮样囊肿则经口外进路(颏下皮肤切口)摘除囊肿。

(三)甲状舌管囊肿

甲状舌管囊肿是一种先天性、发育性囊肿,源于甲状舌管的残余上皮,囊肿可通过未退化的甲状舌管与舌盲孔相通。

1.临床诊断

(1)多见于 1～10 岁儿童。

(2)发生于颈正中线,自舌盲孔至胸骨切迹的任何部位,但以舌骨上、下部位最为常见。

(3)质软,周界清楚,与表面皮肤及周围组织无粘连。位于舌骨以下的囊肿,舌骨体与囊肿之间可能扪得坚韧的索条与舌骨体粘连,因此,可随吞咽及伸舌等动作而移动。

(4)穿刺可见透明的黏稠液体或微混浊的黄色液体,偶见脱落的上皮细胞。

2.治疗

手术切除治疗。应彻底,否则容易复发。手术关键在于除囊肿外一般应将舌骨中份一并切除,即柱状整块切除,避免副管或分支残留,防止复发。

3.注意要点

注意术前和异位甲状腺相鉴别,必要时做同位素检查。

(四)鳃裂囊肿

鳃裂囊肿又名淋巴上皮囊肿。囊壁厚薄不等,含有淋巴样组织。

1.临床诊断

(1)常见于 20～50 岁。

(2)多发生于肩胛舌骨肌水平以上的第二鳃裂囊肿,其次是发生于下颌角以上及腮腺区的第一鳃裂囊肿。发生于颈根区的第三、第四鳃裂囊肿较少见。

(3)肿块大小不定,生长缓慢,无自觉症状。触诊时质地较软,有波动感。鳃裂囊肿继发感染穿破皮肤或切开引流后可长期不愈,形成鳃裂瘘。

(4)超声检查显示内部无回声,后方回声增强;通常表现为沿胸锁乳突肌上、下走行,类圆形或椭圆形软组织块影,中心密度低,不强化,但囊壁(边缘)可强化,境界清楚。

(5)穿刺可见黄色或棕色,清凉或微混浊的液体,含或不含胆固醇结晶。

2.治疗

手术彻底切除。如遗留有残存组织,可导致复发。

3.注意要点

(1)第一鳃裂囊肿或瘘手术中需避免损伤面神经。第二鳃裂囊肿或瘘手术时应注意勿损伤副神经、颈内静脉、颈内及颈外动脉。复发多见于第一鳃裂囊肿或瘘术后，与切除不彻底有关。

（2）颈淋巴结转移癌发生液化坏死时，可能误诊为鳃裂囊肿。

（五）根尖周囊肿

根尖周囊肿是由于根尖周肉芽肿、慢性炎症刺激，引起上皮残余增生，增生的上皮团中央发生变形与液化，周围组织液不断渗出，逐渐形成囊肿。

1.临床诊断

（1）多发生于前牙，一般无自觉症状。可有创伤史、正畸史，牙齿变色，灰黄无光泽。可见有残根、死髓牙、深龋。较大囊肿可在根尖牙龈处扪及球状隆起。

（2）X线片显示根尖界限清楚，有一白色致密线包绕的低密度区。

（3）穿刺囊液一般为清亮或淡黄色液体，囊液内有时可以看到胆固醇晶体。

2.治疗

以手术刮除治疗为主，原则是彻底干净。病灶牙或残根如无保留价值可同时拔除。

3.注意要点

对于有保留价值的患牙可以先一次性根充，后再进行囊肿手术。

（六）始基囊肿

始基囊肿发生于成釉器发育的早期阶段，釉质和牙本质形成之前，在炎症和损伤刺激后，成釉器的星网状层发生变性，并有液体渗出，蓄积其中而形成囊肿。

1.临床诊断

（1）多发生于乳、恒牙交替时期的青少年，好发于下颌第三磨牙区及升支部，可伴缺牙或有多余牙。逐渐长大，骨质出现膨隆变薄，扪之有乒乓球弹性感。

（2）X线检查见其为单囊性或多囊性，均匀一致，不含牙，周围界线清楚。

（3）穿刺可见草黄色囊液，在显微镜下可见到胆固醇结晶。

2.治疗

以手术刮除治疗为主，原则是彻底干净。

3.注意要点

对囊腔巨大、严重引起升支部畸形者，若未发生病理性骨折需行截骨术，其余可考虑先由口内行囊肿开窗术，待囊液引流，囊腔减压，囊肿自行缩小后再行刮除术。

（七）含牙囊肿

含牙囊肿又称滤泡囊肿。发生于牙冠釉质形成之后，在缩余釉上皮与牙冠之间出现液体渗出和蓄积而形成囊肿。可来自一个牙胚（含一个牙）；也有来自多个牙胚（含多个牙）者。

1.临床诊断

（1）好发于下颌第三磨牙及上颌尖牙区，可引起颌骨缓慢膨胀，使骨皮质显著变薄，一般无痛。牙齿延期萌出可能是提示病变的唯一临床特征。

（2）X线片上可显示出一清晰圆形或卵圆形的透光阴影，边缘清晰，周围有白色骨质反应线，囊壁包于牙颈部，牙冠朝向囊腔。

（3）穿刺可得草黄色囊液，囊肿如有继发感染，则出现炎症现象，穿刺可抽出脓液。

2.治疗

手术治疗,手术原则为完整摘除囊肿和挖除埋藏的牙齿。

3.注意要点

在儿童牙齿萌出时期,如果囊肿包含的牙齿有萌出希望,可将囊肿开窗,刮除囊壁保留牙齿待萌。

(八)球上颌囊肿

球上颌囊肿发生于上颌侧切牙与尖牙之间,牙齿被推挤而移位,属非牙源性囊肿;其是由胚胎发育过程中残留的上皮发展而来,故亦称为非牙源性外胚叶上皮囊肿。

1.临床诊断

(1)多见于青少年。

(2)主要表现为颌骨骨质膨胀。

(3)发生于上颌侧切牙与尖牙之间。牙齿被推挤而移位。

(4)X线片显示,囊肿阴影在牙根之间,而不在根尖部位。

2.治疗

一般从口内进行手术,如伴有感染须先控制炎症后再做手术治疗。

(九)鼻腭囊肿

鼻腭囊肿较为常见,约占全部颌骨囊肿的10%。

1.临床诊断

(1)大多发生在30～60岁。

(2)男性多见。

(3)X线检查可见上颌骨中线有呈圆形、卵圆形或心形透亮区。

(4)一般可分为两型:发生于切牙管内者,称为切牙管囊肿;发生于切牙管口的腭乳头部者,称为腭乳头囊肿。

2.治疗

手术治疗。如伴有感染须先控制炎症后再做手术治疗。

(十)正中囊肿

正中囊肿是较少见的非牙源性囊肿。

1.临床诊断

(1)位于切牙孔之后,腭中缝的任何部位,亦可发生于下颌正中线处。

(2)X线片可见腭中缝间有圆形囊肿阴影。

2.治疗

确诊后应及早手术治疗,以免引起邻牙的继续移位和造成咬合紊乱。

(十一)鼻唇囊肿

鼻唇囊肿是较少见的非牙源性发育囊肿。

1.临床诊断

(1)位于上唇底和鼻前庭内。

(2)X线片示骨质无破坏现象,仅在鼻底口腔前庭可扪及囊肿的存在。

2.治疗

一般从口内进行手术,如伴有感染须先控制炎症后再做手术治疗。

(十二)血外渗性囊肿

血外渗性囊肿又称为损伤性骨囊肿、孤立性囊肿,主要为损伤后引起骨髓内出血、机化、渗出而形成的囊腔,内含陈旧性血性或血清液,为非真性囊肿。

1.临床诊断

(1)多发生于男性青年人。

(2)以下颌骨前磨牙区及骨联合处为好发部位;上颌骨较少见,可发生于颌骨前部。此外,血友病也可引起颌面骨的血外渗性囊肿,称为血友病甲瘤。

(3)X线片表现无特异性,常可见圆形透射区,边缘不清晰。

(4)穿刺如为空腔,则可确诊;如抽出液体,镜下可见少量红细胞和类组织细胞。

2.治疗

手术治疗,以免日久而引起相邻牙根受累,造成牙移位,咬合关系紊乱。

3.注意要点

对血友病囊肿治疗应按血友病患者手术原则进行处理。

二、良性肿瘤和瘤样病变

(一)色素痣

色素痣来源于表皮基底层产生色素的色素细胞,可分为皮内痣、交界痣和混合痣。皮内痣是成年人最常见的一类色素痣,位于真皮内。交界痣一半在表皮的底层内,另一半则在真皮浅层内。复合痣常同时有皮内痣和残留的交界痣,为上述两种痣的混合形式。

1.临床诊断

皮内痣可发生于身体的任何部位,以头颈部最为常见,不发生于掌、跖和生殖器部位。痣的外观呈半球形,大小不等表面光滑,边缘整齐,也有的呈乳头瘤样或基底有蒂。交界痣为褐色或黑色斑疹,可稍隆起,境界清楚,颜色均一,表面光滑无毛,可发生在任何部位,发生在掌、跖和外生殖器的大多为交界痣。交界痣的痣细胞具有增生活跃的特性,有转变为恶性黑瘤的可能。混合痣多为黑褐色斑丘疹。

2.治疗

外科手术治疗,手术应在痣的边界以外,正常皮肤上做切口。

3.注意要点

(1)面部较大的痣无恶变证据者,可考虑分期部分切除。也可采用全部切除,邻近皮瓣转移或游离皮肤移植。

(2)如怀疑有恶变的痣,应采用外科手术一次全部切除活检。

(二)牙龈瘤

牙龈瘤是来源于牙周膜及颌骨牙槽突的结缔组织的增生物,为非真性肿瘤。但又具有肿瘤的外形及生物学行为,如切除后易复发等。因此,牙龈瘤是一个以部位及形态命名的诊断学名词。

1.临床诊断

(1)最常见的部位在前磨牙区,女性多于男性,以青中年人常见。

(2)唇颊侧多于舌腭侧。

(3)肿块较局限,呈圆形或椭圆形,有时呈分叶状,大小不一。

(4)肿块有的有蒂如息肉状,大多无蒂而基底较宽。

(5)随着肿块的增长,可破坏牙槽骨壁,X线片可见骨质吸收、牙周膜增宽的阴影。牙可能松动移位。

2.治疗

(1)手术切除,为了切除彻底,切口应在围绕病变蒂周的正常组织上。

(2)将病变波及的牙、牙周膜、龈谷、骨膜及邻近的骨组织一并切除,创面缝合。如创面过大不能缝合时,可用碘仿纱条覆盖。或在创面上用牙周塞治剂保护止血。

3.注意要点

对早期较小的牙龈瘤,牙不松动且患者年轻,有时不愿意拔牙者,可局部切除,对牙周做一定的搔刮,暂时不拔牙,术后严密观察,待有复发时再切除并拔牙。

(三)纤维瘤

口腔颌面部的纤维瘤起源于面部皮下、口腔黏膜下或骨膜的纤维结缔组织。

1.临床诊断

(1)多发生于牙槽突、颊、腭等部位,也可发生在面部皮下。

(2)均较小,呈圆形或结节状,可能有蒂或无蒂,质地较硬,边界清楚,表面光滑,与周围组织无粘连。

2.治疗

采用手术完整切除。牙槽突的纤维瘤,除需拔除有关牙外,有时还需将肿瘤所侵犯的骨膜一并切除。

3.注意要点

必要时可做冷冻检查。

(四)牙瘤

牙瘤生长于颌骨内,分为组合型和混合型牙瘤。其中可含有不同发育阶段的各种牙胚组织,直至成形的牙,数目不等。形状不规则,可能近似正常牙,也可以没有牙的形状,只是一团紊乱的硬组织混合而成,在其周围被以纤维膜。

1.临床诊断

(1)临床表现

多见于青年人,生长缓慢,早期无自觉症状。

(2)往往因牙瘤所在部位发生骨质膨胀,或牙瘤压迫神经产生疼痛,或因肿瘤穿破黏骨膜,发生继发感染时,才被发现。

(3)牙瘤患者常有缺牙现象。

(4)X线片可见骨质膨胀,有很多大小形状不同、类似发育不全牙的影像,或投射似牙组织的一团影像。在影像与正常骨组织之间有一条清晰阴影。牙瘤与囊肿同时存在者,称为囊性牙瘤。

2.治疗

彻底手术摘除。

3.注意要点

一般将肿瘤表面骨质凿去后,取出牙瘤并将其被膜刮除,缝合创口。

(五)牙骨质瘤

牙骨质瘤来源于牙胚的牙囊或牙周膜,由呈片状的牙骨质或呈圆形的牙骨质小体所组成。具有明显不规则的、强嗜碱性的生长线。

1.临床诊断

(1)多见于青年人,女性较多。

(2)肿瘤常贴于牙根部,可以单发或多发,硬度与骨质相似。

(3)生长缓慢,一般无自觉症状。如肿瘤增大时,可发生牙槽突膨胀,或发生神经症状,继发感染,拔牙时被发现。

(4)临床上偶见有家族史的牙骨质瘤,且多为对称性生长。

(5)X线片显示根尖周围有不透光阴影。

2.治疗

多用手术摘除。

3.注意要点

如肿瘤较小,又无症状时,可无须治疗。

(六)牙源性角化囊性瘤

牙源性角化囊性瘤(KCOT)是来源于原始的牙胚或牙板残余,旧称牙源性角化囊肿。

1.临床诊断

(1)多见于 20~40 岁。

(2)好发部位多在下颌第三磨牙区、下颌升支,其次是上、下颌第一前磨牙以后的区域。

(3)无自觉症状,生长缓慢,较其他囊肿有更大的侵蚀性。

(4)早期波动感不明显,后期牙松动移位。可穿刺出较黏稠的乳酪样内容物。

(5)X线片显示为清晰圆形或卵圆形的透明阴影,边缘整齐,周围常呈现一明晰的白色骨质反应线,但有时边缘不整齐。

(6)可穿刺出较黏稠的乳酪样内容物。有显著复发和癌变能力。

2.治疗

手术切除为主,对下颌角、升支处或较大的牙源性角化囊性瘤,应采用口外切口。对于多房性牙源性角化囊性瘤,可行颌骨切除,同期植骨;对于大型牙源性角化囊性瘤,可行成形性囊肿切开术亦称囊肿减压成形术,即从口内打开囊肿,切除部分囊壁及黏膜,并将黏膜与囊膜相互缝合,使囊腔与口腔相通,引流自如。

3.注意要点

减压成形术后由于没有囊液聚集,消除了压力,囊腔可逐渐自行缩小、变浅。以后可再采用手术的方法将剩余的囊壁摘除,由于死腔不大,封闭也就很容易。仅在口内手术即可,不必从口外做切口,但是其疗程较长,在整个疗程中,应注意保持口腔卫生,并严密随访。牙源性角化囊性瘤具有容易复发的特点。

（七）成釉细胞瘤

成釉细胞瘤为最常见的来自牙源性上皮的颌骨中心性肿瘤。根据国内五所口腔医学院口腔病理资料统计,占颌面肿瘤的 35%,占牙源性肿瘤的 63.2%。对于其组织来源,尚有不同看法,大多数认为由成釉器或牙板上皮发生而来。

1.临床诊断

（1）多发生于 20～40 岁青壮年,以 20～29 岁最多见,男女无明显差别。

（2）肿瘤生长缓慢,病程较长,最长可达数十年。

（3）早期无自觉症状,后期颌骨膨胀,压迫性生长可引起面部畸形和功能障碍。

（4）X 线片表现为边界清楚的单房或多房透射影,肿瘤内常含有牙,牙根可能发生锯齿样吸收。

（5）穿刺时可抽出黄色、黄褐色液体,可含胆固醇结晶。

2.治疗

主要为手术治疗。手术的方式主要根据肿瘤的大小、累及的范围及临床表现,分别采用肿物摘除或刮治术;病变区开窗后刮除术,矩形或部分颌骨切除术和颌骨切除术,缺损用移植骨或其他代用材料整复,尤其是带血管化骨移植同期种植体植入可达到功能性修复的目的。

3.注意要点

成釉细胞瘤有局部浸润的特点,属临界瘤,手术应在肿瘤边缘外 0.5cm 处切除,否则切除不彻底,术后易复发。

（八）血管瘤

血管瘤又称婴幼儿血管瘤(IH)起源于残余的胚胎成血管细胞,是真正的肿瘤。深部及颌骨内的血管瘤目前认为应属血管畸形。血管瘤的生物学行为可自行消退,其病程可分为增殖期、消退期及消退完成期三期。

1.临床诊断

（1）初期表现为毛细血管扩张,周围以晕状白色区域迅速变为红斑并高低不平似草莓状。

（2）4 周后快速生长,位于面部者可导致畸形或运动功能障碍。

（3）一般在 1 年以后进入静止消退期。消退缓慢,病损由鲜红变为暗紫、棕色,皮肤可呈花斑状。消退完成期一般在 10～12 岁。

2.治疗

由于血管瘤具有自行消退的特点,目前治疗血管瘤的方法主要有等待观察、药物治疗、激光治疗及手术治疗。一般根据病损的类型、位置及患者的年龄等因素决定。对于复杂病例,主张采用综合治疗。

（1）等待观察

非重要部位的增殖期血管瘤,未对美观和功能造成重要影响,可定期随访观察,处于消退期的血管瘤可定期随访观察。

（2）药物治疗

适用于全身多发性血管瘤、快速增殖的血管瘤、累及重要器官并伴有严重并发症或危及生命的血管瘤。治疗药物主要包括皮质激素、α-干扰素、抗癌药物、咪喹莫特、普萘洛尔等。

（3）激光治疗

通过作用于血管内的氧合血红蛋白，从而达到破坏血管、消除病变血管的治疗目的。

（4）手术治疗

除少数情况外，目前一般不主张将手术治疗作为血管瘤的首选治疗。血管瘤经保守治疗或激光治疗后仍有较大残存病变者，可在消退期行手术治疗。

3.注意要点

激素治疗要注意停药时间。

（九）静脉畸形

静脉畸形是临床上最为常见，以静脉异常汇集为特征的一组病变。由衬有内皮细胞的无数血窦所组成。血窦的大小，形状不一，如海绵结构，又称海绵状血管瘤。

1.临床诊断

（1）好发于颊、颈、眼睑、唇、舌或口底部。

（2）位置深浅不一，如果位置较深则皮肤或黏膜颜色正常。

（3）表浅病损则呈现蓝色或紫色。边界不太清楚，扪之柔弱，可被压缩，有时可扪到静脉石。

（4）当头低位时，病损区则充血膨大；恢复正常位置后，肿胀亦随之缩小，恢复原状，称为体位移动试验阳性。

2.治疗

治疗应根据部位、大小和回流速度，选用不同的治疗方法。主要有硬化治疗、激光治疗、手术翻瓣结合 Nd：YAG 激光治疗和手术治疗。

（1）口腔黏膜及表浅部位的畸形，可选用 Nd：YAG 激光治疗、硬化治疗等方法。

（2）深部、局限、低回流型畸形，选用硬化剂治疗（平阳霉素病变内注射）可获得良好效果。

（3）深部、高回流型畸形，可选用无水乙醇及其他硬化剂治疗、翻瓣激光、手术等综合治疗。

3.注意要点

病变内注射硬化剂时，要注意压迫病变，防止药物进入血管。

（十）微静脉畸形

微静脉畸形即常见的葡萄酒色斑，是由乳头从内的毛细血管后的微静脉构成的先天性畸形。

1.临床诊断

（1）多发于颜面部皮肤，常沿三叉神经区域分布。

（2）呈鲜红或紫红色，与皮肤表面平，边界清楚，外形不规则，大小不一。手指压迫病损，表面颜色褪去，解除压力后，血液立即又充满病损区，恢复原有大小和色泽。

2.治疗

微静脉畸形主要采用脉冲染料激光治疗，国内则主要采用铜蒸气或氪激光进行光动力治疗。

3.注意要点

对于扩张型微静脉畸形,尤其出现大量结节者,可行手术植皮,这些结节往往是原有的畸形血管进一步扩张的结果,因此多不累及皮下组织,术中出血易于控制。

(十一)动静脉畸形

动静脉畸形是一种迂回弯曲,极不规则而有搏动性的血管畸形。主要是由血管壁显著扩张的动脉与静脉直接吻合而成,期间缺乏毛细血管,故其实际上为毛细血管畸形。

1.临床诊断

(1)多见于成年人,幼儿少见。

(2)常发生于颞浅动脉所在的颞部或头皮下组织中。

(3)病损高起呈念珠状,表面温度较正常皮肤为高。

(4)患者可能自己感觉到搏动;扪诊有震颤感,听诊有吹风样杂音。

(5)若将供血的动脉全部压闭,则病损区的搏动和杂音消失。病变可侵蚀基底的骨质,也可突入皮肤,使其变薄,甚至坏死出血。

(6)动静脉畸形可累及颌面部软组织及颌骨(主要是下颌骨),多因急性大出血而就诊。当累及颌骨时,可出现颌骨膨隆,边界不清,牙齿松动,大出血。

2.治疗

手术是最早应用于治疗动静脉畸形的方法。随着栓塞技术的应用,手术前辅助栓塞治疗,被认为是治疗动静脉畸形比较有效的方法。

3.注意要点

动静脉畸形一旦确诊,应尽早进行栓塞治疗。其主要目的是缩小病灶,控制并发症,从而有利于手术进一步切除。

(十二)淋巴管畸形

淋巴管畸形是淋巴管发育异常所致。按临床特征及组织结构分为微囊型和大囊型两类。微囊型由内皮细胞的淋巴管扩张而成,构成多房性囊腔,似海绵状,淋巴管内充满淋巴液。大囊型一般为多房性囊腔,彼此间隔,内有透明淡黄色水样液体,亦称囊性水瘤。

1.临床诊断

(1)临床表现

在皮肤或黏膜上呈现孤立、多发性、散在的小圆形囊性结节状或点状病损,一般无压缩性,病损边界不清楚,大小不一,表面皮肤色泽正常,呈充盈状态,扪诊柔软,有波动感。

(2)大囊型主要发生于颈部锁骨上区,亦可发生于下颌下区及上颈部。

2.治疗

主要采取外科手术切除,对于范围较大的肿瘤可分期切除。囊性水瘤应争取早期手术。低温及激光治疗对微囊型淋巴管畸形有一定效果,但不理想。平阳霉素瘤内注射对手术不宜切除的巨大囊性水瘤或术后残留组织的补充治疗取得较好效果。

3.注意要点

对于病变虽较为广泛,但无呼吸、吞咽困难征象和其他严重并发症的患儿,可不做处理,观察随访1～2年,若无消退或反而增大时再行治疗。

(十三)神经鞘瘤

神经鞘瘤也称施万瘤,来源于神经鞘膜。头颈部神经鞘瘤多发生于脑神经,其次是其他的周围神经,以头部、面部和舌部最为常见。

1.临床诊断

(1)好发于青壮年,男女比例1.5∶1。

(2)临床生长缓慢,无痛肿块,质中或偏硬,包膜完整。

(3)肿瘤可沿神经轴侧向左右移动,但不能沿神经长轴活动。

(4)肿瘤越大越容易黏液性变,发生黏液性变后质软如囊性。穿刺时可穿出褐色血性液体,但不凝结。

2.治疗

手术摘除,将肿瘤完整摘除尽量不损伤神经。

3.注意要点

对迷走神经或面神经来源者,主张充分暴露神经和瘤体后,在显微镜下沿神经纵轴仔细分离以保全神经功能。

(十四)神经纤维瘤

神经纤维瘤是由神经鞘细胞及成纤维细胞两种主要成分组成的良性肿瘤,分单发和多发两种。多发性神经纤维瘤又称为神经纤维瘤病,可发生于周围神经的任何部位。

1.临床诊断

(1)多见于青年人,生长缓慢。

(2)口腔内较少见。颜面部神经纤维瘤主要表现为皮肤呈大小不一的棕色斑,或呈灰黑色小点状或片状病损。

(3)扪诊时,皮肤内有多发性瘤结节,质较硬,可沿皮下神经分布,呈念珠状,也可呈丛状。

(4)X线片可见各种骨骼畸形;椎管造影、CT及MRI可发现中枢神经肿瘤。脑干听觉诱发电位对听神经瘤有较大诊断价值。

2.治疗

手术切除。对小而局限性的神经纤维瘤可一次切除,但对巨大肿瘤只能做局部切除,以纠正畸形及改善功能障碍。

3.注意要点

如行一次手术切除时,需要有充分的准备,因为肿瘤常与皮肤及基底粘连,且界限不清楚,加之血运十分丰富且含有血窦,手术时出血较多,而且不易用一般方法止血,故应做好充分的备血及选择低温麻醉。

(十五)嗜酸性粒细胞增生性淋巴肉芽肿

嗜酸性粒细胞增生性淋巴肉芽肿的病因尚不清楚,主要为淋巴结肿大,淋巴细胞增生及嗜酸性粒细胞浸润。淋巴结以外的病变表现为肉芽肿,也有大量淋巴细胞和嗜酸性粒细胞浸润。

1.临床诊断

(1)常发生于20～40岁的成年人。绝大多数为男性。

（2）发病缓慢，病程较长。主要表现为软组织肿块，有时为多发。偶可自行消退，但又复发。

（3）肿块无疼痛及压痛，周界不清楚，质软，但在不同时期有所不同。

（4）肿块区皮肤瘙痒，一般轻微，可随病程发展而逐渐加重。并可见皮肤粗厚及色素沉着。

2.治疗

对放射治疗敏感，每野总量给予 10～20Gy 即可使其消退。部分病例可能复发，若再照射，反应仍然良好。部分患者可以手术治疗。

（十六）骨化性纤维瘤

骨化性纤维瘤为颌面骨比较常见的良性肿瘤。此瘤多为实质性，囊性较少见。

1.临床诊断

（1）常见于青年人。女性多于男性。

（2）多为单发性，可发生于上、下颌骨，但以下颌较为多见。

（3）生长缓慢，早期无自觉症状，不易被发现。肿瘤逐渐增大后，可造成颌骨膨胀肿大，引起面部畸形及牙齿移位。

（4）X线表现为颌面骨不同程度的弥散性膨胀，与正常骨质之间无明显边界。

2.治疗

手术切除。小的或局限性的骨化性纤维瘤更应行手术彻底切除；大的弥散性的或多发性骨纤维异样增殖症一般在青春期后施行手术。对于组织缺损可行同期或二期修复重建。

3.注意要点

如肿胀发展较快，影响功能时，可提前手术。

（十七）骨巨细胞瘤

骨巨细胞瘤又名破骨细胞瘤，主要是由多核巨细胞和较小的索性或圆形的间质细胞所组成。

1.临床诊断

（1）发生于 20～40 岁的成年人。男女无显著差别。

（2）常发生在颌骨的中央部。一般生长缓慢，如生长较快，则可能有恶性变。早期一般无自觉症状，但有时能引起局部间歇性隐痛。

（3）X线片显示呈泡沫或蜂窝状囊性阴影，肿瘤周围骨壁界限清楚。

2.治疗

手术切除。术中需做冷冻切片病理检查，排除恶性。病理一级者，可采用彻底刮除并在基底部烧灼，或在健康骨组织内切除肿瘤。属二、三级者，视骨质破坏大小做颌骨方块切除或部分切除。

3.注意要点

本病复发率高，对于复发者，应做切除或节段截除术或假体植入术。

三、恶性肿瘤

（一）舌癌

舌癌是最常见的口腔癌，多数为鳞状细胞癌。

1.临床诊断

（1）男性多于女性。多发生于舌缘，其次为舌尖、舌背。常为溃疡型和浸润型。

（2）一般恶性程度较高，生长快，浸润性较强，常波及舌肌，致舌运动受限。晚期可蔓延至口底及下颌骨，使全舌固定。

（3）常发生早期颈淋巴结转移，且转移率较高，淋巴结转移常在一侧，如发生舌背或越过舌体中线的舌癌可向对侧颈淋巴结转移。位于舌前部的癌多为下颌下及颈深淋巴结上、中群转移；舌尖部癌可以转移至颏下或直接至颈部深、中群淋巴结。

2.治疗

应以综合治疗为主。为了保存舌的功能，有时对早期病理可选用间质内放射治疗，待原发灶控制后再施行颈淋巴清扫术。如放射治疗不敏感，可行原发病灶切除加颈淋巴清扫术。晚期病例则应首选手术治疗。对波及口底及下颌骨的舌癌，应施行一侧舌、下颌骨及颈淋巴联合清扫术，若对侧有转移，应行双侧颈淋巴清扫术。由于舌癌的颈淋巴转移率较高，一般主张做选择性肩胛舌骨上或功能性颈淋巴清扫术。

3.注意要点

手术中因遵循无瘤原则，在确保肿瘤切除干净的情况下尽可能保留功能和外形，术前应完善影像学检查，明确原发灶的累及范围及淋巴结转移情况。

（二）牙龈癌

牙龈癌在口腔癌中仅次于舌癌和颊癌，居第 3 位，约占口腔癌的 22%。多为分化程度较高的鳞状细胞癌。

1.临床诊断

（1）多见于 40～60 岁，男性多于女性。生长缓慢，早期多无明显症状。以溃疡型多见。

（2）早期向牙槽突及颌骨浸润，使骨质破坏，引起牙齿松动和疼痛。上颌牙龈癌向上可侵入上颌窦及腭部，产生与上颌窦癌类似的症状和体征。

（3）下颌牙龈癌向下可侵及口底，如侵犯到下牙槽神经时可有同侧下唇麻木的症状；牙龈癌如向后发展至磨牙后区及咽部而累及翼内肌时，可引起张口受限。

（4）下颌牙龈癌比上颌牙龈癌淋巴结转移早。

2.治疗

手术治疗为主。尤其是下颌牙龈癌一般行联合根治术。

3.注意要点

（1）早期的牙龈癌，原则上均应行牙槽突切除而不仅仅是牙龈切除术。较晚期的应做下颌骨矩形或上颌骨次全切除术。

（2）如已侵及下颌神经管，已出现下唇麻木者，应做孔间骨段切除术（如下颌孔至同侧或对侧颏孔)直至半侧或超越中线的下颌骨切除术。

(3)对已侵犯邻近组织的晚期牙龈癌,应视情况行扩大的根治性切除术。

(三)颊黏膜癌

颊黏膜癌是常见的口腔癌之一。多为分化中等的鳞状细胞癌,少数为腺癌及恶性多形性腺瘤。

1.临床诊断

(1)常发生于下颌磨牙区,呈溃疡型或外生型,生长较快,向深层浸润。

(2)穿过颊肌及皮肤,可发生溃破,亦可蔓延至上、下颌牙龈及颌骨。

(3)如向后发展,可波及软腭及翼下颌韧带,引起张口困难。

2.治疗

手术治疗为主。一般行联合根治术。

3.注意要点

(1)小的颊黏膜癌可采用放射治疗。如对放射治疗不敏感以及较大的肿瘤,应行外科手术。

(2)对晚期的颊黏膜癌已侵及颌骨,并有颈淋巴结转移时,可行颊、颌、颈联合根治术。术后洞穿性缺损可待肿瘤控制后施行整复手术。

(四)腭癌

腭癌仅限于硬腭的原发性癌肿,以来自唾液腺者为多,鳞癌少见。

1.临床诊断

(1)发生于硬腭的鳞癌,细胞多高度分化,发展一般比较缓慢,常侵犯腭部骨质,引起穿孔。

(2)向上蔓延可至鼻腔及上颌窦,向两侧发展可侵蚀牙龈。转移主要是向颈深上淋巴结,有时双侧颈淋巴结均可累及。

2.治疗

手术治疗,以彻底切除肿瘤为原则,必要时可切除部分上颌骨。

3.注意要点

硬腭鳞癌的分化较好,适合于手术切除或低温治疗。组织缺损可用修复体修复。颈淋巴结一般行选择性手术,有转移时才同期行颈淋巴清扫术。

(五)口底癌

口底癌系指原发于口底黏膜的癌,多为中度分化的鳞状细胞癌。

1.临床诊断

(1)早期发生于舌系带的一侧或中线两侧。以后向深层组织浸润。发生疼痛,口涎增多,舌运动受限,并有吞咽困难及语言障碍。

(2)常发生早期淋巴结转移转移率仅次于舌癌,一般转移至颏下、下颌下及颈深淋巴结,但大都先有下颌下区转移,以后转移到颈深淋巴结,并常有双侧颈淋巴结转移。

3.治疗

手术治疗为主。一般行联合根治术。

4.注意要点

早期浅表的鳞癌可用放射治疗。较晚期的病例,应施行口底部、下颌骨、颈淋巴结联合根治术。对双侧有颈淋巴结转移的患者,可同时分期性颈淋巴清扫术。晚期患者可用放射治疗或化学药物行姑息治疗。

(六)唇癌

唇癌为发生于唇红缘黏膜的癌,主要为鳞癌,腺癌很少见。

1.临床诊断

(1)多发生于下唇,常发生于下唇中外 1/3 的唇红缘部黏膜。早期为疱疹状结痂的肿块,或局部黏膜增厚,随后出现火山口状溃疡或菜花状肿块。

(2)生长缓慢,一般无自觉症状。下唇癌常向颏下、下颌下淋巴结转移。上唇癌则向耳前、下颌下及颈淋巴结转移。上唇癌的转移较下唇早。

2.治疗

早期病例无论采用外科手术、放射治疗、激光治疗或低温治疗,均有良好疗效。但晚期病例及有淋巴结转移者,则应行外科治疗。

3.注意要点

唇癌的转移一般较其他口腔癌为少见,且转移时间较迟,故在没有明确转移证据的情况下不做颈部淋巴结清扫术。

(七)口咽癌

口咽癌发生于舌根(舌后 1/3)、会厌谷、口咽侧壁、口咽后壁以及软腭与腭垂部位。主要为鳞癌,其次可为腺源性上皮癌。

1.临床诊断

临床多为溃疡型肿瘤。口咽癌极易发生淋巴结转移,且转移率较高。肿瘤早期可局限于口咽部的一个解剖区,原发于咽侧壁者,晚期可向咽后以及软腭扩散。

2.治疗

早期的口咽癌宜首选放疗,如不能控制再行手术。手术应行原发灶根治性切除并对缺损组织或器官行立即修复,或舌、腭再造术。

3.注意要点

口咽癌原发灶较为隐蔽,多借助内镜及影像学检查发现。

(八)皮肤癌

颜面部皮肤癌主要是鳞状细胞癌及基底细胞癌,其中又以基底细胞癌较为多见。

1.临床诊断

(1)鳞癌期初时为一片疣状浸润区域,表面有完整上皮覆盖,常向深层及邻近组织浸润。破溃后形成如火山口样的溃疡,表面呈菜花样,边缘及底部都较硬,经久不愈合。

(2)基底细胞癌生长缓慢,长时期内无自觉症状,且较鳞癌恶性程度低,一般不发生区域性淋巴结转移。鳞癌虽发生淋巴结转移,但转移率较低,一般转移到耳前、下颌下及颈部淋巴结。

2.治疗

外科手术扩大切除。

3.注意要点

早期的皮肤癌无论采用手术、放射、药物、低温或激光治疗效果均很好,多数患者能够治愈。如肿瘤范围很大,周围的边界又不明显,最好先用放射治疗,待肿瘤缩小控制后,再行手术切除。

(九)上颌窦癌

上颌窦癌位于上颌骨内,呈锥形,锥尖向颧突,与口腔、鼻腔、眶底、颅底相毗邻。鳞状细胞癌最为常见。

1.临床诊断

(1)早期无症状,往往到肿瘤发展到一定程度时,才有较明显的症状而被发现。

(2)根据肿瘤的发生部位,临床可出现不同的症状。癌肿破坏上颌窦的内壁时,可产生鼻部症状。当癌肿向上颌窦下壁发展时,可出现牙齿松动、疼痛、颊沟肿胀、牙龈肿块等症状。癌肿破坏上颌窦上壁进入眼眶时,可出现眼球突出、移位、结膜充血、复视,鼻泪管堵塞时可有溢泪现象。当癌肿侵犯到上颌窦前壁、破坏骨质后,可使患侧面颊部突起、颊沟消失,甚至皮肤破溃、肿瘤外露,形成皮肤癌瘘。

(3)上颌窦癌的颈淋巴结转移较晚,可转移至同侧的下颌下及颈深上淋巴结,当面部软组织受累时可发生耳前、咽后淋巴结转移。上颌窦癌的远处转移少见。

2.治疗

应以放疗和手术综合治疗为主。早期肿瘤局限于上颌窦内无骨质破坏者,可行上颌骨全切除术。

3.注意要点

(1)如肿瘤波及眶板时,需全部切除且包括眼眶内容物。

(2)肿瘤累及后壁和翼腭窝时应施行扩大根治性切除术,将下颌骨髁突及翼板与上颌骨一并切除。较晚期的上颌窦癌最好先用放射治疗或化学治疗。

(十)中央性颌骨癌

中央性颌骨癌主要发生自牙胚成釉上皮的剩余细胞。这些上皮细胞可残存于牙周膜,囊肿衬里以及来自成釉细胞癌恶变。组织学上可以是鳞癌也可以是腺癌,且以后者多见。

1.临床诊断

(1)好发于下颌骨,特别是下颌磨牙区。患者早期无自觉症状,以后可出现牙痛,局部疼痛,并相继出现下唇麻木。晚期可浸润皮肤,影响咀嚼肌而致张口受限。

(2)X线片早期表现为病损局限于根尖区骨松质之内,呈不规则虫蚀状破坏,以后才破坏并浸润骨密质。

2.治疗

手术治疗。局限于一侧者一般行半侧下颌骨切除;如邻近中线或超越中线者,应根据解剖特点于对侧下颌骨颏孔或下颌孔处截骨,或甚至行全下颌骨切除。

3.注意要点

中央性颌骨癌的早期确诊较困难,临床上往往易与牙槽脓肿、下颌骨骨髓炎及神经炎相混淆,因此,要求临床医师一定要高度警惕。

（十一）软组织肉瘤

软组织肉瘤系一组起源于间叶组织的恶性肿瘤。

1.临床诊断

（1）好发于成年人。发病年龄较轻，病程发展较快，多表现为实质性肿块，表皮或黏液血管扩张充血。

（2）晚期出现溃疡或有溢脓、出血。肿瘤浸润正常组织后，可引起相应一系列功能障碍症状。较少发生淋巴结转移，但常发生血行转移。

2.治疗

绝大多数的治疗方法为局部根治性广泛性切除，以手术治疗为主。对于复发率较高的肉瘤，术后可辅以放射及化学治疗。颌面部肉瘤的预后比癌差。

3.注意要点

无法完全切除的软组织肿瘤，可采用减积手术的方法，术后继以其他治疗，以改善患者的生活质量并延长患者的生命。

（十二）骨源性肉瘤

骨源性肉瘤系起源于骨间质的恶性肿瘤。

1.临床诊断

（1）可发生于任何颌面骨，但以上、下颌骨为最常见。共同临床表现为：①发病年龄轻，多见于青年及儿童；②病程较快，呈进行性的颌面骨膨胀性生长，皮肤表面常有血管扩张及充血；③颌面骨在影像学检查中均有不同程度、不同性质的骨质破坏，且呈中央（心）性，由内向外发展；④后期肿块破溃，可伴发溢液或出血；⑤颌骨破坏可导致牙齿松动甚至自行脱落，巨型肿块可导致患者咀嚼、呼吸障碍。

（2）X线片见成骨性骨肉瘤的骨质增殖明显，有不规则的骨刺形成日光放射状影像。溶骨性骨肉瘤骨质呈不规则破坏，新生骨质很少或全无，严重者可见病理性骨折。

2.治疗

以手术治疗为主的综合治疗。手术需行大块根治性切除，特别强调器官切除的概念，以避免因管道或腔隙传播而导致局部复发。

（十三）恶性淋巴瘤

系起源于淋巴系统的恶性淋巴瘤，在病理上可分为霍奇金淋巴瘤与非霍奇金淋巴瘤两类。发生于淋巴结内的称为结内型；发生于淋巴结外的称为结外型。

1.临床诊断

（1）以儿童和青壮年较多。好发于颈部淋巴结。发生于口腔及面中部的恶性淋巴瘤以溃疡、坏死为主要临床症状的病损。

（2）结内型常为多发性，主要临床特征表现为早期淋巴结肿大，肿大的淋巴结可移动，表面皮肤正常，质地坚韧而有弹性，比较饱满，无压痛，大小不等，以后相互融合成团，失去移动性。结外型早期常是单发性病灶，临床表现呈多样性，有炎症、坏死、肿块等各种型。

（3）恶性淋巴瘤常沿淋巴管扩散。

2.治疗

治疗原则力求个体化。主要取决于病理类型和临床分期。早期霍奇金淋巴瘤以放射治疗为主。对于晚期,多应用化学药物治疗。非霍奇金淋巴瘤由于其容易全身播散,一般以化疗为主,放疗为辅。

3.注意要点

淋巴瘤为全身性疾病,因此,除了上述局部症状,约半数患者还可能出现发热、盗汗、乏力、消瘦、食欲缺乏、皮疹、瘙痒、贫血等全身症状。

(十四)浆细胞肉瘤

浆细胞肉瘤又称骨髓瘤,来源于骨髓内浆细胞,一般分单发性和多发性两种,但以多发性多见。

1.临床诊断

(1)多见于 40～70 岁的中、老年人,30 岁以内者少见。

(2)好发于胸骨、椎骨、肋骨、盆骨及颅骨。肿瘤实质性,圆形,质软而脆,切面呈暗红色或灰色。

2.治疗

多发性浆细胞肉瘤一般采用化疗为主的综合治疗。单发性浆细胞肉瘤的恶性程度较低,可采用放射治疗,或手术切除后辅以放疗和化疗。

(十五)恶性黑色素瘤

恶性黑色素瘤来源于成黑色素细胞,是一种高度恶性肿瘤。颜面部的黑色素瘤常在色素痣的基础上发生,主要由交界痣或复合痣中交界痣成分恶变而来。口腔内的黑色素瘤来自黏膜黑斑。

1.临床诊断

(1)发病年龄多在 40 岁左右。早期表现是绝大多数为皮肤痣及黏膜黑斑,发生恶变时,则迅速长大,色素增多,为黑色或深褐色,呈放射状扩张。

(2)肿瘤周围及基底有色素沉着加剧的增生浸润现象,病变内或周围出现结节,表面发生溃疡,易出血和疼痛,并有所属区域的淋巴结长大。

(3)口腔内的恶性黑色素瘤,较为恶性。多发生于牙龈、腭、颊部的黏膜。肿瘤呈蓝黑色,为扁平结节状或乳突状肿块,生长迅速,常向四周扩散,并浸润至黏膜下及骨组织内,引起牙槽突及颌骨破坏,使牙发生移动。

2.治疗

以综合序列治疗为主。原发灶首选冷冻治疗-化学治疗-颈部选择性或治疗性清扫术-免疫治疗。

3.注意要点

不要盲目取病理。局部、无淋巴结及远处转移的黑素瘤预后较好。高龄与黑色素瘤存活率成反比。溃疡和淋巴结转移数量多提示预后差。内脏转移比非内脏(皮肤及远端淋巴结)转移预后差。

四、口腔颌面部感染性疾病

(一)多形性腺瘤

多形性腺瘤又称混合瘤,是最常见的良性唾液腺肿瘤。根据其成分比例,可分为细胞丰富型和间质丰富型。一般认为,细胞丰富型相对较易恶变,间质丰富型相对较易复发。

1.临床诊断

(1)在大唾液腺中,多形性腺瘤最常见于腮腺,其次为下颌下腺,舌下腺极为少见。

(2)发生于小唾液腺者,以腭部最为常见。任何年龄均可发生,但以30～50岁为多见,女性多于男性。

(3)多形性腺瘤生长缓慢,常无自觉症状,病史较长。以近期突然地生长迅速为特征,如果浸润神经及周围组织,则出现疼痛、麻木、面瘫和皮肤溃疡等症状。肿瘤界限清楚,质地中等,一般可活动。但位于硬腭部或下颌后区者可固定而不活动。肿瘤长大后除表现畸形外,一般不引起功能障碍。

2.治疗

多形性腺瘤的治疗以手术彻底切除为原则。肿瘤的包膜常不完整,若切除不彻底则将复发。故手术时不宜采用剜除肿瘤的方法,而应将肿瘤连同其周围的唾液腺组织一并切除。术中要注意保护面神经。如有恶性变,应按恶性肿瘤的治疗原则处理。

3.注意要点

术前一般不宜做活检。术中行快速冷冻病理检查,区分良恶性。

(二)Warthin 瘤

Warthin 瘤又称为腺淋巴瘤或乳头状淋巴囊腺瘤,由上皮及淋巴样成分构成。上皮形成大小不等的腺样腔、囊性腔,并呈乳头状突入腔内。

1.临床诊断

(1)Warthin 瘤特发于腮腺,发生于腮腺外组织的极为少见,肿瘤可有消长史。

(2)大多数无痛性、生长缓慢,肿块呈圆形、椭圆形,表面光滑。多数病例肿瘤质地软,有柔性,少数为囊性。边界清楚,可活动,与皮肤无粘连。

(3)$^{99m}T_c$ 核素显像对于 WarLhin 瘤的诊断有较高的价值,表现为肿瘤区的 $^{99m}T_c$ 浓聚,即所谓的"热结节"。

2.治疗

治疗方法为手术切除,肿瘤为良性肿瘤,完整摘除不复发,复发病例往往实际上是肿瘤多发。

3.注意要点

WaIthin 瘤术中可见本瘤包膜菲薄、质脆,虽易剥离,但易穿破而溢出黄色或棕色液体。

(三)基底细胞腺瘤

基底细胞腺瘤是一种较为少见的唾液腺良性肿瘤。

1.临床诊断

(1)腮腺最为常见,其次为下颌下腺,在小唾液腺中以唇腺最为多见。

(2)基底细胞腺瘤多数生长缓慢,肿瘤包膜完整,生物学行为良好。少数包膜不完整,可恶变为基底细胞腺癌、腺样囊性癌及鳞状细胞癌。

2.治疗

治疗以手术彻底切除为原则。术中要注意保护面神经。如有恶性变,应按恶性肿瘤的治疗原则处理。

3.注意要点

术前一般不宜做活检。术中行快速冷冻病理检查,区分良、恶性。

(四)黏液表皮样癌

黏液表皮样癌是唾液腺常见的恶性肿瘤。肿瘤实质主要由黏液细胞、表皮样细胞和中间细胞组成,一般认为黏液表皮样癌来源于唾液腺排泄管储备细胞,也可能来自口腔黏膜上皮。

1.临床诊断

(1)发生于腮腺者居多,其次是腭部和下颌下腺,可发生于其他小唾液腺,特别是磨牙后腺。高分化者常呈无痛苦性肿块,生长缓慢。肿瘤大小不等,边界可清或不清,质地中等偏硬,表面可呈结节状。

(2)腮腺肿瘤侵犯面神经时,可出现面瘫。手术后可复发,但颈部淋巴结转移率低,血行转移更为少见。与高分化者相反,低分化黏液表皮样癌生长较快,可有疼痛,边界不清,与周围组织粘连。腮腺肿瘤常累及面神经,颈淋巴结转移率高,且可出现血运转移。术后易于复发。

2.治疗

手术治疗为主,高分化者应尽量保留面神经,除非神经穿入肿瘤或与肿瘤紧密粘连。分离后的神经可加用术中液氮及术后放疗,以杀灭可能残留的肿瘤细胞。

3.注意要点

高分化者如手术切除彻底,可不加术后放疗,而低分化者宜加用术后放疗。高分化者不必做选择性颈淋巴清扫术,低分化者则应考虑选择性颈淋巴清扫术。

(五)腺样囊性癌

腺样囊性癌是一种基底细胞样肿瘤,由上皮细胞和肌上皮细胞排列成管状、筛状和实性巢等不同的形态结构,也是最常见的唾液腺恶性肿瘤。

1.临床诊断

(1)肿瘤早期以无痛性肿块为多,少数病例在发现时即有疼痛,疼痛性质为间断或持续性。病程较长,数月或数年。肿瘤一般不大,但有的体积也较大。肿块的形状和特点可类似混合瘤,圆形或结节状,光滑。多数肿块边界不十分清楚,活动度差与周围组织有粘连。

(2)肿瘤常沿神经扩散,发生在腮腺的腺样囊性癌出现面神经麻痹的机会较多,并可沿面神经扩展而累及乳突和颞骨;下颌下腺或舌下腺的腺样囊性癌,可沿舌神经或舌下神经扩展至距原发肿瘤较远的部位,并造成患侧舌知觉和运动障碍;发生在腭部的腺样囊性癌,可沿上颌神经向颅内扩展,破坏颅底骨质和引起剧烈疼痛。患者除晚期出现并发症使病情恶化外,一般无明显全身症状。

2.治疗

外科手术切除仍然是目前治疗腺样囊性癌的主要手段。局部大块切除是根治腺样囊性癌的主要原则。

3.注意要点

术中应配合冷冻切片检查周界是否正常。原则上腺样囊性癌应做腮腺全切术,考虑到腺样囊性癌具有较高的神经侵犯性,对面神经的保留不宜过分考虑;下颌下腺者至少应行下颌下三角清扫术;发生在腭部者应考虑做上颌骨次全或全切除术,如已侵犯腭大孔,应连同翼板在内将翼腭管一并切除,必要时可行颅底切除。

(六)唾液腺导管癌

唾液腺导管癌是一种侵袭性腺癌,恶性程度较高,又称为高度恶性唾液腺导管癌。唾液腺导管癌虽不常见,但其是恶性程度最高的唾液腺恶性肿瘤之一,预后极差,血行转移及区域淋巴结转移较常见。

1.临床诊断

(1)男性明显多于女性,51~70岁为发病高峰。

(2)发病部位以腮腺为最常见,其次为下颌下腺,小唾液腺很少见。

(3)肿瘤生长迅速,病期较短。

(4)患者多有神经症状,腮腺肿瘤者大多有程度不等的面瘫症状,下颌下腺肿瘤者可有舌麻木或舌运动障碍,并常有局部疼痛。

(5)常为广泛性病变,肿瘤体积大,并波及周围组织。

(6)颈淋巴结转移率高,并常累及各组颈深淋巴结。

(7)癌瘤易发生远处转移,以肺部最常见。

2.治疗原则

治疗方法以局部扩大切除加颈淋巴清扫术为主,辅以放疗和化疗,患者预后差。

3.注意要点

由于肿瘤浸润性强,易经淋巴和血运转移,因此必须做局部扩大切除,位于腮腺者,一般不保留面神经。即使临床上不怀疑有淋巴结转移,也要行颈淋巴清扫术,并辅以放疗和化疗,防止远处转移。

第二节　口腔颌面部感染性疾病

一、牙槽脓肿

(一)概述

牙槽脓肿主要是牙髓的炎症通过根尖部牙周组织向牙槽骨扩散。由于牙槽骨骨质疏松,骨皮质薄,牙槽中的脓液极易穿破皮质到骨膜下形成局限性脓肿。牙槽脓肿多出现在下颌。

（二）临床表现

(1)脓肿形成前常有牙髓炎和尖周炎的疼痛、牙伸长、不能咀嚼、咬合时患牙疼痛明显、牙松动等症状。

(2)脓肿区面部肿胀、压痛，口内脓肿区颊（唇）侧前庭丰满。

(3)区域淋巴结，主要是下颌下及颈深上淋巴结肿大、压痛。

(4)可伴发低热及全身不适。

（三）诊断要点

(1)面部不同程度肿胀、压痛。

(2)病变牙相应部位肿胀、颊（唇）侧前庭沟变浅、丰满、压痛，有波动感。

(3)口内病变处可查见龋齿、残根、残冠等病变牙，伴有明显叩痛。

(4)X线牙片检查，可发现患牙根尖部骨质稀疏或吸收阴影。

（四）治疗原则及方案

(1)口内前庭丰满波动处，行脓肿切开引流术，留置引流条。

(2)口服抗菌药物。

(3)炎症缓解后，处理病灶牙，如需拔除时应刮除根尖病变组织。

(4)对无保留价值的病灶牙，患者全身情况良好者，也可在抗菌药物控制下拔除患牙同时作脓肿切开引流。

二、干槽症

（一）概述

干槽症，也称局限性牙槽骨骨髓炎，主要病因多认为是手术创伤，操作时间长，拔牙窝无血凝块，食物残渣进入牙槽窝，微生物感染，引发局限性牙槽窝骨壁炎症。

（二）临床表现

(1)牙拔除3～4天出现持续性疼痛，并向耳颞部放射。

(2)拔牙窝内无血凝块，牙槽骨壁覆盖灰白色假膜，周围牙龈略红肿，可有臭味，用探针可探及粗糙骨面，有明显触痛。

(3)局部淋巴结可肿大、压痛。

(4)可伴发张口受限、低热及全身不适。

（三）诊断要点

(1)牙拔除后3～4天出现拔牙处持续性疼痛，并可放射至同侧耳颞头部。

(2)拔牙窝空虚，可探及粗糙骨面，窝内可存在腐败、恶臭的分泌物。

（四）治疗原则及方案

1.外科治疗

清除牙槽窝内坏死组织，用3％双氧水及生理盐水反复冲洗；擦干牙槽窝，填入碘仿纱条并固定7～10天，达到隔离外界刺激，减轻疼痛，促进肉芽组织生长效果。

2.药物治疗

口服或肌注抗生素,使用止痛药物。

3.保持口腔卫生

三、拔牙后感染

(一)概述

急行拔牙后感染可由于某些急性炎症期拔牙后出现的炎症扩散,导致颌周间隙感染,甚至骨髓炎,拔牙时间长,机体抵抗力低下者更易发生;慢性感染,较多的是因为牙碎片、牙结石或炎性肉芽组织未予彻底清除,出现的拔牙处创口愈合不良、疼痛不适等症状。

(二)临床表现

(1)急性感染主要见于下颌后牙,特别是阻生第三磨牙和上颌第三磨牙拔除后出现面部肿胀,张口受限,全身发热等咬肌间隙、翼下颌间隙、颞下间隙急性感染症状。

(2)慢性感染表现为局部不适、轻微疼痛,拔牙创愈合不良,全身症状不明显。

(三)诊断要点

1.急性感染

(1)拔牙创红肿、触痛明显,相应间隙感染的局部红肿热痛体征,张口受限。

(2)患侧下颌下淋巴结肿大、压痛。

(3)伴间隙感染患者可有体温38℃以上、白细胞计数增加,核左移。

2.慢性感染

拔牙创愈合不良,局部不适,有炎性肉芽组织,或脓性分泌物,X线片可见残留异物。

(四)治疗原则及方案

(1)对急性感染主要为全身足量有效抗生素应用,保持口腔卫生,如并发间隙脓肿应按间隙脓肿处理。

(2)对慢性感染者应积极清除拔牙创异物及炎性肉芽组织,并根据情况给予口服抗生素。

四、智牙冠周炎

(一)概述

智牙冠周炎是指未全萌出或阻生的智牙牙冠周围软组织发生的炎症,一般最多见于18～25岁的青年,临床上以下颌智牙冠周炎常见。食物残渣和细菌极易嵌塞于盲袋内,一般很难通过漱口或刷牙被清除干净,有利于细菌生长。当局部咬合损伤,黏膜发生糜烂和溃疡时,局部抵抗力降低,可发生冠周软组织炎症。

全身抵抗力较强时,可能症状不明显或很轻微;而全身抵抗力降低时,如感冒、疲劳和月经期等,引起冠周炎急性发作。

(二)临床表现

1.早期

(1)患处局部胀痛不适,咀嚼、吞咽时,疼痛加重。

(2)无明显全身症状。

(3)检查可发现智牙萌出不全,垂直阻生或前倾阻生,冠周有一盲袋;局部牙龈稍有红肿、触痛。

2.急性期

(1)智牙冠周局部肿痛加重、面部肿胀,疼痛向耳颞部放射,可伴不同程度张口受限、咀嚼、吞咽困难。

(2)有全身症状出现,如畏寒、发热、头痛、全身不适、影响睡眠等。

(3)局部检查可发现智牙冠周牙龈红肿明显,龈瓣边缘糜烂,触痛明显,也可见龈瓣下有脓液溢出,并可在智牙颊侧或远中龈袋内形成脓肿;患侧下颌下、颈深上淋巴结肿大、压痛。

(4)智牙冠周炎可并发相邻筋膜间隙感染,出现相应症状。

3.慢性期

多无自觉症状,仅局部偶有轻度压痛,长期多次冠周脓肿,可由咬肌前缘和颊肌后缘间形成皮下脓肿,也可穿破皮肤出现经久不愈的面颊瘘。在全身抵抗力下降时,可反复急性发作。

(三)诊断要点

(1)局部检查探及未完全萌出或阻生的智牙牙冠,X线片可发现智牙的存在。

(2)冠周牙龈红肿、触痛,盲袋内可有脓性分泌物,不同程度张口受限。

(3)可伴有下颌下及颈深上淋巴结肿大、压痛。

(4)患者体温可在 38℃左右,白细胞计数有增加。

(四)治疗原则及方案

1.急性期

(1)局部治疗

用生理盐水、1%过氧化氢溶液反复交替冲洗龈袋,拭干后龈瓣内置入碘甘油或碘酊,如有冠周脓肿形成则应切开引流。

(2)药物治疗

在局部用药处理基础上,结合病员全身情况,合理使用抗生素和解热止痛药物,必要时给予全身输液等支持疗法。

(3)物理疗法

局部红肿、疼痛、开口受限时,可采用超短波、红外线在下颌角区理疗。

2.慢性期

炎症转入慢性期后,则应根据智牙的生长情况进行处理,如是牙不能萌出应择期行阻生牙拔除;如为正常萌出期智牙,有足够位置萌出,且上颌对应牙正常者,可行冠周瓣切除,以消除龈袋,避免冠周炎再发。

五、颌下间隙感染

(一)概述

颌下间隙位于舌骨上区、颌下三角内。前界为下颌骨颏部正中联合,后界为舌骨,两侧界为二腹肌前腹,顶为下颌舌骨肌,表面为颈深筋膜浅层、颈阔肌及颈前筋膜所覆盖。颏下间隙的蜂窝织炎多继发于颏下淋巴结炎,也可来源于下前牙、口底或下唇、颏部皮肤的各种炎症、口腔黏膜溃疡、损伤等也可引起颏下淋巴结炎,然后继发颏下间隙感染。

(二)临床表现

(1)可有下前牙、口底、下唇、颏部的损伤、溃疡、炎症表现或原有颏下淋巴结肿大、压痛的慢性炎症历史。

(2)颏下间隙呈弥漫性肿胀、变硬、压痛,皮肤发红;局部可有波动。

(3)病员可伴发热等全身症状。

(三)诊断要点

(1)颏下区肿胀、压痛,皮温升高。

(2)局部有波动时穿刺抽出脓液,证实脓肿形成。

(3)病员全身发热、体温升高、白细胞增多。

(四)治疗原则及方案

(1)全身应用抗生素及必要的支持疗法。

(2)脓肿形成时,及时颏下横行切开引流,但脓肿可能仅局限于淋巴结内,故切开时应分开淋巴结包膜。

(3)对可能引起颏下淋巴结炎的病因作相应处理。

六、眶下间隙感染

(一)概述

眶下间隙位于眼眶下方,上颌骨前壁与面部表情肌之间。其上界为眶下缘,下界为上颌骨牙槽突,内界为鼻侧缘,外界为颧骨。眶下蜂窝织炎,多由尖牙和第一前磨牙的化脓性炎症引起;小儿眶下蜂窝织炎,一般由乳尖牙及乳磨牙炎症引起。

(二)临床表现

(1)以眶下区为中心肿胀、压痛,可出现上下眼睑水肿,睑裂变窄,睁眼困难,鼻唇沟消失。

(2)病源牙的根尖部前庭沟红肿、压痛、丰满。

(3)病员可伴发热等全身症状。

(三)诊断要点

(1)以眶下区为中心肿胀、皮温升高、压痛,伴眼睑水肿,睑裂变窄,鼻唇沟消失。

(2)口内上颌尖牙和前磨牙区前庭沟丰满膨隆,触到波动感时,可穿刺出脓液。

(3)患者可有发热、白细胞总数增高。

(四)治疗原则及方案

(1)全身应用抗生素及必要的支持疗法。

(2)脓肿形成时,从口腔内上颌尖牙或前磨牙根尖部前庭沟最膨隆处切开直达骨面后,建立引流。

(3)急性炎症消退后,治疗病灶牙。

七、颊间隙感染

(一)概述

颊间隙位于上下颌骨间相当于颊肌所在的部位。上界为颧骨下缘,下界为下颌骨下缘,前界为口轮匝肌,后外侧界浅面相当于咬肌前缘,深面是翼下颌韧带前缘。颊间隙蜂窝织炎多由上、下颌磨牙的根尖脓肿、牙槽脓肿、淋巴结炎症、颊部皮肤和黏膜感染等引起,也可由相邻颞下、翼下颌、咬肌、眶下间隙等感染引起。

(二)临床表现

(1)感染在颊黏膜与颊肌之间时,磨牙区前庭沟红肿、触痛明显,皮肤红肿较轻。

(2)感染在颊部皮肤与颊肌之间时,面颊皮肤红肿严重、发亮。

(3)红肿压痛的中心一般在颊肌下半部位置为重。

(4)脓肿形成时,可触及波动感;可穿刺出脓液。

(5)病员可伴发热等全身症状。

(三)诊断要点

(1)以颊肌所在位置为中心红肿、压痛明显,皮温升高,可有凹陷性水肿,张口轻度受限。

(2)脓肿形成时,可穿刺出脓液。

(3)患者可有发热、白细胞增高。

(四)治疗原则及方案

(1)全身应用抗生素及必要的支持疗法。

(2)脓肿形成时,根据脓肿的部位从口腔内或由面部脓肿区顺皮纹方向切开引流;脓肿位置较低者,也可由下颌下切开,向上潜行分离至脓腔建立引流。

(3)急性炎症消退后,治疗病灶牙。

八、颞间隙感染

(一)概述

颞间隙位于颧弓上方,颞肌所在的部分,分为颞浅和颞深两间隙。颞浅间隙是在颞肌与颞深筋膜之间;颞深间隙在颞骨颞窝与颞肌之间。其内均存在脂肪组织。颞浅间隙感染常由同侧颞、顶部皮肤感染引起,而颞深间隙感染则多由牙源性其他间隙感染或耳部化脓性疾病引起。

(二)临床表现

(1)颞肌部位肿胀、疼痛。

(2)张口明显受限。

(3)脓肿形成时,有凹陷性水肿,可触及波动感,而颞深间隙感染,波动感不明显。

(4)病员可伴发热等全身症状,颞深间隙感染者,更为明显。

（三）诊断要点

（1）有颞顶部皮肤的感染、外伤、上后牙牙源性感染史；颞深间隙感染也可能与耳源性感染、全身菌血症、脓毒血症有关。

（2）临床表现颞肌部位的肿胀、疼痛，张口受限。

（3）有脓肿形成时，颞浅间隙可有凹陷性水肿，可触及波动感，而颞深间隙感染由于颞肌间隔，波动感不明显，主要靠全身感染体征，局部持续肿痛及 5～7 天以上的病程，经穿刺抽出脓液证实，有条件者可经 CT 辅助诊断。

（4）患者高热、头痛，白细胞总数增高，颞深间隙感染者更明显。

（四）治疗原则及方案

（1）静脉给予大剂量、有效抗生素；最好能有药敏试验结果参考，全身支持疗法是必需的。

（2）脓肿形成时，及时广泛切开引流；由于颞间隙位于骨质菲薄的颞骨鳞部，其感染有继发颞鳞部骨髓炎及颅内感染的可能，故切开引流应积极，引流应广泛有效，特别颞深间隙脓肿原则上应将颞肌附着分离，以保证引流的彻底性。

九、颞下间隙感染

（一）概述

颞下间隙位于颞下窝内。上界为蝶骨大翼下方的颞下面，下界为翼外肌下缘，前界为上颌骨的后外侧面及上颌骨颧突的后面，后界为下颌骨髁突、茎突及其所附着的肌，内界为蝶骨翼突外板的外侧面及咽侧壁，外界为下颌支上份内侧面、喙突及颧弓。颞下间隙内充满着脂肪结缔组织，并有众多神经血管通过与周围间隙相通，一旦发生炎症，易向相邻的间隙扩散，如翼下颌间隙和颞间隙等。颞下间隙感染多来自相邻间隙感染扩散，也可由于上、下颌磨牙区的病灶牙，以及上颌结节、圆孔、卵圆孔的阻滞麻醉时引起。

（二）临床表现

（1）由于颞下间隙位置深在隐蔽，感染发生后，外观不明显，仔细检查可发现患侧上颌结节黏膜转折处红肿、压痛，颧弓上下及颌后靠上部有肿胀压痛；常有相邻间隙感染的存在而出现相应症状，如果出现同侧眼球前突、眼球运动障碍、眼睑水肿、头痛、恶心等症状则应警惕海绵窦血栓性静脉炎的可能。

（2）张口受限明显。

（3）5～7 天病程后可有脓肿形成，此时经颧弓下缘或上颌结节外上穿刺出脓液。

（4）患者的全身中毒症状明显，出现发热等全身症状。

（三）诊断要点

1.病史

有牙源性感染或局部注射史。

2.临床表现

张口受限，患侧上颌结节黏膜转折处红肿、压痛，颧弓上下及颌后靠上部有肿胀压痛；脓肿形成时，可穿刺出脓液；患者的全身中毒症状明显，高热、头痛。

3.周围血检验

白细胞总数增高,中性粒细胞明显升高。

4.CT检查可见颞下区结构肿胀,边界不清,脓肿形成时可有局限低密度区

（四）治疗原则及方案

（1）全身给予大剂量、有效抗生素及全身支持疗法。

（2）脓肿形成时,及时进行切开引流。单侧颞下间隙脓肿,可经上颌结节外侧切开;或伴翼下颌间隙感染时,由下颌下切开贯通翼下颌及颞下间隙,达到有效引流;如同时伴有颞间隙感染应由颞上线切开颞肌下达颞下间隙直至下颌下缘的上下贯通引流。

（3）急性期过后,治疗病灶牙。

十、咬肌间隙感染

（一）概述

咬肌间隙位于下颌支外侧骨壁与咬肌之间。前界为咬肌前缘,后缘为下颌支后缘,上平颧弓下缘,下界为咬肌在下颌支的附着。感染的来源主要来自下颌智牙冠周炎及下颌磨牙的根尖周炎、磨牙后三角黏膜炎症扩散而进入咬肌间隙。

（二）临床表现

（1）以咬肌为中心的红肿、跳痛、压痛明显。

（2）张口受限严重。

（3）脓肿形成,不易扪到波动感,有凹陷性水肿。

（4）病员可伴发热等全身症状。

（三）诊断要点

（1）病史常有急性下颌智牙冠周炎史。

（2）临床表现以咬肌为中心的红肿、跳痛、压痛,张口受限严重;当脓肿形成,凹陷性水肿明显,因咬肌肥厚,不易扪得明显波动,可根据5～7天病程结合穿刺出脓液证实;患者高热、白细胞总数增高。

（四）治疗原则及方案

（1）全身给予大剂量抗生素。

（2）脓肿形成时,应及时沿下颌角下缘作弧形切口,分开咬肌附着进行引流。

（3）炎症缓解后,治疗病灶牙。

十一、翼下颌间隙感染

（一）概述

翼下颌间隙位于下颌支内侧骨壁与翼内肌之间。前界为颞肌、颊肌及翼下颌韧带,后界为下颌支后缘及腮腺,上界为翼外肌下缘,下界为翼内肌所附着的下颌角内侧处。翼下颌间隙感染主要来源于下颌智牙冠周炎及下颌磨牙尖周炎症的牙源性感染,以及相邻颞下、咽旁等间隙

感染扩散引起,也可见于下牙槽神经阻滞麻醉后。

(二)临床表现

(1)翼下颌韧带区红肿、疼痛。

(2)颌后区皮肤肿胀、压痛,下颌角内侧深压痛。

(3)张口受限,吞咽疼痛,进食不适。

(4)5~7日病程以上常有脓肿形成,可由下颌角内侧穿刺出脓液。

(5)患者呈急性病容,发热、白细胞总数增高。

(三)诊断要点

1.病史

多有急性下颌智牙冠周炎史。

2.临床表现

翼下颌韧带区红肿、压痛;颌后区及下颌角内侧肿胀、压痛;张口受限;患者呈急性病容,发热、白细胞总数增高。

(四)治疗原则及方案

(1)全身给予大剂量抗生素及支持疗法。

(2)脓肿形成时,及时由下颌角下作弧形切开,切开部分翼内肌附着进行引流;也可由翼下颌韧带外侧纵行切开进入翼下颌间隙建立引流。

(3)炎症缓解后,治疗病灶牙。

十二、舌下间隙感染

(一)概述

舌下间隙位于舌腹口底黏膜与下颌舌骨肌之间。上界为舌腹口底黏膜,下界为下颌舌骨肌及舌骨舌肌,前界及两外侧界为下颌舌骨肌线以上的下颌骨体内侧面,内侧界为颏舌骨肌及舌骨舌肌,后界止于舌根部。舌下间隙感染多由于下颌牙源性感染所致,以及口底黏膜的外伤、溃疡、舌下腺及下颌下腺的腺管炎症等引起。

(二)临床表现

(1)一侧舌下肉阜区及口底颌舌沟黏膜水肿,舌下皱襞肿胀,口底抬高,舌体移向健侧。

(2)患者进食、吞咽、讲话困难,严重时有张口障碍和呼吸不畅。

(3)脓肿形成,可由口底扪得波动及穿刺出脓液;有时脓肿可由口底自行溃破溢脓。

(4)病员可伴发热等全身症状。

(三)诊断要点

(1)一侧舌下肉阜区及口底颌舌沟黏膜水肿,舌下皱襞肿胀,口底抬高,舌体移向健侧,扪诊压痛明显,下颌下淋巴结可有肿大压痛,下颌下腺腺体也受炎症激惹,有肿大变硬、压痛。

(2)患者进食、讲话困难、语言不清,似含橄榄状,重者表现呼吸不畅。

(3)脓肿形成,口底可扪及波动感,穿刺抽出脓液。

（四）治疗原则及方案

（1）全身给予大剂量抗生素。

（2）脓肿形成时，及时由口底丰满波动区进行切开引流。

十三、咽旁间隙感染

（一）概述

咽旁间隙位于咽腔侧方翼内肌、腮腺深部与咽上缩肌之间，呈倒立锥体形。底向上通颅底，尖向下达舌骨大角平面；内界为咽上缩肌，外界为翼内肌和腮腺深叶，前界在上方有颊咽筋膜与翼下颌韧带，下方在下颌下腺之上，后界为椎前筋膜的外侧份。咽旁间隙感染多来源于牙源性的炎症，特别是下颌智牙冠周炎，也可由邻近组织，如腭扁桃体炎或邻近间隙感染扩散引起。

（二）临床表现

（1）咽侧壁红肿，可波及软腭、舌腭弓和咽腭弓，腭垂被推向健侧。

（2）局部疼痛剧烈，吞咽和进食时更甚；如伴喉头水肿则可出现声音嘶哑，以及不同程度的呼吸困难和进食呛咳。

（3）颈部舌骨大角平面肿胀、压痛。

（4）张口受限。

（5）病员可伴发热等全身症状。

（三）诊断要点

（1）有急性下颌智牙冠周炎，或急性扁桃体炎，或有邻近间隙感染史。

（2）咽部表现

咽侧壁红肿，局部疼痛剧烈，吞咽和进食时更甚。

（3）颈部表现

颈部舌骨大角平面肿胀、压痛，下颌下及颈深上淋巴结肿大、压痛。

（4）张口受限。

（5）脓肿形成，可穿刺出脓液。

（6）患者呈急性病容，发热、白细胞总数增高。严重时可出现语言不清，呼吸急促，脉搏浅快。

（四）治疗原则及方案

（1）全身给予大剂量、有效抗生素及支持疗法，必要时给氧。

（2）脓肿形成时，张口不受限病人应及时由翼下颌韧带稍内侧纵行切开，进行引流；张口受限患者应由下颌角以下作弧形切开，向前上、内分离进入脓腔建立引流。

（3）炎症控制后，治疗病灶牙。

十四、下颌下间隙感染

（一）概述

下颌下间隙位于下颌下腺所在的由二腹肌前、后腹与下颌骨下缘形成的颌下三角内。底为下颌舌骨肌与舌骨舌肌，表面为皮肤、浅筋膜、颈阔肌和颈深筋膜浅层，下颌下间隙经下颌舌骨肌后缘与舌下间隙相续。下颌下间隙感染常来源下颌智牙冠周炎及下颌后牙根尖周炎、牙槽脓肿等牙源性感染，也可继发于下颌下淋巴结炎、化脓性下颌下腺炎等腺源性感染。

（二）临床表现

（1）下颌下三角区肿胀、压痛，如波及舌下间隙则出现同侧口底肿痛体征。

（2）脓肿形成，皮肤潮红，区域性凹陷性水肿，可触及波动感，穿刺抽出脓液。

（3）患者可有发热等全身症状。

（三）诊断要点

（1）有下颌磨牙的化脓性根尖周炎、智牙冠周炎、牙周炎或下颌下淋巴结炎史。

（2）下颌下三角区肿胀，压痛。

（3）脓肿形成，皮肤潮红，可触及波动感，穿刺抽出脓液。

（4）患者有发热、白细胞总数增高。

（四）治疗原则及方案

（1）全身给予大剂量、有效抗生素。

（2）脓肿形成时，及时进行切开引流。

（3）急性炎症控制后，治疗病灶牙。

十五、口底多间隙感染

（一）概述

口底多间隙感染指双侧下颌下间隙、舌下间隙及颏下间隙同时发生的广泛感染，是口腔颌面部筋膜间隙感染中最严重者。因致病菌和病理过程的不同分为化脓性和腐败坏死性两种。前者主要是葡萄球菌、链球菌感染，而后者则是以厌氧性、腐败坏死性细菌为主的混合感染，其感染多源自下颌牙源性感染，也可继发于颌下腺或下颌下淋巴结炎，以及口底软组织和颌骨的损伤和感染灶。

（二）临床表现

1.化脓性

下颌下、口底和颏下广泛、弥散性肿胀，自发性疼痛和压痛，局部体征与颌下、舌下、颏下间隙蜂窝织炎相似。

2.腐败坏死性

发病急，发展快，肿胀范围非常广泛，可上至面颊部，下至胸部，皮肤红肿、变硬、发绀、有瘀斑，压迫皮肤有明显难于恢复的凹陷，皮下有气体产生，故可扣及捻发音；舌体抬高，口底丰满、膨隆,黏膜水肿,黏膜下瘀斑,舌下皱襞肿大发亮,前牙开殆,口涎外溢,语言不清,吞咽困难,严重者呼吸困难,甚至发生窒息。

3.全身症状严重,高热、寒战,甚至出现中毒性休克

(三)诊断要点

(1)局部表现

下颌下、口底和颏下广泛、弥散性肿胀,压痛明显。

(2)病情的发展迅速,红肿范围可短期内波及颈部、上胸、面部。

(3)全身症状严重,发热、寒颤、烦躁或嗜睡,体温可达 39℃～40℃以上,白细胞总数升高,核明显左移。全身抵抗力差时,体温可不升高,但全身中毒症状明显。

(四)治疗原则及方案

(1)全身支持疗法

由于口底多间隙感染患者局部及全身症状重,应及时掌握患者生命体征、水电解质状态及重要脏器功能,并警惕败血症及中毒性休克出现,及早给予输液,保证水电解质平衡,必要时输血和补充蛋白质。

(2)全身给予大剂量、有效抗生素(根据化脓性和腐败坏死性感染的病原菌特点,选择药物种类,细菌药敏结果对用药有帮助)。

(3)保持呼吸道通畅、吸氧,如有重度呼吸困难,可作气管切开。

(4)及时进行切开引流,达到减压和排除坏死物质,减轻机体中毒目的。化脓性口底多间隙感染应在脓肿部位切开,而腐败坏死性者则应作下颌下区广泛切开,以利腐败坏死组织的及时引流;并用 3% 过氧化氢冲洗。

(5)对腐败坏死性病菌感染者,有条件者,尚可在引流术后辅以高压氧治疗。

十六、中央性颌骨骨髓炎

(一)概述

中央性颌骨骨髓炎多在化脓性根尖周炎及根尖脓肿的基础上发生,也可继发于口腔软硬组织损伤或血源性感染。炎症在骨髓腔内发展,再由颌骨中央向外扩散,可累及骨皮质及骨膜。成人中央性颌骨骨髓炎多发生在下颌骨,按临床发展过程可分为急性期和慢性期。

(二)临床表现

1.急性期

(1)病变区牙疼痛剧烈,向半侧颌骨或三叉神经分支区放射。

(2)受累区牙松动、有伸长感、叩痛。

(3)牙龈明显肿胀、充血,有脓液从松动牙的龈袋流出,相应面部稍有肿胀、压痛。

(4)可有下唇麻木。

(5)病变波及下颌支可激惹升颌肌群痉挛出现张口受限。

(6)全身症状较重,高热、寒战,甚至出现中毒症状。

(7)病程 1 周后,X 线片可见病变区骨质疏松或不规则破坏。

2.慢性期

(1)口腔内及颌面部皮肤形成多个瘘管,有炎性肉芽组织增生,长期排脓,有时排出死骨片。

(2)可发生病理性骨折,致咬合关系紊乱和面部畸形。

(3)X线片显示颌骨骨质破坏,同时存在骨膜增生及硬化,可见死骨形成或病理性骨折。

(4)全身情况较差,可有贫血和消瘦表现。

(三)诊断要点

1.急性期

(1)常有牙痛病史。

(2)病变区有多数牙松动、叩痛,牙龈红肿,牙周溢脓。

(3)下唇麻木。

(4)全身感染症状严重。

2.慢性期

(1)在急性期2周以后,口腔内及颌面部皮肤形成多个瘘管,有炎性肉芽组织增生,长期排脓,有时排出死骨片,病变区牙松动、叩痛。

(2)可发生病理性骨折,致咬合关系紊乱和面部畸形。

(3)X线片显示颌骨骨质破坏,同时存在骨膜增生及硬化,可见死骨形成或病理性骨折。

(4)全身情况较差,可有贫血和消瘦表现。

(四)治疗原则及方案

1.急性期

(1)全身使用大剂量有效抗生素及支持疗法。

(2)尽早拔除病灶牙,建立引流,必要时凿开骨皮质,以保持引流通畅。

2.慢性期

(1)死骨分离后,施行死骨摘除术。

(2)病灶清除术。

十七、边缘性颌骨骨髓炎

(一)概述

边缘性颌骨骨髓炎是指继发于骨膜炎或骨膜下脓肿的骨密质外板的炎性病变,常在智牙冠周炎等牙源性感染继发颌周间隙感染基础上发生。下颌骨为好发部位,其中又以咬肌间隙或翼下颌间隙感染引起的下颌支及下颌角部边缘性骨髓炎居多。按疾病过程,可分为急性与慢性;根据骨质损害的病理及影像学特点,也可分为骨质增生型和骨质溶解型。

(二)临床表现

1.按疾病过程分类

(1)急性期

与咬肌间隙感染表现相似。

①咬肌局部红肿、跳痛,扪及咬肌变硬、压痛明显。

②张口受限。

③脓肿形成,不易扪到波动感,可有凹陷性水肿。

④患者可有发热等全身症状。

(2)慢性期

①病程较长,且反复加重。

②局部弥散型肿胀,组织坚硬,轻微压痛,无波动感。

③不同程度张口受限、进食困难。

④全身症状一般不明显。

2.按病理及影像学分类

(1)骨质增生型

本型多表现在年轻、体格健壮,而感染病原菌毒力相对较弱的患者。

①局部肿胀、变硬、但皮肤色泽正常,压迫不适或轻微疼痛,张口轻度受限。

②全身症状不明显。

③X线可见下颌支外侧骨皮质有明显的骨膜增厚或骨质增生,呈致密影像。

(2)骨质溶解破坏型

常在咬肌间隙脓肿形成以后表现。

①病程长,皮肤遗留瘘孔,长期不愈、反复溢脓,咬肌区变硬,伴轻度张口受限。

②X线可见病变区骨密质破坏,骨质疏松脱钙,形成不均匀的骨粗糙面。

(三)诊断要点

1.病史

有下颌智牙冠周炎或咬肌间隙感染史,表现咬肌区急性或慢性肿痛。

2.临床表现

局部肿胀,组织坚硬,轻微压痛,及不同程度张口受限,如有瘘孔,探查时可发现粗糙骨面。

3.X线表现

下颌支外侧有明显的骨皮质增生,骨质呈致密影像或病变区骨皮质破坏,骨质疏松脱钙,形成不均匀的骨粗糙面。

(四)治疗原则及方案

1.急性期

以全身抗炎治疗为主,如伴咬肌间隙脓肿应按该间隙脓肿引流原则切开引流。

2.慢性期

施行病灶清除术,暴露下颌支外侧板后,反复刮除蜡样松软骨质至坚硬为止,并注意清除附着在咬肌骨膜面死骨碎片,继续留置引流条到无分泌溢出为止;治疗病灶牙。

十八、新生儿颌面骨骨髓炎

(一)概述

新生儿颌面骨骨髓炎一般指发生在出生后3个月以内的化脓性中央型颌面骨骨髓炎。主要发生在上颌骨和颧骨,感染来源多为血源性。

(二)临床表现

(1)发病突然,出现全身高热、寒战、脉快、哭啼、烦躁不安等症状。

(2)面部、眶下及眦部皮肤红肿、眼睑肿胀、睑裂变窄、眼球外突。

(3)上牙龈及硬腭黏膜红肿。

(4)面部、眶下区形成脓肿,在龈缘、腭部及鼻腔形成脓瘘。

(5)后期,从瘘口排除颗粒状死骨及坏死牙胚。

(6)可继发面部畸形。

(三)诊断要点

(1)发病急,全身感染症状重。

(2)局部表现面部、眶下及眦部皮肤红肿、眼睑肿胀、睑裂变窄、眼球外突;上牙龈及硬腭黏膜红肿;面部、眶下区形成脓肿,在龈缘、腭部及鼻腔形成脓瘘;后期,从瘘口排除颗粒状死骨及坏死牙胚。

(四)治疗原则及方案

(1)多系血源性引起,可能有全身脓毒血症或败血症存在,因此需应用大剂量抗生素,给予必要的对症及支持治疗。

(2)脓肿形成,及时切开引流。

(3)不急于行死骨清除术,因死骨界线不清,为保留更多的骨质,除有明显死骨外,应尽量建立通畅引流,以排除已分离的小碎骨。

(4)二期整复瘢痕及畸形。

十九、放射性颌骨坏死(骨髓炎)

(一)概述

颌骨在头颈部恶性肿瘤给予大剂量放射治疗时,可发生坏死。在此基础上,任何时候,因口腔卫生不良、牙源性感染以及损伤或施行拔牙术等,均可导致继发感染,形成放射性颌骨骨髓炎。

(二)临床表现

(1)病程缓慢,常在根治性放射治疗后数月乃至多年才出现症状。

(2)初期呈持续性针刺样剧痛。

(3)口腔黏膜或面部皮肤形成瘘道,分泌出脓液,引流不畅时,可致急性炎症发作;瘘口逐渐扩大,导致黑褐色死骨外露,但分泌不多,也无明显肉芽组织增生。

(4)坏死骨的分离缓慢,且界线不清,故而不活动,但在病程中可发生病理性骨折而出现咬合关系紊乱。

(5)放射剂量愈大,组织萎缩性变愈严重。皮肤可呈缺血性、萎缩性瘢痕状。瘢痕及感染均可导致患者严重张口受限。

(6)后期患者呈慢性消耗性衰竭,可有消瘦和贫血。

（三）诊断要点

（1）有头颈部恶性肿瘤放射治疗史。

（2）局部表现

放射区出现经久不愈瘘口或因拔牙、局部损伤后创口不愈，骨组织外露，呈黑褐色；瘘道有少量脓液分泌出。

（3）患者呈慢性消耗性衰竭，有消瘦和贫血。

（4）X线片可见病变区骨质破坏、密度降低，有斑块状透光区，无骨质增生与骨膜反应，有时可见病理性骨折。

（四）治疗原则及方案

（1）全身应用抗生素控制感染。

（2）加强营养，必要时输血等支持治疗。

（3）保持瘘道引流通畅。

（4）根据情况，行死骨切除术。放射性颌骨骨髓炎的死骨分离缓慢，除有明显游离死骨块形成，采用死骨摘除外，原则应在正常组织内行死骨切除术。

（5）放疗前应积极处理病灶牙，如残根、残冠；一般在放疗结束后 2 年才考虑行被放疗区域内的牙病手术治疗。

二十、面颈部淋巴结炎

（一）概述

面颈部淋巴结炎常继发于牙源性及口腔感染，也可并发于上呼吸道感染和颜面部皮肤疖、痈等感染之后，临床上淋巴结炎可分为急性与慢性两种。淋巴结炎好发部位为颈深上部淋巴结与下颌下淋巴结，其他颏下、面、耳前、耳下淋巴结也可发生；慢性淋巴结炎多继发于颌面部慢性炎症，也可由急性淋巴结炎治疗不彻底转变而来。

（二）临床表现

1. 急性淋巴结炎

（1）发病急，病程短而进展快。

（2）早期可扪到淋巴结肿大变硬、压痛，但与周围组织无粘连，病情加重时，可累及多个淋巴结肿大，互相粘连，皮肤发红。

（3）化脓期，出现局部跳痛，皮肤红肿明显，局部明显压痛区位置表浅处可扪得波动，当炎症穿破包膜向四周扩散，可形成蜂窝织炎。

（4）患者可有发热等全身症状。

2. 慢性淋巴结炎

（1）病程长，淋巴结有时大时小的病史，常因上感、牙痛时增大，抗炎治疗后缩小。

（2）无明显主观症状。

（3）可扪及大小不等、可活动、周界清楚的淋巴结，如炎症反复发作，则常有粘连，有轻压痛。

(三)诊断要点

1.急性淋巴结炎

(1)发病急。

(2)淋巴结肿大、疼痛明显。

(3)病员有全身不适表现。

2.慢性淋巴结炎

(1)病程长。

(2)淋巴结时大时小,有反复,抗炎治疗有效。

(3)一般无明显主观症状。

(四)治疗原则及方案

1.急性淋巴结炎

(1)全身应用抗生素。

(2)脓肿形成,及时切开引流。

(3)全身支持治疗,补充必需的维生素及液体。

2.慢性淋巴结炎

(1)治疗原发病灶。

(2)淋巴结一般无须处理。如反复发作,疑为肿瘤或转移性淋巴结,可以手术摘除,送病理进一步明确诊断。

二十一、面颈部淋巴结核

(一)概述

颈部淋巴结结核,中医称瘰疬,多发生于儿童和青年,15～30岁为多见。该病是由结核杆菌通过口腔、鼻腔及咽部侵入,经淋巴管到达淋巴结而引起;少数病员也可继发于肺或支气管结核病变。以脊副链及颈深上淋巴结为最常见。

(二)临床表现

(1)可扪及大小不等、成串肿大的多个淋巴结,淋巴结质硬、界清、可活动。

(2)淋巴结内发生干酪样坏死、液化,形成冷脓肿,可自行穿破形成一个或多个瘘道,流出稀薄分泌物,混有干酪样物,瘘道经久不愈,瘘口周常形成瘢痕。

(3)病程可长达数年,有时好时坏的特点,一般无明显主观症状。

(4)如有肺结核存在,则可有体质虚弱、营养不良、贫血、盗汗、疲倦、消瘦等症状。

(三)诊断要点

(1)病程较长,无明显主观症状。

(2)淋巴结质地稍硬韧、活动,可表现多数成串淋巴结肿大,对一般抗炎药物治疗无效。

(3)如破溃形成经久不愈瘘道,有干酪样物排出,此时淋巴结可发生粘连固定。

(4)穿刺作细胞学检查和结核菌素皮肤试验(OT试验)的结果能协助诊断。

(四)治疗原则及方案

(1)进行正规抗结核药物治疗。

(2)手术治疗对体积较大的结核性淋巴结肿大,经过抗结核药物治疗效果不明显者,可在抗结核治疗的同时施手术切除,术后还应进行抗结核治疗。

(3)辅助性治疗加强营养,注意休息。

二十二、颌面骨结核

(一)概述

常见于儿童和青少年,好发部位为上颌骨颧骨结合部和下颌支。感染途径可因体内其他脏器结核病沿血性播散所致,或开放性肺结核经口腔黏膜或牙龈创口感染,或口腔黏膜及牙龈结核直接累及颌骨。

(二)临床表现

(1)无症状渐进性的局部软组织呈弥散性肿胀,可扪及坚硬的骨性隆起,有压痛,皮肤、黏膜不发红。

(2)可在皮肤和黏膜下形成冷脓肿,脓肿破溃后,有稀薄脓性分泌物流出,混有灰白色块状或面团状物质。

(3)可形成经久不愈的瘘口,引流脓液中可带小死骨碎块。

(4)可继发化脓性感染,出现局部红肿热痛等急性化脓性颌骨骨髓炎症状。

(三)诊断要点

(1)可有结核病感染史。

(2)常在上颌骨颧骨结合部或下颌支表现无痛性肿胀,可有冷脓肿或经久不愈的瘘道形成,有稀薄脓性分泌物。

(3)脓液涂片可查见抗酸杆菌,结核菌素皮肤试验(OT试验)的结果能帮助诊断。

(4)X线摄片可见边缘清晰而不整齐的局限性骨破坏,但死骨及骨膜增生少见。

(四)治疗原则及方案

(1)全身抗结核治疗。

(2)支持治疗

加强营养、注意休息。

(3)对颌骨病变处于静止期而局部已有死骨形成者,应行死骨及病灶清除术。颌骨结核治疗的关键是全身抗结核治疗,手术目的是清除已形成死骨的碎片及肉芽组织,一般采用保守的病灶清除术。

二十三、面部疖、痈

(一)概述

疖是指单个毛囊及其附件发生的炎症,而痈是指相邻的多个毛囊及其皮脂腺或汗腺等附件的急性化脓性炎症,痈也可由一个疖的扩展或多个疖融合而成。其致病菌主要是金黄色葡萄球菌。痈多发生于成年人,以唇部多见。

(二)临床表现

1.疖

(1)颜面皮肤是疖的好发部位,初起皮肤出现圆形微红、突起的小硬结,有疼痛及烧灼感,进而硬结逐渐扩大,呈一锥形突起。

(2)顶部出现黄白色小脓头,红肿和疼痛加剧。

(3)经过数日,脓栓破溃、脱落,可渐愈合。

(4)一般无全身症状,偶有畏寒、发热等。

2.痈

(1)痈常见于唇部,初起时,唇部皮肤发红、变硬、疼痛,以后随感染的发展,皮下出现蜂窝织炎,范围扩展至唇红缘,而呈现紫红色、质地坚硬的浸润块,表面可有多个淡黄色脓点。

(2)炎症发展,表面相继出现多个脓头及溃孔,唇部红肿,疼痛加重。

(3)全身有中毒症状,如畏寒、发热、头痛、食欲差。

(4)可引起颅内海绵窦血栓性静脉炎、败血症或脓毒血症而危及生命的严重并发症。

(三)诊断要点

1.疖

颜面部皮肤出现突起的微红小硬结,中心部可呈现黄色小脓点,有疼痛及烧灼感。

2.痈

(1)唇部皮肤出现微高起的紫红色浸润块,质地坚硬,疼痛明显。

(2)表面相继出现多个脓头及溃孔,脓液粘稠,常为与基部不粘连的坏死组织。

(3)可伴有高热、精神倦怠、食欲不振、嗜睡、小便短赤等全身中毒症状。

(4)重症病员应注意有无败血症、脓毒血症及海绵窦血栓性静脉炎并发。

(四)治疗原则及方案

1.疖

(1)疖的治疗以局部为主,根据情况可适当给予抗生素,但局部的制动和减少刺激因素是保证顺利愈合的关键。

(2)局部治疗

初起时,可用2％碘酊涂抹患处,每日数次;形成脓栓时,可将其轻轻取出,勿挤压,以防感染扩散。

(3)辅助性治疗

加强营养,补充维生素,注意休息;保持面部皮肤清洁;局部忌搔抓、挤压;严禁热敷、挑刺和早期切开。

2.痈

(1)静脉应用大剂量有效的抗生素治疗方案(最好有药敏结果,以指导临床选用抗生素);

(2)密切观察生命体征,肝、肾功能及血检验结果,保证水电解质平衡和维生素、蛋白质支持疗法;

(3)局部制动,并用含抗生素的高渗盐水持续湿敷,对溃破口坏死组织,切忌随意牵拉,可用剪刀去除;

(4)如伴败血症、脓毒血症、海绵窦血栓性静脉炎或中毒性休克,应按相关原则实施抢救和治疗。

二十四、颌面部放线菌病

(一)概述

颌面部放线菌病是由放线菌引起的慢性感染性肉芽肿性疾病,约 80% 发生于面颈部软组织。发生在人体的主要是 Wolff-Irsael 型放线菌,为口腔内正常菌群中的腐物寄生菌。本病大多数是内源性感染,由于免疫抑制剂的大量应用,机体抵抗力降低而诱导发生。

(二)临床表现

(1)多见于 20～45 岁男性,病程缓慢。

(2)多在腮腺及下颌角部出现无痛性硬结,表面皮肤呈棕红色。

(3)可出现张口障碍、咀嚼、吞咽疼痛。

(4)患区触诊似板状硬、压痛,与周围正常组织分界不清。

(5)中央液化,形成软化灶或瘘管,由软化灶破溃或瘘管内流出黄色粘稠脓液,内含硫黄颗粒。

(6)颌骨受累,X 线可见多发性骨质破坏的稀疏透光区。

(三)诊断要点

1.临床表现

组织呈硬板状、多发性脓肿或瘘孔、从脓肿或瘘孔排出的脓液可获得硫黄颗粒。

2.细菌学检查

涂片发现革兰阳性、呈放射状的菌丝。

3.活体组织检查

(四)治疗原则及方案

(1)大剂量抗生素治疗,对青霉素及头孢菌素类敏感。

(2)口服碘制剂,5%碘化钾口服,每日 3 次。

(3)免疫疗法用放线菌溶素皮内注射,有一定疗效。

(4)手术治疗

①脓肿形成或瘘孔坏死肉芽组织增生,手术切开排脓或刮除肉芽组织。

②颌骨死骨形成,行死骨刮除术。

③病灶切除术。

二十五、坏疽性口炎(走马疳)

(一)概述

坏疽性口炎(走马疳)是一种主要发生在 6 岁以下儿童,发展迅速并具有坏死、坏疽的一种疾病,病变主要发生在颊部,导致组织缺损,牙和颌骨裸露,其发病确切机制尚不明确,但多与患儿营养不良、高热病所致全身抵抗力下降,以及梭状杆菌和螺旋体等感染引起血管的细菌性栓塞,导致组织缺血性坏死有关。

(二)临床表现

(1)多发生于6岁以下儿童,有传染病、高热病的前驱史。

(2)病程进展迅速,软组织全层坏死、坏疽,波及颌骨,出现牙松动、脱落,伴恶臭与出血。

(3)全身情况极差,营养不良、贫血、衰竭。

(三)诊断要点

(1)多发生于儿童,有传染病、高热病的前驱史。

(2)病程进展迅速,软组织全层坏死、坏疽,常波及颌骨,出现牙松动、脱落,伴恶臭与出血。

(四)治疗原则及方案

(1)全身支持治疗是关键,在加强营养、给予维生素、输血、保持水和电解质平衡基础上,可使用抗生素以减轻继发性化脓性感染。

(2)局部清洗

可用1.5%过氧化氢、1/5000高锰酸钾或次氯酸钠溶液。

(3)全身情况好转,手术切除坏死组织,尽量消灭创面。

(4)二期整复缺损畸形。

第三节　口腔颌面部创伤

一、颌面部软组织创伤

颜面部软组织创伤常见,其中包括擦伤、挫伤、刺伤、切割伤、裂伤及咬伤等,可发生在唇、颊、舌、腭、睑、鼻及腮腺等部位。单纯软组织伤居多,而颌面部骨组织伤时,其浅面可同时有软组织伤。颜面为人显露部位,创伤将不同程度地影响外形及功能;此处血运丰富,组织抗感染及愈合能力强;同时有深部骨组织腔窦创伤者则易感染;邻近呼吸道的创伤可引起呼吸障碍;眶下、颏部及耳前腮部软组织伤可同时发生眶下、颏及面神经创伤;还可同时发生表情肌和咬肌创伤。

1.擦伤

(1)临床表现

①主要在颜面突出部位,如颧、鼻端、额、耳及颏等处,可与挫伤同时发生。

②创面不规则,有点状或片状出血,表面渗血或渗液,常附有泥沙等异物。

③疼痛明显,常伴烧灼感。

(2)诊断要点

①有与粗糙物摩擦致伤史。

②皮肤创伤局限在表皮或真皮内,有渗血及血浆、组织液渗出。

③疼痛。

(3)治疗原则及方案

①用生理盐水或1.5％过氧化氢液清洁表面。

②涂以消毒药物或抗生素油膏任其暴露,多自行干燥结痂愈合。

③若创面感染,可用10％高渗盐水、抗生素液或0.1％依沙吖啶液湿敷,待感染控制后再暴露创面。

2.挫伤

(1)临床表现

①局部皮肤有瘀斑、肿胀及疼痛。

②组织疏松部位,如眼睑口唇等部位肿胀明显,组织致密部位则疼痛明显。

③同时伤及深部某些部位还可发生相应的症状。

a.伤及颞下颌关节或咬肌时可有张口受限或错𬌗。

b.伤及眼球时可出现视力障碍。

c.伤及切牙时可出现牙及牙槽突创伤的症状。

(2)诊断要点

①有钝器打击或硬物撞击史。

②受伤局部肿胀、皮下淤血。

③局部疼痛或同时有颞下颌关节、眼或牙及牙槽突相应症状。

④必要时可行 X 线摄片,检查是否有深部骨创伤。

(3)治疗原则及方案

①挫伤早期以局部冷敷及加压包扎为主;后期以热敷、理疗促进吸收为主。

②如血肿较大可在无菌下穿刺抽吸后加压,若血肿影响呼吸或进食也可切开后去除血凝块。

③为预防和治疗感染,可使用抗生素。

④对颞下颌关节挫伤可采用关节减压法,即两侧磨牙间垫高并加颅颌弹性绷带,使关节减压及止痛;关节腔内渗血肿胀严重者,可穿刺抽血。

⑤对有视力障碍、牙及牙槽突创伤者,应及时行专科处理。

3.刺伤

(1)临床表现

①一般伤口小而伤道可以较深,也可是贯通伤。

②由于伤道深度及方向不同,可同时发生邻近器官的创伤,如眼、耳道、鼻腔、牙、腮腺、舌及口底等创伤,有时尚可伤及颅底。

③伤道疼痛,伤口可有渗血或渗液。

(2)诊断要点

①有明确的尖锐物体的外伤史。

②可见皮肤或黏膜小伤口。

③局部疼痛。

④有条件可行 X 线摄片或 B 超,检查是否有深部骨创伤或有无异物存留。

(3)治疗原则及方案

①伤口一般开放,如有明显出血,可压迫包扎止血。

②小伤口不作缝合处理,较大伤口经清创后,初期缝合放置引流;超过 48 小时或污染严重者清创后放引流。

③深在的伤道应用 1.5％的过氧化氢液、抗生素液反复冲洗。

④如证实有异物存留,原则上应予取出。如位于深部,且与重要组织有关时,应权衡利弊综合考虑。

⑤应用抗生素预防感染。

⑥常规肌注破伤风抗毒素 1500U。

4.切割伤

(1)临床表现

①伤口边缘整齐,多较清洁且无组织缺损。

②伤口深度不一,如切断血管可有不同程度的出血;如创伤神经可出现面瘫、舌感觉或运动障碍;如腮腺受损可发生涎瘘。

③眼睑伤可波及眼球,出现眼的一系列症状。

(2)诊断要点

①有刀或利刃器械致伤物外伤史。

②可见整齐刀割样伤口。

③有明显出血。

④有条件可行 X 线摄片,检查是否有深部骨创伤。

(3)治疗原则及方案

①1.5％过氧化氢液、生理盐水清创如有明显出血应电凝或结扎止血。

②缝合 48 小时内作初期缝合,放置引流,超过 48 小时或有感染者,清创刮除表面污秽组织直至有新鲜出血创面后作间距较大的松散缝合。

③全身和局部应用抗生素。

④肌注破伤风抗毒素 1500U。

⑤同时发现有神经伤者应作神经吻合;如有腮腺导管断裂应力争吻合,并应内置硅胶或塑胶管引至口腔,待愈合 2 周后拔除。唾液腺腺体伤应作缝扎,以免发生涎瘘。

⑥同时有眼球伤者应请眼科处理。

5.裂伤

(1)临床表现

①一般创缘不整齐,撕脱创面大者多有组织缺损。

②皮肤撕裂常伴有肌、神经、血管及骨骼伤。

③大面积撕脱可伴失血或创伤性休克。

④易发生感染。

⑤如伤及面神经可致面瘫,伤及唾液腺导管可发生涎瘘。

（2）诊断要点

①有强大暴力外伤史。

②有不整齐创缘的开放性伤口。

③必要时可行 X 线摄片,检查是否有深部骨创伤。

（2）治疗原则及方案

①1.5％过氧化氢液、生理盐水清创如有明显出血应电凝或结扎止血。

②较大撕脱的游离组织争取保留,有条件者立即应用显微外科技术行再植;或将其修成全厚皮或断层皮移植。若有较大组织缺损或血管、神经及骨骼直接暴露时,也可切取带蒂或游离皮瓣移植修复。

③如有休克症状,应及时抗休克。

④应用抗生素。

⑤伴神经、唾液腺或导管伤者处理同"切割伤"。

6.咬伤

（1）临床表现

①症状与裂伤大致相同,其创面均污染,易感染。

②可见动物或人的牙咬痕。

（2）诊断要点

①有明确的动物或人咬伤史。

②伤口不规则,有污染。

③有条件可行 X 线摄片,检查是否有深部骨创伤。

（3）治疗原则及方案

①用 3％过氧化氢液及大量生理盐水反复冲刷。

②肌注破伤风抗毒素 1500U。

③创面可用抗生素湿敷。全身应用抗生素。

④伤口小可开放不缝合,用碘伏、碘仿或其他消毒抗菌纱布覆盖;大伤口可作大间距松松缝合,放置引流。

⑤如有组织缺损可采用皮片或皮瓣修复;若污染严重可延期修复。

⑥耳郭、鼻端及舌体断裂离体者如组织完整可试行原位再植。无再植条件单位可将离体组织冷冻（－196℃）保存后转院;或待伤口愈合后再延期修复。

⑦犬咬伤应注射狂犬病疫苗。

二、牙槽突骨折

（一）概述

牙槽骨骨折,主要发生于前牙区。治疗以恢复牙及正常咬合关系、形态、美观和功能为原则。

（二）临床表现

（1）可有牙龈撕裂、出血及肿胀。

（2）可触及黏膜下骨台阶及咬合紊乱。

（3）也可同时有牙折。

（三）诊断要点

（1）数个牙联体松动。

（2）可摄 X 线片确定骨折线。

（四）治疗原则及方案

（1）在恢复正常咬合关系的基础上复位固定，可用医用钢丝或牙弓夹板与两端健康牙结扎固定。固定时间不少于 4 周。

（2）撕裂的牙龈应缝合，伴牙折者应同时处理。

三、下颌骨骨折

（一）概述

下颌骨骨折按部位可分为颏部、体部、角部、支部及髁突部骨折；好发颏正中联合、颏孔区、下颌角及髁突颈等部位；可单发、双发或粉碎；可为闭合或开放性骨折。

（二）临床表现

（1）伤处局部肿胀、压痛、并可发生皮下淤血。

（2）有不同程度的张口受限。咬合关系正常或错乱。

（3）面部畸形、不对称。

（4）可同时伴牙及牙槽突骨折。

（三）诊断要点

（1）有张口受限、张闭口运动异常、疼痛及下唇麻木等。

（2）骨折各段移位的状况，并导致咬合错乱程度和状况。

（3）骨折处牙龈撕裂及出血。

（4）骨折部位触诊可有台阶状、骨擦音及假关节活动。

（5）髁突骨折可见后牙早接触、前牙开𬌗、耳前肿胀压痛及张口受限；外耳道及颅中窝骨折时，可发生耳道出血或脑脊液瘘。

（6）摄 X 线片或 CT 片，明确骨折部位。

（四）治疗原则及方案

1.治疗原则为复位及固定

（1）复位是以恢复伤前咬合关系为标准。儿童因乳恒牙交替后咬合关系还可再次调整，故要求不像成人那样严格；无牙颌以恢复全口总义齿的正常咬合关系为标准。

（2）骨折线上的牙原则上应尽量保留，如明显松动、折断或严重龋坏者应拔除。

（3）骨折局部应有足够软组织覆盖。

2.复位方法

(1)手法复位:适用于早期、单纯线形骨折。

(2)牵引复位:适用于手法复位失败者、多发骨折或已有纤维愈合者,常用分段带钩牙弓夹板通过橡皮圈作颌间弹性牵引。

(3)手术复位:用于复杂或开放性骨折及错位愈合的陈旧性骨折。

3.固定方法

(1)单颌牙弓夹板或树脂贴片夹板固定:用于无明显移位的线形骨折。

(2)颌间固定:用于骨折后咬合关系不稳定者,即在骨折复位后将上下颌牙弓夹板拴结固定。

(3)骨内固定:也称坚强/坚固内固定,适用于复杂骨折、开放性骨折或错位愈合的陈旧性骨折,按张力、压力原则应用小型接骨板、螺钉作切开复位固定。

(4)颅颌固定:用于维持稳定咬合关系的辅助固定,常用弹性绷带作颅下颌缠头固定。

(5)固定时间:视骨折情况,一般为 3~4 周;钛制骨内小型接骨板除儿童因可影响颌骨育外发,无感染时一般无须取出。

4.髁突骨折

(1)髁突及其颈部骨折无明显移位及张口障碍者,用颅颌强力绷带制动 2 周即可。

(2)儿童、囊内骨折以及髁突移位角度不大时宜考虑保守治疗。

(3)成人髁突囊外骨折,以及髁突骨折角度过大、甚至已突出关节窝时宜行手术治疗。

四、上颌骨骨折

(一)概述

上颌骨是面中部最大的骨骼,左右各一,两侧上颌骨在中线连接,构成鼻腔基部的犁状孔。上颌骨上方与颅骨中的额骨,颞骨、筛骨及蝶骨相连;在面部与颧骨、鼻骨,泪骨和腭骨相连,故骨折时常并发颅脑损伤和邻近颅面骨骨折。

(二)临床表现

(1)上颌骨骨折局部表现肿痛、淤血、张闭口运动异常或受限等与下颌骨骨折相似。

(2)若合并颅脑创伤,可有昏迷、喷射性呕吐及头痛史,并可有脑脊液鼻漏。

(3)眶内眶周组织内出血者则有"眼镜症状",结膜下出血,眼球移位则有复视。

(三)诊断要点

(1)上颌骨骨折分为三型

①Lefort Ⅰ型:骨折线自梨状孔底部,牙槽突及上颌结节上方向两侧水平延伸至翼突。

②Lefort Ⅱ型:骨折线横过鼻骨,沿眶内侧壁斜向外下到眶底,再经上颌缝到翼突,还波及筛窦、额窦及颅前窝,并可出现脑脊液鼻漏。

③Lefort Ⅲ型:骨折线横过鼻骨,经眶尖、颧额缝向后达翼突根部,形成颅面分离,常同时有颅脑伤,出现颅底骨折或眼球创伤等。

临床上骨折可不典型,三型表现可互有交叉,也可同时伴有鼻骨、颧骨等骨折。

(2)可有骨块移位及咬合错乱,摇动上前牙上颌骨可随之活动。上颌骨常向后下移位,出现后牙早接触,前牙开𬌗,面中 1/3 变长。

(3)颅脑伤或眼球创伤均可出现瞳孔散大或失明,应加以鉴别。

(4)X 线可明确诊断,一般可采取华特位、头颅后前位或 CT 片等。

(四)治疗原则及方案

(1)应首先抢救生命,如抗休克、心肺复苏及脑创伤处理等。

(2)软组织伤应先清创,根据需要先后缝合关闭伤口。有脑脊液鼻漏者严禁鼻腔填塞,局部及全身应用抗生素。

(3)有深部难以控制的出血者,可先气管切开,再填塞止血。

(4)上颌骨骨折应尽早复位固定,一般不超过 2 周。

(5)复位固定应以恢复伤前正常咬合关系为标准,根据情况分别采用手法复位、牵引复位及切开复位;复位后可采用医用钢丝、牙弓夹板或微型钛板固定,或通过石膏帽作颅颌固定。一般固定需 3～4 周。

①手法复位:用于早期病例。

②牵引复位:手法复位不能奏效或骨折已有纤维性愈合者。

③颌间牵引:用于上颌骨横断骨折,需先作颅颌固定后,再作颌间弹性牵引。

④颅颌牵引:骨折后上颌骨明显向后移位者,需先作复位颅颌固定后,再作颌间牵引。

⑤切开复位:陈旧性骨折已有纤维骨痂者,需先手术去除纤维骨痂,使骨折段复位后再行固定。如眶底骨折向下移位,眼球下移出现复视者,可行眶底复位或植骨来矫正。

五、颧骨、颧弓骨折

(一)概述

颧骨和颧弓是面部比较突出的部位,易受撞击而发生骨折。颧骨与上颌骨,额骨,蝶骨和颞骨相联结,故颧骨骨折常伴发生上颌骨骨折。颧弓较细窄,更易发生骨折。

(二)临床表现

1.颧面部塌陷

受伤当时即出现,随之因局部过后因肿胀塌陷反而不明显。

2.张口受限

因压迫颞肌和咬肌而出现程度不一的张口受限,骨折轻度移位者张口可不受限。

3.复视

颧骨移位明显者,可因眼球移位、外展肌及下斜肌受损等原因而发生复视。

4.瘀斑

颧眶闭合性骨折时眶周及眼睑皮下、结合膜下有出血。

5.神经症状

眶下神经受损出现眶下区麻木;同时累及面神经颧支受损时则出现眼睑闭合不全。

（三）诊断要点

1.有颧面部外伤史

2.局部压痛

3.局部塌陷

颧额缝、颧上颌缝及眶下缘可触及台阶。

4.X线检查

鼻颏位可显示颧骨颧弓骨折，颧弓位可清楚显示颧弓骨折。有条件者可作 CT 检查。

（四）治疗原则及方案

（1）颧骨颧弓骨折如移位不明显，面部无明显畸形又无张口受限及复视等功能障碍者，可不作复位。凡有功能障碍或有明显畸形者均应及时复位。

（2）复位固定可根据情况选用下列方法：

①巾钳、单齿拉钩牵拉法：适用于单纯颧弓线型骨折。

②口内切开复位法：可用于单纯性颧骨颧弓骨折。

③颞部切开复位法：运用于单纯颧骨颧弓骨折。

④上颌窦填塞复位法：适用于颧骨粉碎性骨折或合并上颌窦前壁骨折，可用碘仿纱条通过前庭沟切口填入上颌窦，纱条从下鼻道引出，2 周后分段抽出。

⑤面部切开复位法：可在骨折部位，如外眦、眶外侧、眶下等处作小切口，显露骨折区复位后，以医用不锈钢丝或微型接骨板作骨内固定。

⑥头皮冠状切口复位法：适用于错位明显或多发性骨折、陈旧性骨折。

⑦眶底植骨复位法：同时有眶底骨折者应复位或植骨加以矫正。

⑧神经松解：如有眶下神经受累，应及时将颧骨复位并探察松解该神经。

六、鼻骨骨折

（一）概述

鼻骨是高突于面中部较菲薄的骨块，易遭受损伤而发生骨折，且多见双侧粉碎性骨折。

（二）临床表现

（1）鼻梁有塌陷或歪斜畸形。

（2）鼻腔出血

鼻骨骨折常伴有鼻腔黏膜撕裂。

（3）鼻呼吸障碍

鼻骨骨折可因骨折移位、鼻黏膜水肿、鼻中隔断裂、移位或血肿而发生鼻阻塞。

（4）鼻根及眼睑内侧淤血。

（5）脑脊液鼻漏

同时伴有筛骨骨折或颅前窝颅底骨折时，可发生混有血液的脑脊液鼻漏。

（6）X线摄片可见骨折线。

（三）诊断要点

（1）有鼻部外伤史。

（2）有外鼻畸形、出血、鼻阻塞等体征。

（3）X线头颅正侧位片或CT片即可确诊。

（四）治疗原则及方案

1.闭合性骨折

（1）鼻外复位：适用于侧方移位的骨折。局麻下双手拇指手法复位。

（2）鼻内复位：适用于内陷骨折。局麻下用鼻骨复位钳或剥离子、长血管钳套以橡皮管插入鼻腔骨折部位，向上将骨折片抬起。

2.开放性骨折

清创同时将骨折复位，可用细医用不锈钢丝或微型接骨板固定。

3.陈旧性骨折

鼻骨骨折应及早复位，因血运丰富，易错位愈合。此时如有外形或功能障碍可采用局部切口或头皮冠状切口，显露骨折处，复位固定。如鼻梁外形不满意时，也可行鼻背植骨。

4.术后固定

（1）外固定：可用印模膏作成外鼻型夹板，用胶布固定1周。

（2）内固定：可用碘仿油纱条填塞鼻腔，1周后抽出，如有脑脊液鼻瘘者禁用。

七、面中1/3多发性骨折

（一）概述

是一种累及面中部颧骨、眼眶及上颌骨的多发性复杂的骨折。

（二）临床表现

（1）面中部凹陷畸形颧、鼻、上唇、眶下缘、上颌均塌陷：面形短而宽，呈碟形。面部可触及多处台阶状骨折移位。

（2）眶周、眼球及睑结膜、鼻出血。

（3）眼症状眼球移位，如下陷、突出或固定，可有复视；瞳孔可散大，光反射迟钝。

（4）神经障碍

可出现眶下麻木、视力障碍。

（5）张口受限

系颧骨颧弓骨折压迫颞肌，咬肌所致。

（6）咬合错乱

上颌骨骨折移位，引起后牙早接触，前牙开𬌗。

（三）诊断要点

（1）有明显外力创伤史。

（2）X线摄片检查：头颅华特位或CT可见颧、鼻、眶及上颌多处骨折线。

（四）治疗原则及方案

（1）中 1/3 多发骨折常伴发颅脑伤、呼吸道梗阻及出血，急诊应先抢救生命。

（2）可采用冠状或半冠状切口，显露颧骨、颧弓、额骨、眶壁及上颌骨上前缘。将骨折片复位后用医用不锈钢丝或微型钛板固定。

（3）口内显露可与冠状切口联合，即通过龈颊沟切口沿骨面显露眶下区及颧上颌突，切断颧骨下缘咬肌附着，将移位的颧骨复位。注意勿创伤眶下神经，上颌窦前壁如有骨折，可经上颌窦填塞复位。

（4）外眦、眶下小切口：可配合口内进路复位颧骨和上颌骨。

（5）矫正咬合错乱上颌骨复位后同时应作颌间固定。

八、口腔颌面部火器伤

（一）概述

口腔颌面部火器伤多为枪弹伤、弹片伤及爆炸伤。一般伤情较重，常同时有软组织贯通伤及粉碎性骨折，伤道内多有异物及感染。

（二）临床表现

（1）一般病情稳定，可伴出血、呼吸困难等体征。

（2）创口多不规则，高速枪弹伤入口小，出口大；多有组织破碎及异物，可同时有软、硬组织创伤。

（3）可见组织缺损及各器官功能障碍，如视觉、听觉、张口、咀嚼困难及面瘫等。

（三）诊断要点

（1）有火器伤史。

（2）X 线摄片检查可显示骨创伤及异物。

（3）除机械性创伤外，局部可伴烧伤。

（四）治疗原则及方案

（1）保持呼吸道通畅，止血、镇痛、抗休克。

（2）清创要彻底，清除近伤道 0.5cm 的软组织及与软组织不相连的骨片。

（3）异物应在清创时尽量去除，对深在的与重要神经血管相邻的异物应先定位，不可盲目摘除。

（4）应用抗生素及破伤风抗毒素。

（5）如条件允许，彻底清创后的组织缺损可作一期修复；全身情况差创伤严重者，也可延期修复。

九、口腔颌面部烧伤

（一）概述

颌面部因暴露在外，不论在平时或战时，遭受烧伤的机会比全身其他部位多。可因各种火焰烧伤,过热物体灼伤、过热液体烫伤或一些化学物质烧伤。

(二)临床表现

(1)可以是物理性烧伤也可为化学灼伤。

(2)可伴呼吸道灼伤。

(3)化学烧伤局部组织肿胀、破溃、糜烂。

(4)烧伤可分为三度:

Ⅰ°红斑、出血、肿胀及灼痛。

Ⅱ°水疱或苍白。

Ⅲ°坏死呈暗黑色,形成焦痂。

(三)诊断要点

(1)应明确烧伤面积。

(2)应明确烧伤程度。

(四)治疗原则及方案

(1)抗休克、止痛、抗感染。

(2)有呼吸道烧伤者,需作气管切开。

(3)局部清创。

①轻度烧伤局部不需特殊处理。

②小水疱可自行吸收,大水疱可在消毒下抽吸放液,表面涂以抗生素油膏,纱布加压包扎;对不易摩擦和污染的部位,也可暴露,使其干燥结痂。

③深二度、三度烧伤愈后可形成瘢痕,应在伤后10天左右逐渐剪去焦痂,表面移植断层皮片。如痂下感染,应提前切痂,抗生素湿敷,消除感染后再植皮。

④化学烧伤应大量生理盐水冲洗,碱烧伤可用2%醋酸或柠檬酸中和;酸烧伤可用2%碳酸氢钠中和,石炭酸烧伤可用酒精中和。

十、异物

(一)概述

口腔颌面部异物多因火器伤或各种致伤物打击所致,异物的种类很多,诸如金属(磁性、非磁性)木质、竹质、石质、玻璃、塑料、火药及煤渣等矿物质。

(二)临床表现

(1)除微小异物外多可见入口,伤口大小不一,可有渗血或渗液。

(2)局部肿胀、疼痛,

(3)由于异物所在部位不同,还可有特异症状。

①鼻腔及鼻窦异物可引起鼻阻塞、鼻出血。

②眶内异物可致眼球活动受限,"眼镜"状淤血。

③下颌下、口底、咽旁异物可导致呼吸障碍。

④咬肌、翼下颌间隙、颞下颌关节异物可导致张/闭口受限。

⑤腮腺异物可致涎瘘。

（三）诊断要点

（1）有异物击入创伤史。

（2）有局部肿痛及各间隙的特异症状。

（3）表浅异物，如唇、颊舌等部位可触摸、透照定位。

（4）定位摄片

插针 X 线定位或三维 CT 定位。

（5）对 X 线非阻射者可行 B 超或磁共振成像检查。

（四）治疗原则及方案

（1）原则上应尽量取出异物，如在体内存留时间较长，异物小、无症状，或位置深，手术可伤及重要组织和器官者可暂不取出。

（2）异物摘除手术

①定位。

②采取切口隐蔽、距离异物最近、创伤小、不伤及重要组织器官的进路。

③磁性异物可采用高能磁体或电磁体吸出。

④有神经、唾液腺导管创伤者应同时修复。

⑤伤道应用 1.5％过氧化氢液、抗生素及生理盐水冲洗。

⑥常规注射破伤风抗毒素。

第四节　唾液腺疾病

一、涎石病

（一）概述

唾液腺导管或腺体内形成结石，阻塞唾液分泌，从而引发一系列症状和病理变化，称为涎石病。

（二）临床表现

（1）涎石可见于任何年龄，中青年多见，男性多于女性。

（2）涎石最多见于下颌下腺，其次为腮腺，舌下腺，小唾液腺结石较少见。

（3）涎石症主要表现为阻塞症状，即进食时出现腺体部位肿痛（涎绞痛），进食结束后症状可逐渐缓解。

（4）涎石的存在可引发逆行性感染，可反复发作。急性期可见导管口溢脓，腺体区肿痛加剧，并伴有全身症状。慢性期，腺体可以因纤维化而呈肿块样表现，相应导管可呈索条状表现。

（三）诊断要点

（1）唾液腺反复肿痛，进食时加剧，进食后可逐渐缓解。

（2）触诊可感觉导管结石的存在。

（3）X 线摄片可发现导管及腺体结石的存在，但对阴性结石（未完全钙化的结石）无法用 X 线诊断。B 超也可用于诊断导管及腺体结石。CT 检查对阴性结石具有一定的诊断价值。

（4）已明确结石存在者，应禁忌作唾液腺造影。

（5）部分患者炎症反复发作，腺体纤维化可呈肿块样表现，应与唾液腺肿瘤相鉴别。

（四）治疗原则及方案

（1）对于小结石、临床阻塞症状不明显，可采用局部腺体按摩，进酸性食物，以加强唾液分泌，促使结石自行排出。

（2）涎石摘除术

适用于导管内较大结石，腺体尚有正常功能者。

（3）腺体摘除术

适用于结石位于导管深部、导管与腺体交界处、腺体内的病例；涎石继发慢性硬化性下颌下腺炎，已丧失功能者。

（4）腮腺腺体结石可根据部位行保留面神经的腮腺浅叶或全叶切除术。

二、急性化脓性唾液腺炎

（一）概述

单发生于唾液腺的急性化脓性炎症，好发于下颌下腺和腮腺，舌下腺及小唾液腺较少发生。

（二）临床表现

（1）急性化脓性唾液腺炎多发生于慢性炎症的基础上，偶见于全身大手术后。

（2）病变唾液腺明显肿胀、疼痛。可伴有暂时性面瘫。

（3）导管口充血、肿胀，可有脓液溢出。

（4）急性化脓性腮腺炎可扩散成腮腺间隙蜂窝织炎。急性化脓性下颌下腺炎可出现下颌下间隙感染，扩散至口底，引起口底水肿、舌运动障碍。

（三）诊断要点

（1）有慢性唾液腺炎史，或全身情况不佳者。

（2）病变唾液腺明显肿胀疼痛，导管口红肿、溢脓。

（3）急性化脓性腮腺炎应与流行性腮腺炎，腮腺内淋巴结炎和咬肌间隙感染相鉴别。流行性腮腺炎可有传染接触史，以腺体肿大为主，导管口无异常，无脓液溢出。腮腺内淋巴结炎可由邻近组织感染病灶继发而来，导管口分泌无异常。咬肌间隙感染常有下颌第三磨牙冠周炎发病史，伴张口受限，导管口分泌无异常。

（4）实验室检查

白细胞总数增加，中性粒细胞比例上升。

（5）全身可有中毒症状，高热，畏寒，脉搏和呼吸加快。

（四）治疗原则及方案

（1）全身治疗主要包括：抗炎治疗，合理选用抗生素；支持疗法，提高机体抗病能力；对症处理，药物或物理降温。

（2）局部保持导管排脓通畅，如导管无阻塞，可应用促唾药物，如匹鲁卡品；保持口腔清洁，选用抗菌含漱液，防止逆行性感染。

（3）如腮腺内脓肿形成，应及时切开引流。

（4）急性炎症期禁忌作唾液腺造影。

三、流行性腮腺炎

（一）概述

流行性腮腺炎为流腮病毒引起的急性传染病，以腮腺非化脓性肿胀、疼痛为特征。

（二）临床表现

（1）有接触史，潜伏期为 2～3 周。

（2）任何年龄都有发病可能，2～14 岁多见。

（3）一般是双侧腮腺先后受累，也可同时或单独发作，也可累及双侧下颌下腺，甚至舌下腺。

（4）受累腺体明显肿大、质软。导管口无明显肿胀，无脓性分泌物溢出。

（5）可伴有全身症状，如发热、头痛、食欲不振等。

（6）少数病例可并发睾丸炎或脑脊髓膜炎等。

（三）诊断要点

（1）一般有接触史，以前无类似发作史。

（2）受累腺体明显肿胀、疼痛。导管口无明显肿胀，无脓性分泌物溢出。

（3）实验室检查：白细胞总数不增高，但淋巴细胞比例可增高。急性期血清淀粉酶可明显升高，以后尿淀粉酶升高。

（4）可伴有全身症状，如伴发睾丸炎或脑膜炎等并发症。

（四）治疗原则及方案

（1）抗病毒治疗，如吗啉呱、板蓝根冲剂等。腺体肿胀者可用中药制剂，如蓉芙膏外敷。

（2）保持口腔卫生，勤漱口，以防止逆行性感染。

（3）全身症状明显者，应积极对症处理。

（4）若怀疑有神经系统、生殖系统并发症，应请相关科室会诊。

（5）发病期间，应卧床休息，隔离，以免交叉感染。

四、假性腮腺炎

（一）概述

假性腮腺炎是指腮腺内淋巴结的非特异性炎症，故又可称腮腺内淋巴结炎。

（二）临床表现

（1）以慢性过程为主，可急性发作。

（2）可在邻近区域发现有感染灶存在，可累及同侧之腺体。

（3）急性发作时，似急性化脓性腮腺炎，腮腺区出现肿胀和疼痛，但检查导管口正常，无异常分泌物。

（4）慢性期，可在腮腺实质内触及肿块，应与肿瘤相鉴别。

（三）诊断要点

（1）急慢性过程交替。

（2）急性期，表现类似急性化脓性腮腺炎，但导管口正常，无异常分泌物。

（3）慢性期，可在腮腺区触及局限的肿块样物，可通过 B 超、CT、MRI 或细针穿吸活检进一步明确诊断。

（4）邻近区域积极寻找感染灶。

（四）治疗原则及方案

（1）急性期按一般炎症处理原则进行治疗。

（2）若发现原发感染灶，应积极处理原发病灶。

（3）慢性炎症反复发作或抗炎效果不明显，可行手术治疗，摘除淋巴结送病理。

五、慢性复发性腮腺炎

（一）概述

慢性复发性腮腺炎以前称其为慢性化脓性腮腺炎，儿童和成人均可发生。现在认为，成人复发性腮腺炎为儿童复发性腮腺炎迁延不愈转变而来。

（二）临床表现

（1）儿童发病以 5 岁左右最为常见，男性多于女性。

（2）部分患者有流行性腮腺炎病史。

（3）腮腺反复肿胀、疼痛，挤压腺体可见导管口有脓液或胶冻状液体溢出。

（4）发病间隔时间不等，一般间隔时间随年龄而延长。

（5）一般青春期后可自愈，部分迁延不愈至成年。

（三）诊断要点

（1）患者可有流行性腮腺炎发病史，或其他病毒感染史，如上呼吸道感染。

（2）双侧或单侧腮腺反复肿胀，导管口有脓性液体流出。

（3）随年龄增大，发作次数减少，症状减轻，有自愈倾向。

（4）腮腺造影示导管无异常，末梢导管呈点、球状扩张，排空延迟。

（5）儿童复发性腮腺炎应与流行性腮腺炎鉴别。流行性腮腺炎一般有接触史，受累腺体明显肿大、质软，而导管口无明显肿胀，无脓性分泌物溢出。

（6）成人复发性腮腺炎应与舍格伦综合征感染型相鉴别，舍格伦综合征为自身免疫性疾病，腮腺可表现为反复肿痛，呈弥漫性肿大，但一般同时伴有口干、眼干，实验室检查可见血沉增高,抗 SS-A、抗 SS-B、类风湿因子等自身抗体滴度增高,唾液腺造影可见主导管呈羽毛状、花边状或葱皮状改变,末梢导管有程度不等的扩张,排空延迟。

(四)治疗原则及方案

(1)急性发作期,按一般炎症处理原则进行治疗。

(2)慢性期,腺体按摩,促进导管分泌通畅,保持口腔卫生。

(3)增强抵抗力,防止感染,减少发作次数。

六、慢性阻塞性腮腺炎

(一)概述

慢性阻塞性腮腺炎主要是由于创伤、结石、感染和解剖等原因,导致导管分泌受阻,产生阻塞症状,并可引发逆行性感染。

(二)临床表现

(1)多见于中年,男性略多于女性。

(2)单侧受累多见。

(3)腮腺反复肿胀,进食可加剧症状。

(4)导管口轻度红肿,挤压按摩腺体可见"雪花样"或胶冻状唾液溢出。

(5)触诊可及肿大腮腺轮廓,病程长者,可在颊部触及呈索条状的腮腺导管。

(三)诊断要点

(1)腮腺反复肿胀,部分患者与进食有关。

(2)挤压腺体,导管口有胶冻状混浊液体流出。

(3)触及腮腺有坚韧感,颊部可触及条索状导管。

(4)腮腺造影示:导管扩张可呈腊肠状,主导管,叶间,小叶间导管部分狭窄,部分扩张,部分患者可伴有点状扩张。

(5)应与成人复发性腮腺炎,舍格伦综合征感染型相鉴别。成人复发性腮腺炎,一般有幼儿发病史,腮腺造影示导管无异常,末梢导管呈点、球状扩张,排空延迟。

(四)治疗原则及方案

(1)去除阻塞原因,有涎石者去除涎石;导管口狭窄者,可用扩张法。

(2)慢性期,可采用腮腺区按摩,进酸性食物或促唾药物(毛果芸香碱)促使唾液分泌。保持口腔卫生,减少逆行性感染。

(3)腮腺造影示导管扩张明显,导管口反复溢脓,已丧失正常分泌功能者,可选用药物冲洗灌注疗法。先采用抗菌药物冲洗,待炎症控制后,可用碘化油等药物行导管内灌注,促使腺体萎缩纤维化,从而控制炎症。

(4)手术治疗主要包括两种:

①腮腺导管结扎术:结扎前应控制感染,手术在导管口没有脓性分泌物时进行。

②保留面神经腮腺切除术:适用于其他各种治疗手段疗效不明显、因长期炎症导致纤维组

织形成,腮腺无正常分泌功能者。

七、唾液腺结核

(一)概述

一般为唾液腺淋巴结结核,若淋巴结肿大破溃后可侵入腺体内而发生唾液腺实质性结核,以前者多见。

(二)临床表现

(1)受累部位以腮腺最为常见,下颌下腺次之。

(2)淋巴结结核呈局限性肿块,界清,有移动度,可有轻度疼痛或压痛感。导管口正常,分泌物清亮。

(3)唾液腺腺实质结核病程较短,腺体弥漫性肿大,挤压腺体及导管,可见干酪样脓性分泌物从导管口溢出。

(4)部分肿块可扪及波动感,或形成经久不愈的瘘管。

(5)可伴有其他系统结核病。

(三)诊断要点

(1)唾液腺出现肿块,有时大时小史。

(2)导管口可有干酪样脓性液体流出。

(3)腮腺造影淋巴结结核类似良性肿瘤,导管移位,腺泡充盈缺损。若结核突破包膜累及腺实质时,可见造影剂外溢,似恶性肿瘤。

(4)腺体内结核钙化,需与腺内结石相鉴别。结核钙化多呈点状,而涎石多呈球状钙化,导管内多见。

(5)细针穿吸、结核菌素皮试可辅助诊断。

(四)治疗原则及方案

(1)如诊断明确,全身可行抗结核治疗。

(2)腮腺淋巴结结核与良性肿瘤在临床上无法鉴别时,可行手术切除,送病理明确诊断。

(3)腮腺实质结核可于腮腺导管内用抗结核药物冲洗。如形成结核性脓肿,可抽除脓液,脓腔内注入抗结核药物。

(4)如抗结核治疗无效时,可行腺体切除术。

八、唾液腺良性肥大

(一)概述

唾液腺良性肥大是一种非肿瘤、非炎症性的慢性唾液腺退行性病变。常与营养、代谢紊乱、内分泌功能紊乱等全身性疾患有一定关系。

（二）临床表现

（1）常为双侧腺体肿大，腮腺多见。

（2）肿大腺体质软，边界不清，可有轻度酸胀感。

（3）导管口无红肿，分泌物无异常。

（4）患者可伴有系统性疾病，如肝脏病、糖尿病等。

（三）诊断要点

（1）常为双侧腮腺腺体肿大，质软，有轻度酸胀感。

（2）导管口无红肿，分泌物正常。

（3）唾液腺造影，仅见腺体肥大，导管及腺体正常显影。

（4）应与舍格伦综合征肿大型相鉴别。

（5）单侧唾液腺肥大者，应与腺体占位性病变鉴别，可首选超声检查，必要时行 CT、MRI 检查。

（四）治疗原则及方案

有系统性疾病者，先治疗全身疾病，部分患者的腺体可恢复正常。但有些患者虽系统性疾病得到控制，但唾液腺肿大仍无明显改变。

九、舍格伦综合征

（一）概述

舍格伦综合征是一种以侵犯外分泌腺为主的自身免疫性疾病，主要累及唾液腺和泪腺，又称干燥综合征。

（二）临床表现

（1）中老年女性多见。

（2）患者有口干、眼干病史。

（3）唾液腺表现有多种：感染型：表现为腮腺反复肿痛；肿大型：表现为受累腺体呈弥漫性肿大；肿块型：腺体内出现结节样表现，可多个同时或先后出现；萎缩型：腺体呈萎缩状。

（4）唾液分泌减少，可出现口腔黏膜干燥，舌表面乳头萎缩，舌质绛红，可出现裂纹。部分患者可出现猛性龋，白念菌感染。

（5）严重时可出现进食、吞咽、语言困难。

（6）部分患者可伴有结缔组织疾病。常见的有类风湿性关节炎、系统性红斑狼疮。

（三）诊断要点

（1）口干持续 3 个月以上，严重时可影响进食、语言、吞咽等功能。

（2）方糖试验完全溶解时间超过 30 分钟。非刺激状态下的总唾液流量<1.5mL/15min。

（3）眼干持续 3 个月以上，伴角结膜充血、异物感。

（4）泪液流量测定<5mm/5min。

（5）唾液腺造影可见主导管呈羽毛状、花边状或葱皮状改变，末梢导管有程度不等的扩张，排空延迟。

（6）病理活检

首选唇腺活检，可见淋巴细胞呈灶性浸润。

（7）实验室检查

可见血沉增高，抗 SS-A、抗 SS-B、类风湿因子等抗体滴度增高。

（8）鉴别诊断

应与慢性复发性腮腺炎相鉴别，慢性复发性腮腺炎一般有幼儿发病史，不伴有其他全身症状，腮腺造影示主导管无异常，末梢导管呈点、球状扩张，排空延迟。

（四）治疗原则及方案

（1）以药物治疗为主。

（2）对症处理

口干可采用促唾药物或酸性食物，以增加唾液分泌。

（3）免疫制剂的应用

根据病情的程度，可选用免疫调节剂如胸腺肽、转移因子、干扰素等。选用免疫抑制剂如糖皮质激素等。

（4）中医治疗

根据临床体征，采用益气健脾、滋阴补肾为主的方剂。

（5）手术治疗

对药物治疗效果不明显或腺体反复肿大或出现肿瘤样改变，可选用手术切除受累腺体，减少自身抗原，防止恶变。

十、涎瘘

（一）概述

涎瘘是唾液不经导管系统排入口腔而经瘘道流向面颊皮肤表面。腮腺是最常见的部位，可分为腺体瘘及导管瘘。

（二）临床表现

（1）腺体或导管所在皮肤上可见瘘管，周围见瘢痕形成。

（2）瘘管口流出透明的唾液，进食时流量可增加。

（三）诊断要点

（1）一般有局部损伤史，偶可为先天性或继发于感染。

（2）腺体相应部位可见瘘管，内有透明液体流出。

（3）可从导管口注入亚甲蓝，以判断瘘口所在部位。

（4）根据造影及唾液量的多少，可确定是腺管瘘（量多）或腺体瘘（量少）。

（四）治疗原则及方案

1.腺体瘘

新鲜创口清创缝合后，可直接加压包扎。陈旧者可用烧灼性药物如硝酸银或电灼器破坏瘘口的上皮组织，再行加压包扎。瘘口较大的，可切除其周围瘢痕的上皮组织后，再分层缝合，加压包扎。同时口服或注射阿托品,避免进食酸性食物。

2.腺管瘘

缺损不大者,可用导管吻合术整复;缺损较多者,需作导管改道、导管再造术或导管结扎术。

十一、黏液腺囊肿

(一)概述

为口腔黏膜下小唾液腺因导管口阻塞、分泌物潴留或涎液外渗而形成的囊肿。

(二)临床表现

(1)好发于下唇及舌尖腹侧,也可见于上唇、腭部、颊及口底。

(2)囊肿易被咬伤而破裂,流出透明无色液体,囊肿消失。破裂处愈合后,又被黏液充满,再次形成囊肿。

(三)诊断要点

(1)囊肿位于黏膜下,呈半透明、浅蓝色小泡,黄豆至樱桃大小,质地软而有弹性,边界清楚。

(2)反复破损后,囊肿透明度减低,表现为较厚的白色瘢痕状突起。

(四)治疗原则及方案

(1)囊肿与黏膜无粘连者,局麻下纵向切开黏膜,囊膜外面钝性分离囊壁,取出囊肿。周围腺组织尽量减少损伤,和囊肿相连的腺体与囊肿一并切除,以防复发。

(2)多次复发,下唇瘢痕与囊肿粘连者,在囊肿两侧作梭形切口,将瘢痕、囊肿及其邻近组织一并切除,直接缝合创口。

(3)不愿手术者,可在抽尽囊液后,根据囊腔大小,向囊腔内注入2%碘酊0.2～0.5mL,停留2～3分钟后,再将碘酊抽出,使囊肿纤维化。

十二、舌下腺囊肿

(一)概述

大多系外渗性黏液囊肿,舌下腺受伤后导管破裂,黏液外渗入组织间隙所致。

(二)临床表现

(1)好发于儿童及青少年。

(2)囊肿破裂后流出粘稠蛋清样液体,囊肿暂时消失。数日后创口愈合,囊肿长大如前。

(3)囊肿体积很大或伴有继发感染时,出现肿胀、疼痛,将舌推向后上方,形成"双重舌",影响进食及语言,严重者引起呼吸困难。

(三)诊断要点

(1)典型舌下腺囊肿位于下颌舌骨肌以上的舌下区,囊肿呈浅紫蓝色,扪之柔软有波动感。

(2)潜突型(口外型)舌下腺囊肿表现为下颌下区肿物,口底囊肿不明显,触诊柔软,与皮肤无粘连,不可压缩。

(3)哑铃型舌下腺囊肿在口内舌下区及口外下颌下区均可见囊性肿物。

(4)典型舌下腺囊肿应与皮样囊肿鉴别,后者位于口底正中,扪诊时有面团样柔韧感,可有压迫性凹陷。潜突型者需与颌下区囊性水瘤相鉴别,后者穿刺见囊腔内容物稀薄,无黏液,淡黄清亮,涂片镜检可见淋巴细胞。

(四)治疗原则及方案

(1)根治舌下腺囊肿的方法是切除舌下腺,残留部分囊壁不致造成复发。

(2)潜突型者可全部切除舌下腺后,将囊腔内的囊液吸净,在下颌下区加压包扎,不必在颌下区作切口摘除囊肿。

(3)全身情况不能耐受舌下腺切除的患者及婴儿,可作简单的袋形缝合术,切除覆盖囊肿的部分黏膜及囊壁,放尽液体,填入碘仿纱条。待全身情况改善或婴儿长至 4～5 岁后再行舌下腺切除。

十三、腮腺囊肿

(一)概述

腮腺囊肿分为潴留性和先天性两大类。潴留性囊肿少见,是由于导管弯曲或其他原因造成阻塞,分泌物在局部潴留,导管呈囊状扩张。先天性囊肿包括皮样囊肿和鳃裂囊肿。

(二)临床表现

(1)腮腺区无痛性肿块,生长缓慢,无功能障碍。

(2)鳃裂囊肿继发感染,自发破溃或切开后形成经久不愈的瘘,经常从瘘口溢出黄白色豆渣样物或清亮液体。

(三)诊断要点

(1)肿块柔软,可扪及波动感,边界不十分清楚,与浅表组织无粘连,但基底部活动度较差。

(2)B超检查多显示为囊性病变。

(3)潴留性囊肿穿刺为无色透明液体,可检测出淀粉酶。皮样囊肿细胞学检查可见分化良好的表皮样细胞。

(4)作瘘道造影,可显示瘘道走行方向。

(5)第一鳃裂囊肿可伴有外耳、下颌骨畸形及咀嚼肌群发育不足等,称为第一鳃弓综合征。

(四)治疗原则及方案

(1)手术切除腮腺囊肿及相伴的病变组织。

(2)潴留性囊肿与周围腺体常有粘连,常需切除部分腮腺组织。

(3)第一鳃裂囊肿,常伴发外耳道软骨发育畸形,面神经的位置亦可有变异,应注意保护面神经。

(4)形成第一鳃裂瘘者,术前可经瘘口注入亚甲蓝,使瘘管蓝染,易于识别。

(5)继发感染者,需先控制炎症,待急性炎症消退后进行手术。

十四、多形性腺瘤及肌上皮瘤

(一)概述

多形性腺瘤又称混合瘤。因含有肿瘤性上皮、黏液及软骨等多样组织而得名。肌上皮瘤是完全或几乎完全由上皮细胞组成的唾液腺良性肿瘤。二者临床表现及治疗均相似,故一并提出。

(二)临床表现

(1)无痛性肿块,生长缓慢,常无自觉症状,病史较长。

(2)发生于腮腺深叶者,当体积较大时,可见咽侧或软腭膨隆,出现咽部异物感或吞咽障碍。肿瘤向外生长,可造成面部畸形,但一般不引起功能障碍。

(3)当肿瘤在缓慢生长一段时间后,突然出现生长加速、疼痛或出现面神经麻痹现象,提示可能出现恶变。但有的肿瘤生长速度快慢不均,可突然生长加快。因此,不能单纯根据生长速度来判断有无恶变,应结合其他表现综合考虑。

(三)诊断要点

(1)肿瘤呈球状,分叶状或不规则状,周界清楚,质地中等,一般可活动,但位于颌后区及硬腭者,肿瘤活动度较差,不应视为恶性征象。

(2)位于腮腺深部的肿瘤,作腮腺区动态增强 CT 扫描或磁共振显像,可明确肿瘤的位置、肿瘤与颈内动静脉的关系。

(四)治疗原则及方案

(1)手术切除,在肿瘤包膜外正常组织处切除。

(2)腮腺肿瘤作肿瘤连同腮腺浅叶或全腮腺切除,保留面神经。位于腮腺浅叶的小肿瘤(直径<1.5cm),可采用包括肿瘤以及周围部分正常腺体的腮腺部分切除术。

(3)下颌下腺肿瘤包括下颌下腺一并切除。

(4)小唾液腺肿瘤距肿瘤边缘 0.5cm 以上正常组织内切除肿瘤,腭部者自骨膜掀起而不保留骨膜。如果骨膜受累,还应切除一层邻近骨组织。

(5)体积较大的腮腺深叶肿瘤,必要时截断下颌骨,以利肿瘤摘除。摘出肿瘤后,下颌骨复位固定。

(6)复发性腮腺肿瘤的手术方式酌情而定。对于单个复发性肿瘤结节,可考虑单纯肿瘤摘除术。因瘢痕粘连,面神经损伤机会明显增多,必要时牺牲面神经作即刻面神经缺损修复术。

十五、Warthin 瘤(腺淋巴瘤)

(一)概述

又名腺淋巴瘤或乳头状淋巴囊腺瘤,是常见的腮腺良性肿瘤之一。

(二)临床表现

(1)多见于男性,男女比例约为 6∶1。

(2)年龄多为 40 岁以上中老年。

(3)绝大多数肿瘤位于腮腺后下极。

(4)肿瘤常呈多发性,可表现为一侧腮腺的多个肿瘤,也可为双侧腮腺肿瘤。

(三)诊断要点

(1)扪诊肿瘤呈圆形或卵圆形,表面光滑,质地较软,有弹性感。

(2)^{99m}锝核素显像可见肿瘤所在处^{99m}锝浓聚,形成"热结节",具有特征。

(四)治疗原则及方案

(1)肿瘤位于腮腺后下极者,可考虑作腮腺部分切除术,将肿瘤连同腮腺后下极一并切除,保留面神经。因 Warthin 瘤的组织发生可能与迷走到淋巴结内的唾液腺组织有关,故应将腮腺后下部的淋巴结清除干净。手术中应注意有无多发性肿瘤,以免遗留。

(2)肿瘤位于耳前区者,宜作肿瘤及腮腺浅叶切除术,保留面神经。

十六、其他唾液腺良性肿瘤

(一)概述

是指除多形性腺瘤、肌上皮瘤、沃辛瘤以外的唾液腺良性肿瘤。

(二)临床表现

(1)腮腺、下颌下腺及小唾液腺均可发生。

(2)多为生长缓慢的无痛性肿块。

(三)诊断要点

(1)肿块表面光滑或呈结节状,活动、无粘连、无功能障碍。

(2)B 超检查可显示占位性病变存在。

(3)发生于腮腺深叶的肿瘤,CT 检查可显示肿瘤位置、大小及其与周围组织之间的关系。

(四)治疗原则及方案

(1)手术切除,在肿瘤包膜外正常组织处切除。

(2)腮腺肿瘤作肿瘤连同腮腺浅叶或全腮腺切除,保留面神经。位于腮腺浅叶的小肿瘤(直径<1.5cm),可采用包括肿瘤以及周围部分正常腺体的腮腺部分切除术。

(3)小唾液腺肿瘤距肿瘤边缘 0.5cm 以上正常组织内切除肿瘤。

(4)下颌下腺肿瘤包括下颌下腺一并切除。

(5)嗜酸粒细胞腺瘤及乳头状囊腺瘤可有多发性肿瘤存在,术中应注意检查,以免遗留孤立的小瘤结节。

十七、腺样囊性癌

(一)概述

又名"圆柱瘤",是最常见的唾液腺恶性肿瘤之一。

（二）临床表现

（1）腭部与腮腺为最常见的部位，舌下腺的肿瘤多为腺样囊性癌。

（2）多数肿瘤生长缓慢，病期较长。

（3）肿块疼痛是突出的特征，可为自发性，也可为触发性，有的限于局部，有的反射到头颈其他部位。

（4）患侧神经功能障碍，腮腺肿瘤可出现面瘫，下颌下腺肿瘤常侵犯舌神经或舌下神经而出现舌麻木及舌下神经麻痹症状。

（5）易发生远处转移，转移部位以肺最为常见，也可发生于肝和骨。可在患者就诊时即有转移，但多数在原发灶手术以后。出现肺转移者，常无明显自觉症状。

（三）诊断要点

（1）肿瘤形态不规则，边界可清可不清，质地较硬，可有明显触痛。

（2）肿瘤细胞可通过狭窄的间隙扩散而不破坏骨小梁，即使骨质广泛受累，X线片上可不显示明显病变。因此，不能依据X线片有无骨质破坏来判断受侵与否。

（3）胸片检查确定有无肺转移。

（四）治疗原则及方案

（1）局部大块切除是根治腺样囊性癌的主要原则，在功能影响不大的情况下，尽可能切除肿瘤周围组织，甚至牺牲一些肉眼看来正常的器官，包括颌骨等。术中配合冰冻切片检查周界是否正常，如为阳性，在可能情况下，应作进一步扩大切除。

（2）由于腺样囊性癌具有沿神经扩散的特点，故应对相应的神经作特殊处理，牺牲被肿瘤侵犯的神经组织。

（3）临床上怀疑有颈淋巴结转移时，作治疗性颈淋巴清扫术。腺样囊性癌的颈淋巴结转移率低，原则上不作选择性颈淋巴清扫术，但对舌根部腺样囊性癌体积较大者，可考虑作选择性颈淋巴清扫术。

（4）术后放射治疗能降低肿瘤复发率。

（5）腺样囊性癌有较高的远处转移率，术后适当选用化疗药物以预防远处转移。

（6）术后应定期复查胸片，以确定有无肺转移或作为进一步随诊复查的基础。

十八、黏液表皮样癌

（一）概述

是最常见的唾液腺癌，其中高分化者属低度恶性肿瘤，低分化者属高度恶性肿瘤。

（二）临床表现

（1）女性较男性多见，约为1.5∶1。

（2）大唾液腺肿瘤多见于腮腺，小唾液腺肿瘤多见于腭腺，其次为磨牙后腺。发生于磨牙后腺的肿瘤，大多为黏液表皮样癌。偶尔发生于下颌骨内，称为颌骨中枢性黏液表皮样癌。

（3）高分化黏液表皮样癌表现为无痛性肿块，病史较长。

（4）低分化黏液表皮样癌生长迅速，约有半数以上的病例出现疼痛、溃疡及神经受累症状，少数病例可出现面神经麻痹或表情肌活动力弱,舌下神经麻痹。

(三)诊断要点

(1)高分化黏液表皮样癌有时与多形性腺瘤的临床表现相似,很难鉴别;有时肿瘤形态不规则,较小的肿瘤常呈扁平状,活动度较差,质地偏硬。肿瘤的部分区域可呈囊性变,破溃后流出淡黄色黏稠分泌物。

(2)低分化黏液表皮样癌肿瘤体积相对较大,与正常组织界限不清,活动度差。不少病例可出现颈部淋巴结肿大。

(3)位于腭部的黏液表皮样癌有时黏膜可泛蓝色或紫色,应与血管畸形鉴别。

(四)治疗原则及方案

(1)局部彻底切除,术中尽量避免肿瘤破裂。

(2)腮腺肿瘤面神经的处理应根据面神经受累情况及肿瘤分化程度而定。如面神经未受累,应予以保留。面神经与肿瘤有轻度粘连,但尚可分离者,如为高分化黏液表皮样癌,可考虑保留,然后用液氮冷冻处理面神经及其周围组织,也可用术后放疗或两者合并应用,以杀灭可能残留的癌细胞,减少术后复发。如为低分化黏液表皮样癌,则应牺牲面神经。如术前已有面瘫或手术中见面神经穿过瘤体,不论高分化抑或低分化型,均应牺牲面神经,然后作面神经吻合或移植。

(3)临床怀疑有颈淋巴结转移时,作治疗性颈淋巴清扫术。高分化型颈淋巴结转移率低,不作选择性颈淋巴清扫术。低分化型的颈淋巴结转移率较高,宜行选择性颈淋巴清扫术。

(4)以下4种情况可采用术后放疗来减低肿瘤复发率:①复发率和转移率较高的低分化型肿瘤;②镜检发现手术标本边缘残留肿瘤;③面神经与肿瘤粘连,分离后予以保留者;④较大的复发性肿瘤。

十九、其他唾液腺恶性肿瘤

(一)概述

是指除腺样囊性癌、黏液表皮样癌以外的唾液腺恶性肿瘤,根据肿瘤的生物学行为,大致上可以分为三类:

(1)高度恶性肿瘤,包括唾液腺导管癌、非特异性腺癌、鳞状细胞癌、肌上皮癌及未分化癌。这类肿瘤颈淋巴结或远处转移率较高,术后易于复发,患者预后较差。

(2)低度恶性肿瘤,包括腺泡细胞癌,多形性低度恶性腺癌,上皮-肌上皮癌等。这类肿瘤颈淋巴结及远处转移率较低,虽可出现术后复发,但患者预后相对较佳。

(3)中度恶性肿瘤,包括基底细胞腺癌、乳头状囊性癌、癌在多形性腺瘤中等。其生物学行为及患者预后介于上述两者之间。

(二)临床表现

(1)腮腺、下颌下腺、舌下腺及小唾液腺均可发生。

(2)高度恶性肿瘤多有疼痛症状,生长较快。低度恶性肿瘤早期可呈良性表现,病程较长。

(三)诊断要点

(1)肿瘤呈浸润性生长,与周围组织有粘连,可浸润神经组织并导致神经功能障碍。

(2)B超检查显示占位性病变存在。

(3)颌骨受累时,X线片可显示骨质破坏。

(4)腮腺深叶肿瘤及范围广泛的肿瘤采用CT及MRI检查可明确显示肿瘤位置、大小及其与周围组织的关系。

(5)部分患者可有颈部淋巴结及远处转移。

(四)治疗原则及方案

(1)局部彻底切除,术中尽量避免肿瘤破裂。

(2)腮腺肿瘤面神经的处理,如面神经未受累,应予以保留。如术前已有面瘫或术中见面神经穿过瘤体,应牺牲面神经,并作即刻神经吻合或神经移植。面神经与肿瘤有轻度粘连,但尚可分离者,如为高度恶性肿瘤,应牺牲面神经。如为低度恶性肿瘤,可考虑保留,术中可用液氮冷冻,术后加放疗。

(3)临床有颈淋巴结转移时,作治疗性颈淋巴清扫术。临床颈淋巴结阴性时,低度恶性肿瘤不作选择性颈淋巴清扫术,高度恶性肿瘤宜行选择性颈淋巴清扫术。

(4)以下情况可采用术后放疗来减低肿瘤复发率:①高度恶性肿瘤;②镜检发现手术标本边缘残留肿瘤;③面神经与肿瘤粘连,分离后予以保留者;④较大的复发性肿瘤。

(5)唾液腺导管癌等高度恶性肿瘤有较高的远处转移率,术后适当选用化疗药物以预防远处转移。

第五章　儿童口腔医学

第一节　儿童牙的发育异常

一、萌出异常

(一)萌出过早

1.概述

牙齿萌出过早又称早萌,是指牙齿萌出的时间超前于正常萌出的时间,而且萌出牙齿的牙根发育不足根长的1/3。

早萌有乳牙早萌和恒牙早萌。乳牙早萌有两种现象,一种称诞生牙,是指婴儿出生时口腔内已有萌出的牙齿。一种称新生期牙,是指出生后不久萌出的牙齿。

2.临床表现

(1)乳牙早萌

①多见下颌中切牙,偶见上颌切牙或第一乳磨牙。

②多数是正常牙,也有是多生牙。

③多数没有牙根,且只与黏膜连接而无牙槽骨支持,极度松动。

④乳牙釉质、牙本质菲薄,并钙化不良。

(2)恒牙早萌

①多见于前磨牙,下颌多于上颌。

②牙根发育不足,极度松动。

③常伴有釉质钙化不良或发育不全现象。

3.诊断要点

(1)牙齿萌出时间明显超前于正常萌出时间。

(2)患牙不同程度的松动。

(3)时有釉质发育不全现象。

(4)X线片检查恒牙牙根发育仅为根长的1/3～1/2。

4.治疗原则及方案

(1)乳牙早萌

①极度松动者,为了避免吮乳时脱落或自行脱落吸入呼吸道,应及时拔除。

②松动不明显者,可予以严密观察。

③当吮乳时,因早萌的下切牙磨擦舌系带,造成舌系带处创伤性溃疡,可暂停哺乳,改为汤匙喂乳,调磨早萌下切牙的切缘,使溃疡自愈。

(2)恒牙早萌

①早萌恒牙松动不明显,可不作处理予以观察。

②拔除相应的残根、残冠等,先行乳牙及有根尖周病的邻牙治疗,有助于早萌恒牙继续发育。

③应对早萌牙进行局部涂氟,预防龋病发生。

(二)萌出过迟

1.概述

牙齿萌出过迟又称迟萌,是牙齿萌出时间显著晚于正常萌出时间。全部乳、恒牙或个别牙均可发生。

2.临床表现

(1)乳牙迟萌

①多数乳牙或全口乳牙萌出过迟多与儿童全身因素有关。例如佝偻病、甲状腺功能低下以及营养不良等。

②佝偻病患者的乳牙可迟 14、15 个月才萌出,而且萌出的乳牙常伴有釉质、牙本质发育异常。

(2)恒牙迟萌

①个别恒牙迟萌常见于上颌恒中切牙、恒尖牙或恒前磨牙。这是因为乳切牙过早脱落,儿童习惯用牙龈咀嚼,局部牙龈角化增生,坚韧肥厚,使恒切牙萌出困难所致。若乳尖牙或乳磨牙过早脱落,邻牙移位,间隙缩小,可使恒尖牙、前磨牙萌出困难或萌出过迟,此外,还需考虑恒牙冠、根的发育状况、牙胚的长轴方向以及是否有多生牙、牙瘤等周围阻力。

②多数恒牙迟萌则需考虑遗传因素和儿童机体状况。例如,先天性甲状腺分泌缺乏,可引起发育迟缓、全身性水肿、牙齿萌出过迟和错𬌗畸形等。

3.诊断要点

(1)牙齿萌出时间明显晚于正常萌出时间。

(2)X 线片检查恒牙牙胚的发育状况、牙轴方向、周围阻力及间隙大小等。

4.治疗原则及方案

(1)恒牙迟萌

①因坚韧的龈组织阻碍恒中切牙萌出过迟者,可在局麻下施行助萌术,即切除切缘部位增厚的龈组织,暴露整个切缘,助其萌出。

在行助萌术前,需由 X 线片了解该牙的牙根发育状况及是否弯曲,牙冠形态和牙轴方向等,若有异常,或存在其他障碍,助萌术后牙齿也难以萌出。

②由于多生牙、牙瘤、囊肿等阻碍牙齿萌出者,需拔除萌出的或埋伏的多生牙及手术摘除牙瘤等。

③与全身疾病有关的,应查明原因,进行治疗。

(2)乳牙迟萌

查明原因,针对全身性疾病进行治疗,促进乳牙萌出。

(三)异位萌出

1.概念

异位萌出是指恒牙在萌出过程中未在牙列的正常位置萌出,多发生在上颌第一恒磨牙和上颌恒尖牙,其次是下颌侧切牙和第一恒磨牙。

有可逆性异位萌出和不可逆性异位萌出。可逆性异位萌出的恒牙可随患儿颌骨生长发育自行调整其位置。不可逆性异位萌出常因颌骨较小,特别是上颌结节发育不足或恒牙萌出角度异常受阻而难以萌出。

2.临床表现

(1)第一恒磨牙异位萌出

①远中边缘嵴已萌出,而近中边缘嵴被阻生在第二乳磨牙的远中牙颈以下,并使牙冠倾斜。

②X线片显示第二乳磨牙远中根近牙颈部位的根面有弧形的非典型性吸收区,第一恒磨牙近中牙尖边缘与吸收区重叠。

(2)恒尖牙异位萌出

①上颌恒尖牙唇侧异位萌出。有时该异位萌出牙可与第一前磨牙或侧切牙相重叠。

②当上颌中切牙过早缺失后,尖牙可越过侧切牙,向前移位到中切牙位置萌出。

③恒尖牙亦可横位、斜位埋藏于颌骨内。

3.诊断要点

(1)牙齿萌出于正常牙列之外。

(2)牙齿移位萌出在牙列中的其他牙位上。

(3)X线片检查第二乳磨牙远中颈部或远中根有被吸收现象。

4.治疗原则及方案

(1)第一恒磨牙异位萌出

①早期发现可以不处理,临床追踪观察是否可自行调整萌出位置。

②铜丝分离法,8岁以后萌出的近中倾斜位的第一恒磨牙,因其与第二乳磨牙远中紧密接触,可用0.5～0.7mm铜丝给两牙作结扎分离。待两牙接触松解,出现间隙,可去除铜丝,由对殆之咬合压力,促其自行调整萌出。

③截冠法,当下颌第二乳磨牙远中根被完全吸收,而近中根完好时,在近中根作根管充填后,截除远中部分牙冠,并用金属冠修复剩余牙冠。

④拔除法,当第二乳磨牙牙根吸收严重时,可拔除第二乳磨牙,并做导萌器,引导第一恒磨牙萌出到正常位置。

(2)恒尖牙异位萌出

有条件者可结合全牙列情况进行正畸复位。

二、形态结构异常

(一)畸形结节

1.概述

是指发生在上颌第一乳磨牙颊侧颈部的结节状突起,及发生在上颌第二乳磨牙近中舌侧的结节状突起,前者称上颌第一乳磨牙颊侧畸形结节,后者称上颌第二乳磨牙舌侧畸形结节。

2.临床表现

(1)上颌第一乳磨牙颊侧畸形结节

①畸形结节位于颊侧近颈部,呈结节状或呈圆锥状突起。有的上颌第二乳磨牙也发生颊侧畸形结节。

②有的下颌乳磨牙或下颌恒磨牙也可发生颊面结节状突起。一般无明显症状表现。

(2)上颌第二乳磨牙舌侧畸形结节

①畸形结节位于近中舌尖的舌侧,呈结节状或尖状突起。绝大多数为左右侧同名牙对称性发生。

②有的上颌第一乳磨牙也可发生舌侧畸形结节。

③有的上颌第一恒磨牙也可发生舌侧畸形结节,多数也为左右侧同名牙对称性发生。

④上颌第二乳磨牙无舌侧畸形结节者,第一恒磨牙也可能发生此类畸形结节。

⑤一般无明显症状表现,但尖高沟深者,也能发生龋病和牙髓病。

3.诊断要点

乳磨牙颊面或舌面出现结节状或尖状突起。

4.治疗原则及方案

(1)畸形结节不妨碍咬合,可不予处理。

(2)畸形结节的尖状突起妨碍咬合可进行调磨。

(3)沟深者可进行窝沟封闭、预防性充填以预防龋病发生,如已发生龋病,则需及时充填修复。

(二)融合牙

1.概述

是由两个牙胚间的牙釉质或牙本质融合在一起而成。

2.临床表现

(1)有冠根完全融合,冠部融合、根部分离或冠部分离、根部融合等表现,临床多见为冠部融合,根管是一个或两个。

(2)乳、恒牙都可发生融合牙,融合牙在乳牙列多于恒牙列。

(3)乳牙多见于下颌的乳中切牙和乳侧切牙,或乳侧切牙和乳尖牙的融合。恒牙多为多生牙和正常牙融合。

（4）乳牙融合多为单侧，也可在双侧对称性出现。乳牙融合牙常有其后继恒牙缺失一个的现象。

（5）融合牙一般均为两个牙的融合，三个牙的融合较为罕见。

（6）融合牙尤其是双侧性融合牙，对其所在颌牙列之宽度、对称性有所影响。

3.诊断要点

（1）两个牙胚融合为一体的异常形态。这种形态为双牙形态。在双牙形态中，融合牙需与结合牙、双生牙鉴别。

（2）结合牙是两个或两个以上基本发育完成的牙齿，由于牙齿拥挤或创伤，使两个牙根的牙骨质增生并结合一起而成。结合牙的牙本质是完全分开的。

（3）双生牙是指两个牙冠和一个共同牙根的牙齿。牙冠虽有完全分开或不完全分开两种，但其形状是对称的。

4.治疗原则及方案

（1）融合牙对身体健康无任何影响，可不作处理。

（2）由于融合牙的存在会影响牙列的大小，尤其当双侧性融合牙时，对牙列大小影响更大，所以待乳、恒牙替换时应予以观察并作好预防性矫治。

（三）过小牙

1.概述

过小牙是指小于正常牙的牙齿。

2.临床表现

（1）过小牙的体积较正常牙显著缩小，形态常呈圆锥形，又称锥形牙，此牙与邻牙相间的间隙较大。

（2）多见于上颌侧切牙和上颌第三磨牙。

3.诊断要点

牙齿体积过小或呈锥形。

4.治疗原则及方案

（1）过小牙对身体健康无任何影响，可不作处理。

（2）影响美观者可做树脂冠或烤瓷冠修复。

（四）过大牙

1.概述

过大牙是指大于正常牙的牙齿。

2.临床表现

（1）过大牙的体积较正常牙显著过大，但形态与后者相似。

（2）过大牙多见于上颌中切牙和下颌第三磨牙。

3.诊断要点

牙齿体积过大。

4.治疗原则及方案

过大牙对牙列无任何影响，可不作处理。

（五）弯曲牙

1.概述

弯曲牙是指牙冠和牙根形成一定弯曲角度的牙齿。

2.临床表现

（1）多见于上颌恒中切牙。

（2）有牙冠部弯曲、牙根中部或近根尖部弯曲的。发生弯曲的部位取决于乳牙受伤时继承恒牙胚的发育状况。

（3）多数弯曲牙出现萌出受阻。

（4）牙冠萌出方向异常或唇黏膜被异常方向的牙冠造成创伤性溃疡。

3.诊断要点

X线片显示牙冠、牙根形成一定的弯曲度。

4.治疗原则及方案

弯曲牙的治疗取决于牙齿的弯曲程度。

（1）弯曲严重而不能萌出或不能保留的患牙需拔除。

（2）弯曲不甚严重，而且牙根尚未发育完全的患牙，可手术开窗助萌，待牙冠萌出后，再行牙齿牵引复位法，使患牙排入牙列的功能位置上。

三、数目异常

（一）多生牙

1.概述

多生牙是指超过正常牙数以外的牙齿。

2.临床表现

（1）可在牙列中多生一个或几个牙。

（2）多见于混合牙列和恒牙列，较少见于乳牙列。

（3）好发于上颌中切牙之间，其次是第三磨牙之后，称第四磨牙。多生牙多见于前牙区，有碍美观。

（4）多生牙的形态，多呈较小的圆锥形、圆柱形、三角棱形，其次为结节形、数尖融合形，也有与正常牙相似的形态。

（5）多生牙有萌出于口腔内的，也有埋伏于颌骨内的，后者常呈现牙轴异常。

（6）多生牙可位于牙列中，也可在牙列的唇颊侧或舌腭侧，甚至有位于鼻腔、上颌窦内，而出现相应部位的症状。

（7）多生牙可影响正常恒牙的发育和萌出，如迟萌，出现牙间间隙、牙齿移位、扭转等。

（8）多生牙可出现与正常牙融合、含牙囊肿或致邻牙牙根吸收。

3.诊断要点

依据牙齿数目、形态和位置等作出诊断，并经 X 线片予以确诊。

（1）超过正常牙数以外的、形态异常的牙齿。

(2)摄取 X 线片,必要时还需摄取全口曲面断层或多生牙定位片确定多生牙数目和在颌骨内的位置。

(3)埋伏于颌骨内的多生牙在 X 线片常呈牙轴和形态异常。

4.治疗原则及方案

为减少多生牙对恒牙或恒牙列的影响,应尽早发现,及时处理。

(1)萌出的多生牙应及时拔除。

(2)埋伏的多生牙,若无不良影响可不处理。如需拔除,手术必须仔细小心,勿损伤正在发育的邻牙牙根。必要时,需等邻牙牙根发育完成后再拔除。

(3)若多生牙致邻牙牙根吸收或弯曲畸形,可拔除后者而保留多生牙,代替该邻牙。

(二)先天性缺牙

1.概念

先天性缺牙是指先天的牙齿数目不足。有个别或部分牙齿先天缺失和先天性无牙症。

先天性无牙症是先天大部分牙齿缺失或无牙,常是外胚叶发育不全综合征的一种表现。

2.临床表现

(1)个别或部分牙齿先天缺失

①牙齿缺失的数目和位置可不一。

②缺失牙数以 2 颗多见,其次是 1 颗,5 颗以上少见。

③可发生在乳牙列或恒牙列。

④恒牙列先天缺失牙多见的是上颌侧切牙、下颌第二前磨牙和第三磨牙。

⑤乳牙列先天性缺失牙较少见,有见于上颌侧切牙,下颌侧切牙和尖牙。

(2)先天性无牙症此症与属遗传性疾病的外胚叶发育不全综合征有关,表现为牙齿先天缺失、毛发稀疏和皮肤异常等,有无汗型和有汗型两类。

①乳牙和恒牙均可发生,缺失牙数不等,或全部缺失,或仅有为数不多的几颗牙齿。

②残存牙齿的牙体小,呈圆锥形,牙间距离稀疏。

③无牙部位无牙槽嵴。

④毛发和眉毛纤细、色浅、稀疏。

⑤无汗或少汗,不能耐受高温。

⑥皮肤干燥而多皱纹,尤在眼周围皮肤。

⑦指甲发育不良、缺失或变厚。

⑧患儿发育迟缓、矮小、前额部和眶上部隆凸而鼻梁下陷,上唇突出,耳廓明显。

3.治疗方案和原则

(1)可做活动性义齿修复体修复缺失的牙齿,以恢复咀嚼功能,促进颌面骨骼和肌肉的发育。

(2)活动性义齿修复体必须随患儿颌骨的生长发育和年龄的增长而不断更换。

(3)儿童患者不宜采用种植体修复。

第二节 儿童龋病

一、乳牙龋病

(一)概述

乳牙龋病具有发病早、患龋率高和龋蚀进展急速等特点。因其与患病的有关因素和临床表现而获有特殊的名称及分类。临床除行牙体修复等必要的治疗措施外,亦应选用各种预防措施,两者均为乳牙龋病的临床重要内容。

(二)临床表现

(1)可见多个牙、多个牙面同时患龋。

(2)龋损范围广。除殆面、邻面外,唇面和舌面等光滑面及牙颈部亦易患龋。

(3)龋蚀进展快,多为湿性龋。

(4)自觉症状不明显,临床常见已并发成牙髓病或根尖周病而就诊。

(5)牙位和牙面发生龋病与年龄有关:

1~2 岁:上颌之乳中切牙和乳侧切牙的唇面和邻面。

3~4 岁:乳磨牙之殆面、窝沟。

4~5 岁:乳磨牙之邻面。

(三)诊断要点

1.四度诊断标准

(1)Ⅰ度龋:牙釉质表面之浅龋。用探针探触,有表面粗糙、卡住或龋窝洞感,深度约在1mm 内。

(2)Ⅱ度龋:为牙本质浅龋,探及软化牙本质,深度约 2mm 左右。病变未涉及牙髓组织,无牙髓病症状。

(3)Ⅲ度龋:牙本质深龋。肉眼可见露髓或无明显穿髓点。有牙髓病症状或牙变色。

(4)Ⅳ度龋:因龋致牙体组织崩溃而呈残冠或残根。

2.停止性龋

乳牙牙冠虽因龋病而致崩溃,损坏范围亦广,但牙髓组织正常,无牙髓病症状。牙体缺损表面较硬,牙本质呈暗褐色而光滑。

3.环状龋

乳前牙唇面、邻面连接成卷脱状围绕牙冠的广泛性环形龋,龋损位于牙冠之颈 1/3 或扩及冠中 1/3。

4.猛性龋

包含涉及下颌前牙区在内的绝大多数牙在短期内快速、广泛地患龋。若龋病导致多数牙成残冠、残根,又有重症龋之称。

5.奶瓶龋

因长期用奶瓶人工喂养所致上颌乳切牙唇舌面和乳磨牙殆面患有早发、急性、广泛的龋。

6.ABC 型龋

(1)A 型龋:仅上颌乳前牙区或仅乳磨牙区患龋。

(2)B 型龋:上颌乳前牙区和乳磨牙区同时患龋。

(3)C 型龋:下颌乳前牙区或包含下颌乳前牙区及其他区同时患龋。

(四)治疗原则及方案

1.乳前牙的修复

(1)单面或复面龋洞:可选用复合树脂或玻璃离子粘固剂作充填修复。

(2)龋损范围广、切角和切端有缺损:可用复合树脂冠成形术作修复治疗。

2.乳磨牙的修复

(1)单面龋洞:选用复合树脂、玻璃离子粘固剂或银汞合金充填修复。

(2)复合面龋洞:除可用复合树脂、玻璃离子粘固剂或银汞合金充填修复外,尚可选用银合金金属或复合树脂作嵌体修复。

(3)多面龋、龋损广、牙冠缺损多:选用金属成品冠修复。

3.乳牙深龋的治疗

(1)无牙髓病症状,接近露髓的深龋,尽可能用深龋再矿化治疗后修复。

(2)无牙髓病症状,去除龋组织时露髓,作活髓切断术后修复。

4.乳牙龋病的抑制

(1)就患儿之患龋现状和龋病活跃性检测结果作分析、归类。

(2)无龋、A 型龋等或龋病活跃性弱者:行口腔卫生教育、刷牙指导、定期检查、局部应用氟化物和窝沟封闭剂。

(3)患龋严重、龋病活跃性强者:行口腔卫生教育、结合菌斑染色强化刷牙指导、饮食及其习惯的指导、每 3～6 个月定期检查、局部应用氟化物和窝沟封闭剂、修复治疗时考虑抑制继发龋发生的措施。

二、年轻恒牙龋病

(一)概述

初萌出之年轻恒牙在化学反应活跃性方面近似乳牙,在趋向成熟时,其化学反应性介于乳牙与成熟恒牙之间;萌出过程中,部分龈瓣覆盖于牙冠,菌斑更易滞留;故年轻恒牙亦具易患龋、早患龋的特点。尤其第一恒磨牙在牙列的生长发育中起有较关键的作用,而其患龋早、患龋率高。临床应重视儿童时期对年轻恒牙龋病的防治。

(二)临床表现

(1)儿童时期年轻恒牙龋多见于第一恒磨牙的殆面,尤以下颌第一恒磨牙多发,其次为上颌中切牙之邻面。

(2)乳牙患龋多和严重者,年轻恒牙易早患龋,第一恒磨牙的邻面、颊面亦易患龋。

(3)龋蚀多为急性、湿性,易演变为牙髓病、根尖周病。

(4)深龋近牙髓时,可对冷刺激过敏。

(5)𬌗面龋蚀范围广,窝洞周边所残留之极少牙体组织被折去后,经咀嚼、磨擦等,可见演变成平坦的停止性龋。

(三)诊断要点

(1)对萌出途中,覆有部分龈瓣的低位年轻恒牙,较难分辨其所患的白垩色浅龋,需局部清洁后仔细检查。

(2)用探针检查釉质表面浅龋时,应仔细探查有无粗糙或小点隙窝洞。

(3)必要时可用X线片检查龋蚀之范围及其与牙髓腔之关系、确认有无根尖周病变等。对临床检查难以确诊之邻面龋,必要时亦可作X线片检查。

(4)冷热诊和电活力测定虽能检查深龋的牙髓活力状态,但因年轻恒牙牙髓及其神经组织尚在发育中,儿童又常难确切表达反应,对结果应予以分析参考。

(5)去龋治疗中牙髓敏感度的表现亦为检测牙髓活力和排除深龋有无并发牙髓坏死等诊断参考之一。

(四)治疗原则及方案

1.前牙的修复

多用复合树脂充填修复。龋损范围广或涉及切角、切端者可用复合树脂冠成形术。

2.磨牙的修复

可选用复合树脂或银汞合金充填修复、金合金嵌体修复。

3.萌出中未全外露之龋洞

可暂用玻璃离子粘固剂等作无创伤性修复治疗,待全萌出、牙龈缘退缩后再作修复。必要时可切除𬌗面所覆之龈瓣,再作窝洞的修复。

4.早期龋的处理及抑制

对白垩色斑样早期龋可在局部作氟化物再矿化处理、观察。对易患龋的点隙窝沟,及时用窝沟封闭剂抑制、预防龋的发生。

第三节　儿童牙髓病

一、乳牙牙髓病

(一)急性牙髓炎

1.概述

乳牙急性牙髓炎是指发生在乳牙牙髓组织中的急性炎症。多发生在受过意外创伤和最近进行过牙体手术的牙齿。来源于龋病的急性牙髓炎则多是慢性牙髓炎急性发作。

2.临床表现

(1)在患牙未受到任何外界刺激的情况下发生疼痛是急性牙髓炎的重要症状。患儿常在玩耍或睡觉时疼痛,有时可以在熟睡中痛醒。

(2)冷热温度刺激可诱发疼痛或使疼痛加重,但乳牙对温度刺激的反应不如成人恒牙牙髓炎强烈。

(3)探查龋洞底较为敏感,如探到穿髓孔时即感到疼痛,有的可见少量脓液或血液自穿髓孔中溢出,溢出后疼痛缓解。

(4)慢性牙髓炎急性发作的患牙,炎症已持续较长时间,多有叩诊疼痛。

(5)X线片显示根尖周正常,有的可见牙周膜间隙增宽、硬骨板破损等现象。

3.诊断要点

(1)患牙出现较剧烈的、影响患儿睡眠的自发痛。

(2)冷热温度刺激可引起或加重疼痛。

(3)患牙曾有外伤史或有龋病、充填物。

(4)患儿疼痛侧有多个可疑患牙时,应逐一检查,明确急性炎症的患牙,以立即解除疼痛。

4.治疗原则及方案

(1)去除龋病腐质或充填物,扩大穿髓孔,建立髓腔引流,丁香油棉球安抚镇痛。

(2)待急性炎症消退后行牙髓治疗。

乳牙牙髓病治疗原则应力求简便有效,以达到消除感染和炎症的目的,尽力将患牙保存到替换时期。

(二)慢性牙髓炎

1.概述

乳牙慢性牙髓炎是指发生在乳牙牙髓组织中的慢性炎症,多因龋病和急性牙髓炎演变所致。

慢性牙髓炎可根据穿髓与否分为两类,未穿髓者称慢性闭锁性牙髓炎,穿髓者称慢性开放性牙髓炎。慢性开放性牙髓炎又分为慢性溃疡性牙髓炎和慢性增生性牙髓炎。

2.临床表现

(1)多数患牙疼痛轻微,甚至无明显症状。有疼痛者表明牙髓已有炎症,反之,牙髓已有炎症者不一定都有症状。

(2)冷热温度刺激、食物碎片嵌入龋洞时可引起疼痛。

(3)深龋穿髓,探查穿髓孔时感觉疼痛。

(4)慢性增生性牙髓炎的患牙,可见增生的牙髓息肉突出穿髓孔,充满整个龋洞。

(5)X线片显示根尖周正常,或显示牙周膜间隙增宽、硬骨板破损等异常现象。

3.诊断要点

(1)患牙疼痛和有温度刺激症状。

(2)患牙有深龋,已穿髓,牙髓仍有活力,是慢性溃疡性牙髓炎的特征。

(3)患牙有深龋,已穿髓,穿髓孔较大,龋洞内有增生的牙髓息肉,是慢性增生性牙髓炎的特征。

(4)深龋未穿髓的慢性牙髓炎须与深龋鉴别,深龋仅有激发痛,并且在刺激去除后疼痛即可消失。

4.治疗原则及方案

行活髓切断术或失活后断髓术。

由于儿童患者对病史叙述不清,对检查的反应表达不准确以及对温度、电活力试验等反应欠敏感,常难以确定牙髓的状态,故治疗中在不易保存生活牙髓的情况下,尚应重视保存患牙。

(三)牙髓坏死与坏疽

1.概述

乳牙牙髓坏死是指乳牙牙髓组织因感染或因外伤、毒性药物作用等而造成的死亡。常常是牙髓炎症发展的自然结局。牙髓组织因感染而死亡或坏死后继发感染者称牙髓坏疽。

2.临床表现

(1)一般无疼痛症状,但当引起根尖周组织炎症时可出现疼痛。

(2)牙齿多有变色。

(3)由龋源性牙髓炎症所致的牙髓坏疽,开髓时不痛,牙髓已无活力,探查根髓时也无反应,但多有恶臭。

(4)若牙髓部分坏死,如乳磨牙冠髓坏死,根髓尚有活力;某一根髓已坏死,其他根髓仍有活力等。探诊时浅层牙髓不痛,而深层牙髓可感疼痛。当仅剩小部分根髓尚未坏死时,只在开髓探查根髓时才能发生疼痛。

牙髓部分坏死与坏疽的症状取决于尚未坏死的部分牙髓炎症的类型。

(5)X线片显示根尖周或根分叉部位的硬板破损、骨质稀疏现象。

3.诊断要点

(1)牙髓已无活力。

(2)有牙髓炎史或牙齿外伤史。

(3)牙齿变色。

(4)深龋穿髓无探痛,开髓后多有恶臭为牙髓坏疽。

(5)浅层冠髓已经死亡,深层冠髓仍有活力;冠髓死亡,根髓仍有活力者均为牙髓部分坏死。

4.治疗原则及方案

治疗方案为根管治疗术。

治疗原则是通过根管预备和药物消毒,去除根管内感染坏死组织,再用可被吸收的材料充填根管,消除坏死组织对根尖周和根分叉牙周组织的影响。

二、年轻恒牙牙髓病

(一)可复性牙髓炎

1.概述

年轻恒牙可复性牙髓炎是指病变较轻的,主要表现为血管扩张和充血的牙髓炎。此类炎症的牙髓在彻底去除病原刺激因素,并经适当治疗后即可恢复正常状态。

2.临床表现

(1)当患牙受冷、热、甜、酸等刺激时,即出现短暂、尖锐疼痛,对冷刺激更敏感。当去除刺激后,疼痛随即消失。

(2)有深龋,去净龋坏组织无穿髓孔,或前牙外伤冠折近髓,髓角透红。

3.诊断要点

(1)患牙对温度刺激,尤其对冷刺激敏感和反应迅速。

(2)无自发痛史。

(3)检查可见引起牙髓病变的龋病、牙齿外伤等牙体病损。

(4)有时与深龋难以区别,但经治疗均可保存全部生活牙髓。

4.治疗原则及方案

去除病原刺激,消除炎症。当刺激因素被消除后,牙髓的炎症得到控制,机体修复能力得以充分发挥,牙髓组织逐渐恢复正常。

在去除龋坏组织后,洞底覆盖盖髓剂,用氧化锌丁香油糊剂暂时封闭窝洞,观察 2 周后无症状可更换永久充填材料。

(二)不可复性牙髓炎

1.概述

年轻恒牙不可复性牙髓炎是指牙髓组织较为严重的炎症病变。包括急性牙髓炎和慢性牙髓炎。源于龋病的急性牙髓炎多是慢性牙髓炎急性发作。慢性牙髓炎有慢性闭锁性牙髓炎、慢性溃疡性牙髓炎和慢性增生性牙髓炎。

2.临床表现

(1)急性牙髓炎

①自发性疼痛是年轻恒牙急性牙髓炎的重要症状,早期,疼痛持续时间较短,缓解时间较长;晚期,疼痛持续时间延长,缓解时间缩短。夜间疼痛时患儿不能很好入睡,或从熟睡中痛醒。

②冷热温度刺激可诱发疼痛或使疼痛加重,但年轻恒牙对温度刺激的反应不如成人恒牙牙髓炎强烈。

③探查龋洞底较为敏感,如探到穿髓孔时即感到疼痛,有的可见从穿髓孔处溢出少量脓液和血液,溢出后疼痛缓解。

④慢性牙髓炎急性发作者,炎症已持续相当长时间,多数对叩诊敏感。

⑤X 线片显示根尖周正常。随着病变范围的扩展,有的可见根尖周膜腔增宽、硬骨板破损或骨小梁致密等异常现象。

(2)慢性牙髓炎

①疼痛症状轻重不一,一般不发生剧烈的自发性疼痛,多数患牙症状轻微,甚至无明显症状。

②有的有冷热刺激痛或有较长期的冷热刺激痛,去除刺激后常持续一段时间。

③深龋穿髓,探查穿髓孔时感觉疼痛或有少量血液溢出为慢性溃疡性牙髓炎。深龋穿髓,

牙髓暴露,增生的牙髓息肉突出穿髓孔,或充满于龋洞内为慢性增生性牙髓炎。深龋未穿髓而有不定时的自发性隐痛者为慢性闭锁性牙髓炎。

由于年轻恒牙牙体组织较薄,矿化度较低,龋病进展快,易穿通髓室波及牙髓,故慢性闭锁性牙髓炎临床较为少见。

④叩诊时可感轻度不适或疼痛。

⑤X线片可见根尖周硬骨板破损、根尖周膜腔增宽或骨小梁致密等现象。

3.诊断要点

(1)患牙有无自发性疼痛和温度刺激症状。

(2)患牙有无深龋或其他牙体硬组织疾患,深龋是否穿髓,穿髓者有无探痛,未穿髓者探触洞底是否敏感。

(3)当检查龋洞中的牙髓息肉时,需注意与牙龈息肉和牙周膜息肉鉴别。

鉴别时,用探针探查息肉蒂部判断其来源即可,或摄取X线片以辅助诊断。

(4)慢性闭锁性牙髓炎需与深龋鉴别,深龋无自发痛,仅有冷热温度刺激性疼痛,并且当刺激去除之后疼痛可立即消除。

4.治疗原则及方案

(1)急性牙髓炎

去除龋病腐质,扩大穿髓孔,建立髓腔引流,丁香油棉球安抚镇痛。待急性炎症消退后,行牙髓摘除术或根尖诱导成形术。

(2)慢性牙髓炎

①症状轻微或无明显症状的早期、局部性牙髓炎行活髓切断术。

②症状较重或疼痛持续时间较长的晚期、全部性牙髓炎行牙髓摘除术或根尖诱导成形术。

③当慢性闭锁性牙髓炎与深龋难以鉴别时,应尽可能的保护牙髓,即于洞底覆盖氢氧化钙制剂,氧化锌丁香油糊剂密封窝洞,观察2周后,如无症状,去除上层氧化锌丁香油糊剂,加磷酸锌粘固剂垫底,永久充填。保存全部牙髓活力,预后是良好的。

年轻恒牙牙髓组织与牙齿的营养、感觉及其发育有密切关系。牙齿萌出后,牙根的继续发育有赖于牙髓的作用。因此,治疗原则是尽力保存活髓组织,如不能保存全部活髓,也应保存根部活髓。如不能保存根部活髓,也应保存牙齿。故年轻恒牙牙髓治疗应尽力选择盖髓术或活髓切断术。

(三)牙髓坏死与坏疽

1.概述

年轻恒牙牙髓坏死是指年轻恒牙牙髓组织因细菌感染或牙齿外伤、正畸矫治施加的过度创伤力、牙体修复使用某些充填料等引起的牙髓组织死亡。常常是牙髓炎症发展的自然结局。其中因感染而引起的牙髓坏死,或牙髓坏死后继发感染者称牙髓坏疽。

2.临床表现

(1)一般无疼痛症状,但常可问及有自发痛病史、外伤史或充填修复史。年轻恒牙牙髓坏死常可引起根尖周炎症而出现疼痛,或咀嚼时疼痛,或在儿童抵抗力下降时感患牙不适。

(2)牙齿多有变色。

(3)龋源性牙髓炎发展所致的牙髓坏死,开髓时不痛,牙髓已无活力,探查根髓时也无反应,有强烈的恶臭。

(4)当牙髓尚未完全坏死之前为牙髓部分坏死,其范围可以是小部分牙髓坏死到大部分牙髓坏死,例如冠髓坏死,根髓尚有活力;某一根髓坏死,其他根髓仍有活力等。

牙髓部分坏死的临床症状取决于尚未坏死的牙髓炎症的类型。如果是慢性牙髓炎症就表现出慢性牙髓炎的症状,如果是慢性牙髓炎急性发作就表现急性炎症的症状。

牙髓部分坏死者,在探诊时,浅层牙髓不痛,而触及深层炎症牙髓时可感疼痛。当根部牙髓仅剩小部分未坏死时,只在开髓后探查根髓时才感疼痛。

(5)X线片可能显示,根尖周硬骨板破损,骨质稀疏或骨小梁致密现象。

3.诊断要点

(1)牙髓已无活力。

(2)有牙髓炎史或牙齿外伤史。

(3)牙齿变色。

(4)穿髓孔无探痛,开髓后有恶臭为牙髓坏疽。

(5)浅层牙髓已死亡,深层牙髓仍有活力,或冠髓已死亡,某根髓有活力为牙髓部分坏死。

4.治疗原则及方案

年轻恒牙牙髓坏死或坏疽的治疗方案为根尖诱导成形术。其治疗是在遵循根管治疗原则的基础上,通过清除根管内的坏死组织和感染物质,加强根管消毒,并经根管内药物诱导,使根尖继续形成,缩小根尖孔,封闭根端。

第四节　儿童牙外伤

一、儿童牙外伤的概述及其分类

牙外伤是指牙受急剧创伤,特别是打击或撞击所引起的牙体硬组织、牙髓组织和牙周支持组织损伤。牙外伤是仅次于龋病造成儿童牙齿缺损或缺失的第二大疾病。近年来,儿童牙外伤的发病率在不断升高。牙齿的意外损伤会直接影响和干扰儿童的口腔,甚至造成后天发育的缺陷和畸形,因此,对儿童牙外伤的预防和治疗应引起家长及医务人员的高度重视。

(一)儿童牙外伤的发病情况和危害

1.乳牙牙齿外伤

(1)乳牙外伤的发生

发生高峰期为1~2岁。近年也有学者报道,2~4岁儿童乳牙外伤有增加趋势。

由于乳牙牙槽骨较薄,具有弹性,上颌乳切牙牙根向唇侧倾斜,乳牙牙根未发育完成或存在生理性吸收、牙根较短等原因乳牙外伤造成牙齿移位较常见,特别是在刚刚萌出的乳牙,主要表现为嵌入、脱出、唇舌向移位及不完全脱出等。

（2）乳牙外伤的危害

乳牙外伤后须考虑对继承恒牙胚的影响及其影响程度：a.由于儿童上前牙区继承恒牙位于乳牙根尖区，乳牙挫入和伴发的牙槽骨骨折，可直接伤及其下方的继承恒牙胚；b.在婴幼儿，严重的牙齿脱出会使牙极度松动或全脱出，处理不当可能造成误吞和误吸，若误吸入气道可危及生命；c.乳牙硬组织折断和牙周组织损伤还可继发牙髓、牙周组织感染，如不能及时治疗，同样可危害恒牙胚的正常发育，导致不良后果。

创伤对正在发育中的恒牙牙齿发育的影响在临床和动物实验中已得到证实，主要表现有以下几点。

①恒牙牙胚的萌出异常：牙胚的位置异常、萌出的位置异常、迟萌。

②牙冠部形成异常：釉质发育不全、白斑或黄褐色斑、牙冠形态异常。

③牙根部形成异常：牙根弯曲、短根、双重牙根、牙根部分发育或全部停止。

④严重创伤：甚至可使恒牙胚坏死，牙胚停止发育，牙埋伏、倒生、牙瘤样形态等。

2.恒牙牙外伤

（1）恒牙外伤的发生

在恒牙列，牙齿外伤发生高峰期为 7～9 岁，男孩发生率高于女孩，外伤牙多发生于上颌中切牙，其次为上颌侧切牙，下颌切牙较少见。

恒牙外伤牙折断较常见，牙根未完全形成的牙松动、移位、脱出较常见。牙根完全形成后，牙周支持组织相应坚固，易引起冠折或根折。最易发生外伤的上颌中切牙牙根 9～10 岁完全形成，这一年龄阶段较易发生牙折断。

（2）恒牙外伤的危害

①可造成牙折断或牙松动、移位，影响咀嚼功能；②可能会造成牙髓炎症、根尖周组织炎症、影响年轻恒牙牙根的正常发育、牙丧失等，对儿童的牙、咬合等生长发育会产生影响；③牙缺损严重或外伤导致牙缺失时，未及时修复，造成殆畸形，成年后永久修复困难；④若伴发牙支持骨组织和牙龈黏膜组织的损伤，引起感染、瘢痕和组织畸形等不良后果时，影响儿童的身心发育；⑤此外，还会对儿童心理造成不良影响，特别是严重牙外伤时，会影响患儿的发音、美观，成为患儿和家长的长期心理负担。

（二）牙外伤的分类

牙外伤包括牙体硬组织损伤、牙髓组织损伤和牙周支持组织损伤。目前得到广泛认可的牙齿外伤分类是 Andreasen 分类法。

1.Andreasen 牙外伤分类法

（1）牙体硬组织和牙髓组织损伤

①釉质裂纹：釉质表面有裂纹，但牙组织无实质性缺损。

②釉质折断：牙折断局限于牙釉质缺损。

③釉质-牙本质折断：冠折造成牙釉质和牙本质实质缺损，未暴露牙髓。

④冠折露髓：牙釉质和牙本质折断且牙髓暴露。

⑤简单冠根折：牙体组织折断包括牙釉质、牙本质和牙骨质，但未暴露牙髓。

⑥复杂冠根折：牙体组织折断包括牙釉质、牙本质和牙骨质，且暴露牙髓。

⑦根折：牙根部牙本质、牙骨质折断，伴有牙髓受损。

在上述分类中，又把釉质折断和釉质-牙本质折断统称为简单冠折，冠折露髓称为复杂冠折。

（2）牙周组织损伤

①牙震荡：单纯牙支持组织损伤，牙无异常松动或移位。有明显叩诊不适。

②亚脱位：牙周支持组织损伤，牙齿明显松动，但没有牙位置改变。

③半脱出：牙从牙槽窝向牙冠方向部分脱出。

④侧方移位：牙沿牙长轴侧向移位伴有牙槽骨折断或裂纹。

⑤挫入：牙向牙槽骨方向移位，同时造成牙槽骨损伤。

⑥全脱出：牙从牙槽窝完全脱出。

（3）支持骨组织损伤

①牙槽窝粉碎性骨折：牙槽窝受压粉碎。常见于牙挫入性脱位和侧方脱位。

②牙槽窝壁折断：折断局限于牙槽窝的面壁或口内侧壁。

③牙槽突骨折：牙槽突折断，可波及或不波及牙槽窝。

④颌骨骨折：下颌骨或上颌骨基骨折断，常波及牙槽突（颌骨骨折），折断可波及或不波及牙槽窝。

（4）牙龈或口腔黏膜损伤

①牙龈或口腔黏膜撕裂。

②牙龈或口腔黏膜挫伤。

③牙龈或口腔黏膜擦伤。

2.其他牙外伤分类

有学者参考国际上各种分类方法所提出的牙外伤分类如下。

（1）牙震荡可存在于有牙周损伤、牙髓损伤和牙体损伤。

（2）牙折断包括牙冠折断、牙根折断和冠根折断。

（3）牙移位包括牙挫入、牙侧向移位和牙部分脱出。

（4）牙完全脱出。

（三）儿童牙和支持组织损伤的临床检查

1.病史的采集

在病史采集前应清楚记录患者的姓名、年龄、性别，以及陪同监护人与患儿关系，联系方式。在采集牙齿外伤信息前，应首先确认全身状况。

2.临床检查

（1）即刻临床检查

在进行口腔的临床检查前，若伤口污染严重，应首先用温和的清水或生理盐水清洁，此外，应该观察患者的全身情况，排除口腔以外其他组织严重损伤后，再着手进行临床口腔检查。

口腔检查应注意如下几点。

①牙齿的完整性和颜色：检查牙体硬组织是否有裂纹和折断，应确认折断部位、范围、程度和有无露髓。

②牙龈和口腔软组织情况。

③牙位置有否改变。

④叩诊和牙动度检查。

⑤牙髓活力测验。

⑥检查咬合。

⑦X线片检查：牙根有否折断；牙周间隙有否改变、是否存在牙槽骨折断；年轻恒牙应观察牙根发育情况；乳牙应观察外伤牙下方继承恒牙胚情况；邻牙情况；是否存在陈旧性外伤,应注意牙根有无吸收及吸收方式。

（2）外伤复查及其注意点

对儿童牙外伤的患者,需要定期复查。年轻恒牙应至少复查至外伤牙根发育完成后；对外伤时牙根已基本发育完成的牙齿,随损伤程度和类型不同,复查期长短有所差别,但原则上不应少于 12 个月。对牙齿全脱出后的再植牙,可能需要终身复查。在完成外伤初期治疗后,可在 1 个月、3 个月时复查,如果复查结果为阴性,以后可每 6 个月复查。

外伤复查应重点进行以下检查。

①牙修复体是否完整,及时发现微渗漏。

②牙是否有变色,分析变色的原因。

③叩诊和牙动度检查。

④牙髓感觉测验,大多数外伤牙可在受伤后 3 个月内牙髓恢复反应,牙髓恢复反应时间的长短和外伤时患牙牙根形成状态有关。

⑤复查咬合,特别是正中𬌗时是否存在咬合创伤。

⑥原有牙龈、牙周和口腔软组织损伤的愈合情况,是否存在继发感染。

⑦X线片检查：应对比外伤初诊 X 线片,观察原片中存在的病理性改变的转归,是否出现新的病变。对于乳牙,还应观察继承恒牙情况；对于年轻恒牙应观察牙根继续发育的情况。

二、儿童恒牙外伤的诊治

（一）釉质裂纹和冠折

1.临床表现

（1）釉质裂纹在光线平行于牙体长轴时最易发现,单纯釉质裂纹患者可没有不适症状,但常合并有轻重不等的牙周和牙髓损伤,检查时应注意牙齿有无叩痛或松动度改变。

（2）釉质折断仅限于釉质的牙体组织缺损,为简单冠折。一般无自觉症状,断面粗糙。

（3）釉质牙本质折断局限于釉质和牙本质的牙体组织缺损,而未伤及牙髓,为简单冠折。常出现冷热刺激痛,其疼痛程度与牙本质暴露的面积和牙发育程度有关。牙髓表面牙本质较薄时,可以见到牙本质下面的粉红色牙髓。注意探诊时不要用力,以免穿透牙本质暴露牙髓。

（4）冠折露髓牙釉质、牙本质折断,牙髓暴露,患儿可有明显疼痛,不敢用舌舔牙,也可有冷热刺激痛,影响进食,应及时处理。

2.诊治原则

(1)釉质裂纹

一般来说,不需要特殊处理,但对深的釉质裂纹可用无刺激性的保护涂料或复合树脂黏结剂涂抹,以防止细菌侵入裂隙刺激牙本质或食物和饮料引起的色素沉着。

当釉质裂纹合并牙髓-牙周组织损伤时,要密切追踪观察。当存在正中𬌗咬合创伤时应做必要的调𬌗,严重时需做全牙列𬌗垫,消除咬合创伤。

(2)简单冠折

简单冠折的治疗原则是恢复正常功能和美观。

釉质表面折断,不影响美观时,只需要磨钝表面就可。缺损较大时,可采用断冠黏结或树脂修复。若上述两种方法均不可行时,可采用玻璃离子应急处理。

在年轻恒牙,由于牙本质较薄,离牙髓腔近,加之牙本质小管较粗大,外界任何刺激都会通过牙本质小管传入牙髓。虽然年轻恒牙牙髓组织具有较强的防御和修复能力,但这种能力是有限度的。因此,当牙本质暴露时,无论牙本质外露面积多少,都应该封闭牙本质断面,注意保护牙髓。

另外,年轻恒牙冠折造成切角缺损后,应及时修复外形,以防随着邻牙的萌出,外伤牙会丧失应有的三维间隙,导致成年后修复困难。

(3)复杂冠折(即冠折露髓)

生活的牙髓是年轻恒牙继续发育的保障,年轻恒牙冠折露髓后应尽可能保存活牙髓。年轻恒牙的牙髓组织抵抗力较强,若露髓孔不大(1mm 以内)且外伤时间短(1～2h),可做直接盖髓治疗。但临床经验表明,直接盖髓不易成功,有学者认为,与牙受震荡和牙髓损伤的程度有关。

冠髓切断术或部分冠髓切断术是年轻恒牙露髓后首选的治疗方法。如露髓时间较长,发生牙髓弥漫性感染,甚至牙髓坏死时,应去除感染牙髓,行根尖诱导成形术。治疗中应注意尽可能多地保存活的根髓和(或)根尖牙乳头,使牙根能够继续发育。

各种活髓保存治疗的外伤牙,术后有并发髓腔和根管闭塞的可能,故在日后复查中要注意髓腔钙变的现象,及时做根管治疗,为永久修复做准备。

通常情况下冠折露髓后,牙体组织缺失较多,及时修复牙齿外形,保持外伤牙的三维间隙显得尤为重要。可采用断冠黏结或树脂修复。从目前的黏结材料和技术来讲,断冠黏结是一种过渡性的修复方法,要嘱咐患儿不要用患牙咬太硬的东西,待患者成年后可改用其他的永久性修复方法。

(二)冠根折

1.临床表现

冠根折断是指由外伤引起牙牙釉质、牙本质和牙骨质的同时折断,表现露髓或不露髓。临床上分为简单冠根折断和复杂冠根折。冠根折通常起于牙冠唇面中部,延展至腭面龈下。冠方断片会向切端方向移位,引起咬合痛。可伴有牙龈撕裂,龈沟溢血。

2.诊治原则

冠根折的治疗方法依据损伤程度有很大差别。

（1）简单冠根折

断端常在龈下 1～2mm，通过排龈止血，可行光固化复合树脂修复，亦可根据断端情况施行断冠黏结术。

（2）复杂冠根折

此类损伤严重，治疗复杂，应根据情况采取断冠再接术，冠延长术，根管治疗—正畸联合治疗，或拔牙的方法。

近年来，随着种植技术的普及，越来越多的恒牙缺失患者选择种植治疗，为减少儿童恒牙拔除后牙槽骨吸收，可对不能利用的恒牙根进行根管治疗，把根埋伏在颌骨内，上方做功能性间隙保持器，为成年后种植修复预留比较好的条件。

（三）根折

1.临床表现

临床上分为根尖 1/3、根中 1/3 和近冠 1/3 3 种根折情况。

根折的主要症状可有牙松动、咬合痛，牙冠稍显伸长，常伴发咬合创伤。越近冠方的根折，症状越明显；近根尖 1/3 部位的根折，症状较轻或不明显。

X 线检查是诊断根折的主要依据。由于根折线显像变化较多，临床上常有误诊和漏诊的可能。需结合临床症状进行诊断，有可疑时，应变换投照角度再次拍摄，也可结合 CBCT 片进行诊断。

2.病理学所见

根折愈合方式可分为 3 类。

（1）根折缝间形成牙本质和牙骨质沉积，临床检查牙齿动度正常，牙髓活力正常，X 线检查示，依稀的根折线，称硬组织愈合。

（2）牙周膜细胞侵占整个根折间隙，封闭两端，牙齿动度增加，牙髓活力正常，根折线清晰可见，称结缔组织愈合。

（3）肉芽组织作为感染后冠根髓的反应性病变在两断端间形成，牙过度松动，牙髓反应阴性，根折处断端距离增宽，有骨吸收。

3.诊治原则

根折治疗的总原则是使断端复位并固定患牙，消除咬合创伤，定期观察牙髓状态。

（1）近冠 1/3 根折

①残留牙根牙根长：牙周情况良好者，在根管治疗术联合正畸根牵引术，或辅以龈切除术和去骨术后桩冠修复。

②残留牙根长度和强度：不足以支持桩冠修复，需要拔除该牙，进行义齿修复。随着种植技术的普及，越来越多的患者希望成年后种植修复，对残留牙根行根管治疗，埋伏无感染的牙根于牙槽骨内，避免过早的牙槽骨塌陷，为成年后的种植修复，创造好的条件。

（2）根中 1/3 根折

患牙如有错位应在局麻下先行复位，再固定患牙。根中 1/3 折断的牙需固定 2～3 个月，坚固固定 1～2 周后应改为弹性固定，保持牙一定的生理动度。固定后应注意检查咬合，消除咬合创伤。

定期复诊做 X 线片检查断端愈合情况,并观察牙髓状态。检查若发现牙髓已发生坏死,应进行根管治疗。如此时断端尚未完全愈合,根管治疗时可在根管内放入合金根管固位桩或纤维桩,做根内固定,增加根折牙齿的牢固度。

（3）根尖部 1/3 根折

一般来说,根尖 1/3 折断可以不予以处理,只需嘱患儿不要用受伤部位咀嚼,可以不用固定等处理,进行定期追踪复查。如有明显松动并伴有咬合创伤时,应对患牙进行固定,定期观察牙髓、牙周组织状态和断面愈合情况。如发现根尖出现病变或牙髓钙化时,可在做根管治疗后行根尖切除术和根尖倒充填术。

（四）牙脱位性损伤

1.牙震荡和亚脱位

（1）临床表现

牙齿震荡是单纯牙支持组织损伤而没有异常的牙松动和移位,患者自觉牙酸痛,咬合不适。X 线片检查显示根尖周无异常。亚脱位亦是牙周支持组织损伤,有异常动度,未移位。患者可有叩痛,龈沟渗血。X 线片检查显示根尖周无异常或牙周间隙稍增宽。牙震荡和亚脱位的牙髓组织近期表现为充血,出血和感觉丧失,远期可表现为牙髓钙变,牙吸收,根尖周囊肿等。

（2）诊治原则

一般来说,牙震荡和亚脱位在没有咬合创伤时,可不做特殊处理,嘱患者该牙避免咬硬物2 周左右,并定期复查,观察期应在 6 个月以上。当存在明显咬合创伤(特别是正中殆咬合创伤)时,应注意消除创伤。

2.半脱出、侧方移位和挫入

（1）临床表现

半脱出时牙齿部分脱出牙槽窝,明显伸长,通常腭向移位,牙非常松动,龈沟内出血;侧方移位时牙齿发生侧方离心性移位,伴有牙槽嵴骨的粉碎或折断,由于牙与牙槽窝的锁结关系,牙齿不松动,叩诊呈高调固连音,龈沟内有或无出血,根尖可于移行区触到;挫入时患牙比相邻牙短,常不松动,叩诊呈高调金属音,牙龈可有淤血样改变。在恒牙列上述 3 种移位性损伤均不难判断,但对于正在替牙的混合牙列儿童,有时会存在判断困难,此时,X 线片检查是诊断的关键手段。

X 线片检查示挫入的牙,根尖区牙周间隙变小,或消失;半脱出的牙齿,根尖区牙周间隙增宽;侧方移位的牙可表现为近、远中两侧牙周间隙不对称,一侧减少,另一侧增宽。但当牙唇舌向移位时,普通的根尖片上可看不出变化,必要时需配合拍摄 CBCT 诊断。

（2）诊治原则

①半脱出和侧方移位:半脱出和侧方移位的治疗原则是及时复位并固定牙,同时消除咬合创伤,严密观察牙髓状态的转归。

复位:应在局部麻醉下进行,手法应轻柔,首先应解除唇腭侧根尖锁结,然后向根方复位。复位后的牙需固定 2 周左右,如果正中殆存在咬合创伤,应使用全牙列殆垫治疗。

固定:脱位性损伤的牙,患牙应保持一定的生理动度,采用弹性固定。常用的固定单位是

1个外伤牙十两侧各2个正常邻牙构成的5牙固定单位。

消除咬合创伤：全牙列殆垫是最佳治疗方法。临床上制取印模时，对极其松动的牙，应先行固定后再取印模。

全牙列殆垫在口腔中佩戴时间因损伤程度、类型和患者咬合情况不同存在较大差异，临床上应佩戴至外伤牙基本不松动，正中咬合时没有异常动度。

②挫入：对于挫入牙的即刻复位价值尚未肯定，应视挫入的程度、患儿的年龄和牙发育的程度区别对待。a.根尖开放的年轻恒牙。不宜将牙拉出复位，应观察牙自行再萌出。一般可观察2～3周，挫入的牙应有再萌出的迹象，整个再萌出过程时间较长，一般为6个月，但存在很大变异，可2～14个月。对严重挫入的牙（如牙冠挫入2/3以上），观察4周组织左右仍没有再萌出迹象，牙生理动度降低，应及时采取正畸牵引的方法，拉出该牙。b.根尖闭合的挫入牙。挫入较少时，可以观察其再萌出，如果没有再萌出迹象，应在发生牙齿固连前，采用正畸牵引的方法，使该牙复位；对于挫入较多的牙（2/3以上），可用拔牙钳即刻钳出挫入的牙，复位固定，或者进行部分复位后黏结托槽，采用正畸牵引的方法，复位患牙。

牙移位性损伤对牙髓组织预后最重要的影响因素是外伤时牙根的发育阶段。牙根形成越多牙髓坏死的发生率就越高。对于牙根尚处于开敞状态的年轻恒牙，牙髓血管神经愈合能力较强，有可能保持活髓；牙根基本发育完成的牙，出现牙髓坏死的危险性明显增高，在复查中应密切观察牙髓状态的转归。对于移位严重的牙，复位固定治疗后，除可发生牙髓坏死外，还可能出现牙根外吸收，或替代性吸收。X线检查上出现根外吸收或替代性吸收时，可考虑摘除牙髓，用氢氧化钙类药物充填根管，治疗根吸收。

（五）全脱出

牙全脱出是牙受外力完全脱出牙槽骨，临床上见牙槽窝空虚或充满血块。全脱出是最严重的一种牙损伤，可以造成牙周膜韧带撕裂，牙髓组织丧失血供，以及对牙骨质造成损伤。恒牙全脱出常见于单个年轻恒牙，上颌中切牙最好发。这主要由于年轻恒牙牙根尚未发育完成，而且牙周膜具有弹性，水平外伤撞击常导致牙齿完全脱出。牙全脱出的治疗方法是牙再植术。

1.牙再植术

（1）牙再植术的步骤

①用手或上前牙钳夹住牙冠，生理盐水冲洗清洁牙表面，除去明显的污染物。若污物附着在根面上不易冲洗掉，可用小棉球沾生理盐水小心轻柔地把污物蘸掉，注意不要损伤牙周膜。

②用生理盐水冲出牙槽窝内的血凝块。

③用轻柔的力量将牙再植，如遇阻力，应拿开牙，存于生理盐水中，检查牙槽窝有无骨折。

④用弹性固定方式固定7～10d，若有正中殆存在明显早接触者，应使用全牙列殆垫。

（2）抗生素的应用

再植后应常规全身使用抗生素。抗生素治疗可以减少感染，并且可以在一定程度上减少牙根的吸收的发生。还需根据患儿免疫状态，评估是否需要打破伤风预防。

（3）牙髓的处理

全脱出年轻恒牙施行再植术后的牙髓处理常难以选择，一方面希望保存活髓使牙根继续发育，同时可提高再植术的成功率；另一方面，由于全脱出的牙齿牙髓血管完全断裂，再植后牙髓成活的机会很小,一味地保留牙髓可造成根尖周组织感染,引发根内外吸收,导致再植术失败。牙根未发育完成的全脱出牙若能够迅速再植,其血管存在再生成的机会。一般来说,牙根发育在 NOLLAⅧ以上时,建议实施根尖诱导成形术;对更加"年轻"的恒牙可试保留牙髓,密切观察牙髓的活力。

再植牙应在牙髓坏死分解前行牙髓摘除术,一般来说,在再植后 2 周内。即使是牙根完全形成的再植牙,氢氧化钙制剂也是首选的根管充填材料,因为其对于预防牙根吸收有一定益处。

2.再植牙的愈合方式

由于多数再植牙都不能成功保留活髓,谈到再植牙预后时更多考虑牙周组织预后。

(1)牙周膜预后牙周膜预后时最理想的愈合方式,在牙骨质和牙槽骨间的牙周间隙可见新生的结合上皮,结合上皮可在釉牙骨质界再附着。牙周膜愈合常发生在即刻再植之后。

(2)表面吸收愈合是一种常见的较为成功的愈合方式,常发生在牙再植后 3 个月左右。最大的特点是这种吸收具有自限性和可修复性。

(3)牙固连或称替代性吸收病理上,牙固连代表牙根表面和牙槽骨融合,没有正常的牙周间隙。发生在牙根表面缺乏活的牙周膜覆盖的再植牙。这种替代吸收分为暂时性替代性吸收和进行性替代性吸收。

(4)炎性吸收延迟再植、不当的离体牙保存和不当的再植处理等常导致再植后牙根发生炎性吸收,导致治疗失败。

3.影响再植牙成功的因素

(1)再植的时间

牙齿再植术成功的关键是尽可能保持离体牙牙周膜活性,故再植时间和离体牙保存是影响再植术的主要因素。牙齿脱出牙槽窝时间越短,成功率越高,15~30min 再植成功率较高。

(2)离体牙的保存

Andreasen 研究发现离体牙保存在自来水中超过 20min,会导致再植牙牙根吸收。Kinlrons 研究指出,干燥保存时间超过 5min,发生根吸收的危险性就大大增加了,如果干燥保存时间超过 60min,牙周膜细胞几乎不可能存活。目前最理想的保存介质是 Hanks 平衡盐溶液(HBSS)和 ViaSpan,但通常难以在事故地点获得。也可以用生理盐水和牛奶(最好是 4℃左右)及唾液来替代。

(3)正确的再植术术式是影响再植术成功的重要因素

再植术中固定的方式和时间也可影响愈合方式。固定方式应为弹性固定,固定时间:国际牙齿外伤学会建议＜10d;Andreasen 研究指出,固定超过 6 周将显著降低牙周膜愈合的发生率。

(4)患者的年龄和牙根发育程度

Andreasen 发现再植牙牙根发育越成熟,发生牙周膜愈合的机会越小。牙根未发育成熟的牙比发育成熟的恒牙虽然出现血管再生的机会更大,但其替代性吸收的发生率高于成人。

(六)儿童恒牙外伤预后评估

1.牙外伤后牙髓组织损伤的风险性评估

牙外伤后,牙髓组织的转归可分为牙髓存活、髓腔钙化、牙髓坏死,与以下因素有关。

（1）外伤本身的冲击力对牙髓组织的损伤

包括因牙折断导致的直接牙髓暴露、因牙震荡和移位造成的根尖血管的扭曲、伸拉或断裂。

（2）外伤后外界不良刺激对牙髓组织的损伤

如长时间的牙本质外露，咬合创伤等。

（3）外伤牙的自身情况

如牙齿发育程度、个体差异等。

研究表明，外伤后牙髓组织预后与患者牙根发育情况、外伤类型、就诊时间等因素可能相关，其中，外伤时牙根发育情况和外伤类型与牙髓组织预后有显著相关性，牙根发育成熟的牙发生牙髓坏死的风险是牙根发育未成熟牙的 2～5 倍。

2.牙外伤后牙周组织损伤的风险性评估

牙周组织损伤也是一种普遍存在于牙外伤中的损伤，其程度可从最轻的牙周膜仅受到牵拉，到严重的牙周膜撕裂，甚至完成断开（如全脱出），其预后与损伤程度高度相关，另外也与外伤后的治疗和牙发育程度、组织修复能力有关。

在牙周膜仅受到牵拉时（如牙震荡、亚移位），如果外伤后没有严重的咬合创伤，一般预后良好，应为牙周膜愈合。在牙齿发生移位性损伤，移位不严重，牙周膜可部分撕裂，愈合时牙根可出现表面吸收，严重的牙齿移位，特别是牙挫入，会引起牙根替代性吸收。

牙外伤未经治疗，经过长时期以后，还可能出现创伤性根尖周囊肿。这种情形只在陈旧性外伤病例中发现。

三、乳牙外伤

乳牙外伤造成牙根或牙冠折断的较少，更容易造成牙齿移位或脱出，这是由于乳牙列期牙槽骨较疏松。发育早期恒牙牙胚位于乳牙的腭侧，严重的乳牙外伤可能影响或损伤继承恒牙牙胚。这种损伤往往在受伤以后较长的时期产生，医师要在最初检查时给予评估，决定患牙是否可以保留，判断外伤乳牙的预后和对继承恒牙的影响。

（一）诊治原则

乳牙外伤的总的治疗原则是应使乳牙外伤对继承恒牙生长发育的影响降到最低。

在处理乳牙外伤时，应考虑以下因素：乳牙牙根与继承恒牙胚间关系的密切程度；距替牙的时间；患儿的配合程度。

（二）牙折断

1.简单冠折

如果折断边缘尖锐，可采取调磨的方法。对患儿家长有美观要求，或大面积牙本质外露近髓的牙，可采取光固化复合树脂修复的方法。一般在术后 3 个月、6 个月复查，如果发现牙髓感染的症状，应及时行牙髓摘除术。

2.复杂冠折

对露髓时间短（24h 以内）的牙齿，可采取部分冠髓切断术或冠髓切断术；如果牙冠缺损大,不易修复者,或露髓时间长的牙齿,可采取牙髓摘除术。

3.冠根折

多数情况下乳牙冠根折的牙齿需要拔除。

4.根折

乳牙根折常发生在根中或根尖 1/3。

(1)根尖 1/3 折断:牙一般只有轻微松动,不做其他处理,让患儿避免使用该牙咬合 2~3 周,根尖部断端常被生理吸收。一般在术后 3 个月、6 个月复查,如果发现牙髓感染的症状,应及时行牙髓摘除术。

(2)根中部折断时:如果冠方牙极度松动,应拔除冠部断端,避免极度松动的牙脱落而被患儿误吸。根部断片可被生理吸收。如果患儿配合良好,冠部断端没有严重移位,可考虑复位十钢丝树脂固定 4 周左右,但这种治疗的效果不肯定,通常拆除固定后乳牙仍松动,根部断端仍被吸收,造成乳牙早失。

(三)脱位性损伤和全脱出

1.乳牙牙齿震荡和亚脱位

乳牙牙震荡和亚脱位常不做临床治疗,定期观察,嘱患儿勿咬坚硬物 2 周。同时,注意维护口腔健康,避免牙龈炎症。一般在术后 4 周、3 个月、6 个月复查,如果发现牙髓感染的症状,应及时行牙髓摘除术。

2.乳牙侧方移位和半脱出

是否保留侧方移位和半脱出的乳牙取决于该牙移位的程度和松动度。如果牙极度松动,移位严重,应考虑拔除;如果没有及时就诊,由于牙槽窝内血凝块已经开始机化而不能复位,应考虑拔除。对于就诊及时,牙移位不严重,可顺利复位的牙,可考虑复位后钢丝＋复合树脂固定 10~14d,术后应观察乳牙髓转归,一般在术后 4 周、3 个月、6 个月复查,如果发现牙髓感染的症状,应及时行牙髓摘除术。

3.乳牙挫入

临床上需要鉴别乳牙全挫入和全脱出。必要时应 X 线片检查帮助诊断。

是否保留挫入乳牙取决于挫入程度和牙根与恒牙胚的关系。如果乳牙挫入 1/2 以内,X 线片检查没有伤及恒牙胚,不做处理,可观察其自动再萌出。但应观察牙髓转归,术后 4 周、3 个月、6 个月复查,如果发现牙髓感染的症状,应及时行牙髓摘除术。

如果乳牙严重挫入,特别是乳牙冠向舌侧移位,根向唇侧移位时,X 线检查发现乳牙牙根与恒牙胚大量重叠,应及时拔除乳牙。一般在术后 4 周、6 个月、1~2 年复查,观察继承恒牙胚的发育情况

4.乳牙全脱出

X 线片检查确认缺失牙未挫入。乳牙全脱出,一般不再植。应定期 X 线片检查,观察恒牙胚情况。

四、牙外伤伴发的支持组织损伤

（一）支持骨组织损伤

牙支持骨损伤包括牙槽窝破碎、牙槽窝壁折断、牙槽突骨折和颌骨骨折。一般来说，与儿童牙外伤关系最密切的是前三者。

1.临床表现

牙槽窝破碎和牙槽窝壁折断是牙槽窝受压后发生的损伤，牙槽窝壁折断时损伤局限于牙槽窝的面壁或口内侧壁，牙槽窝破碎时损伤更为严重，整个牙槽窝粉碎性骨折。牙槽突折断时可波及或不波及牙槽窝。

2.愈合方式与预后

在外伤后短期内牙槽窝壁折断和牙槽窝破碎的愈合常常是不完全愈合，之后在牙移位的愈合中，随着牙槽窝骨改建，折断部分愈合，此过程中，外伤累及的牙可能发生根吸收，还可以造成牙髓内出血，甚至牙髓坏死。

在年轻恒牙，牙槽突骨折多为不全骨折，个别严重病例中，也可发生牙槽突完全断裂分类，累及的牙齿也随断裂的牙槽突与颌骨整体分类。在牙槽突骨折后应严密观察牙髓和根尖周组织的感染。牙槽突折断后，可发生牙髓坏死、髓腔钙变、牙根吸收和牙槽骨吸收。牙槽突折断的预后与外伤的程度和固定治疗相关。外伤后 2h 内行夹板固定的牙齿发生牙髓坏死的风险性明显低于延迟固定的牙齿。

（二）牙龈和口腔黏膜损伤

软组织损伤包括擦伤、挫伤、撕裂，甚至组织缺失。较严重的软组织损伤是牙龈撕裂伤和唇撕裂伤。

软组织损伤的一般处理原则有以下几点。

（1）挫伤一般不用特殊处理，但应警惕下方骨组织损伤，甚至骨折。如颏部皮肤挫伤，应检查髁突是否存在骨折。

（2）擦伤和撕裂伤应注意彻底清创，清除异物，如伤口污染严重，应注射破伤风疫苗，配合全身使用抗生素。

（3）大片的软组织缺损应建议患者到专业的成形外科就诊。

五、儿童牙外伤的预防

（一）乳牙外伤的预防方法

（1）为儿童的护理人员提供必要的指导和培训可以减少在日常生活中儿童因为跌倒、碰撞等出现牙外伤。

（2）在儿童游乐场地增加安全保障设施，可以减少儿童在玩耍的过程中因跌倒、碰撞而出现的乳牙外伤。

（3）在汽车上使用安全带和儿童椅位，这样可以因为交通意外或交通事故导致的儿童乳牙外伤。

（4）在乳牙发生了外伤以后，要进行适当的治疗。可以保护后期恒牙胚的正常发育，降低外伤后遗症的发生率。

（二）恒牙外伤的预防方法

（1）对儿童进行安全教育，提高自我保护意识。

（2）为参加体育锻炼的孩子或者小运动员提供专业的运动防护牙托。采用运动防护牙托以后，因为运动撞击而导致的恒牙外伤可以大幅减少。

（3）为患儿提供早期的矫治，在致伤性的外力

作用下，可以减少出现牙齿外伤。

（三）运动防护牙托

运动防护牙托覆盖并包裹在牙、牙龈以及牙床骨上，隔绝上、下牙与面颊等组织，具有力量传导与再分配作用的防护器具。定制式防护牙托可提供最大的保护。有效的防护牙托必须达到如下要求。

（1）佩戴舒适，与牙及牙龈有良好的贴合性和固位性。

（2）根据不同的保护需要，有一定的厚度，能覆盖所有易受伤区域，减少冲击力。

（3）佩戴后上下牙齿咬合时，能确保最大范围的上下牙接触关系，减少骨折的可能性。

（4）使用时不影响呼吸和说话，不会推挤牙而出现牙移动等。防护牙托使用注意事项如下。

使用前请将牙托浸湿以增强吸附力，有助于牙托在口腔中的固位。使用完毕，请使用牙刷牙膏认真清洁防护牙托，然后晾干或置于清洁水中保存。可使用较为温和的化学药剂消毒，再用清水彻底清洗，但禁止使用高温、高压法消毒。初戴时可能对说话有一定影响，时间稍长即可适应，不要因此而排斥防护牙托。在牙颌明显发育变化或防护牙托重度磨耗及材料变硬时，需更换牙托。

参考文献

1.刘健.精编临床口腔医学.上海:上海交通大学出版社,2018.

2.米方林.口腔医学(第2版).南京:江苏凤凰科学技术出版社,2018.

3.林久祥,赵铱民.口腔医学.北京:中国协和医科大学出版社,2018.

4.李俊玲.口腔医学基础与临床.福州:福建科学技术出版社,2019.

5.吴萃.实用口腔医学基础与新进展.北京:科学技术文献出版社,2018.

6.俞光岩,王慧明.口腔医学.口腔颌面外科分册.北京:人民卫生出版社,2015.

7.胡砚平,万前程.口腔颌面外科学.北京:人民卫生出版社,2015.

8.刘俊江.口腔颌面外科学.北京:中国医药科技出版社,2019.

9.文玲英,吴礼安.实用儿童口腔医学.北京:人民军医出版社,2016.

10.李远贵.实用儿童口腔医学.重庆:重庆大学出版社,2015.

11.肖严.口腔修复学.南京:江苏凤凰科学技术出版社,2018.

12.张强.口腔疾病诊治与口腔修复学.哈尔滨:黑龙江科学技术出版社,2017.

13.曲竹丽,王喜军.口腔修复学实训教程.西安:西安交通大学出版社,2016.

14.巢永烈.口腔修复学.北京:人民卫生出版社,2015.

15.姚江武,麻健丰.口腔修复学.北京:人民卫生出版社,2015.

16.王兴,刘宝林.中国口腔种植临床精萃(2019年卷).沈阳:辽宁科学技术出版社,2019.

17.梁立山,宫琳,杨瑟飞.口腔种植实用技术精要.上海:上海交通大学出版社,2019.

18.张磊,侯永福,唐庭.口腔种植基础与临床实践.北京:科学技术文献出版社,2018.

19.方莉.口腔种植与固定修复技术.北京:科学技术文献出版社,2018.

20.孙健.口腔种植外科与修复护理规范技术.北京:人民卫生出版社,2018.

21.张杰,李惠玲.口腔种植基础和临床实践.北京:科学技术文献出版社,2018.

22.张栋梁.口腔正畸临床高效矫治.北京:北京工业大学出版社,2019.

23.曹文帅.口腔正畸与修复治疗.北京:科学技术文献出版社,2019.

24.邢启军,易建国.口腔正畸学.北京:中国医药科技出版社,2015.

25.左艳萍,杜礼安.口腔正畸学.北京:人民卫生出版社,2015.

26.唐镇,桑婷,童菲.口腔正畸临床简明教程.上海:上海交通大学出版社,2018.

27.胥欣.当代口腔正畸治疗技术.武汉:湖北科学技术出版社,2017.

28.陈业坚.我国口腔种植学的发展现状与思考.中外医学研究,2015,13(15):162-164.

29.张媛媛,程华刚,王胜,等.儿童口腔健康教育研究进展.中国妇幼保健,2015,30(17):2890-2893.

30.陈杰,丁维俊.复发性口腔溃疡微生物及免疫学机制与中医相关性探讨.中国实验方剂学杂志,2016,22(13):202-207.

32.孙巍,阚韶华,辛越红.口腔不同种植材料的应用研究进展.医学综述,2016,22(15):2991-2993.

33.张静,路妍,范婉君,等.慢性牙周炎患者口腔保健自我效能与口腔健康相关生活质量的相关性研究.护理管理杂志,2017,17(10):730-732.

34.杨勇,牛连君,刘玉玲,等.国内口腔种植技术的研究进展.中国医学创新,2014,11(05):151-153.